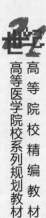

高等医学院校系列规划教材

高 等 院 校 精 编 教 材

安徽省一流教材建设项目

药学文化概论

（第2版）

卫　强◎主编

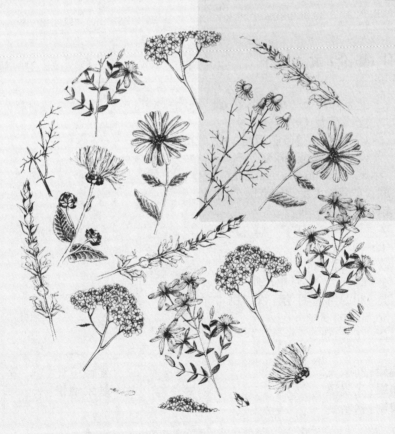

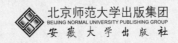

北京师范大学出版集团
BEIJING NORMAL UNIVERSITY PUBLISHING GROUP
安徽大学出版社

图书在版编目(CIP)数据

药学文化概论/卫强主编. —2 版. —合肥:安徽大学出版社,2018.11(2024.6 重印)
ISBN 978-7-5664-1568-4

Ⅰ. ①药… Ⅱ. ①卫… Ⅲ. ①药物学－高等学校－教材 Ⅳ. ①R9

中国版本图书馆 CIP 数据核字(2018)第 085375 号

药学文化概论(第 2 版)

卫　强主编

出版发行:北京师范大学出版集团
　　　　　安 徽 大 学 出 版 社
　　　　　(安徽省合肥市肥西路 3 号 邮编 230039)
　　　　　www. bnupg. com
　　　　　www. ahupress. com. cn
印　　刷:安徽省人民印刷有限公司
经　　销:全国新华书店
开　　本:787 mm×1092 mm　1/16
印　　张:20.25
字　　数:410 千字
版　　次:2018 年 11 月第 2 版
印　　次:2024 年 6 月第 4 次印刷
定　　价:49.00 元
ISBN 978-7-5664-1568-4

策划编辑:刘中飞　武溪溪　　　　　　　**装帧设计:**李　军
责任编辑:武溪溪　　　　　　　　　　　**美术编辑:**李　军
责任印制:赵明炎

本书编委会

主　编　卫　强

副主编　毛小明　庆　兆　施伶俐

编　者（以姓氏笔画为序）

卫　强（安徽新华学院）

毛小明（安庆医药高等专科学校）

庆　兆（安徽中医药大学）

杜会兰（安徽国正药业股份有限公司）

李有文（合肥今越制药有限公司）

吴　标（合肥久诺医药科技有限公司）

汪五三（皖南医学院）

施伶俐（安徽新华学院）

贺志伟（安徽恒汇生态农业有限公司）

桂向中（亳州中药科技学校）

前　言

霍尔认为："人生没有哪个方面不受到文化的影响和改变。"文化是民族生存最核心的部分，民族的才是世界的，因此应保护民族文化，利用现代先进的手段传播自己的文化，与世界其他文化平等地交流，使民族文化在宽松、和谐的环境中自然地发展。

众所周知，药学文化源远流长，内容浩博，其中药的发现和应用以及药学的产生和发展经历了极其漫长的实践过程。随着历史的递嬗、社会和文化的演进、生产力的发展以及医学的进步，人们的用药知识和经验愈加丰富，记录和传播药学知识的方式由最初的"识识相因""师学相承""口耳相传"，发展到文字记载。其间，流传着许多名医用药佳话、文人吟咏诗话、中药变迁史话等。本书内容丰富，涉及范围广，对西方医药简史、化学药物简史、中国医药简史、中药文化、药企和药房文化等进行了介绍，有利于普及药学文化知识；将药学、史学、文学和医学熔于一炉，体现学术性、艺术性、实用性和趣味性，可为读者在继承中创新药学、在创新中发展药学奠定思想基础。本书在一定程度上能增强药学专业学生的自信和文化内涵，激发专业知识的学习兴趣，提高学生引领和传承药学文化的责任感和使命感。

本书被立项为安徽省一流教材建设项目（编号：2018yljc086）。本书第一章由卫强、庆兆编写；第二章由卫强、毛小明、吴标编写；第三章第一节至第四节和第四章由卫强、杜会兰、贺志伟编写；第三章第五节、第六节和第六章由桂向中、卫强、汪五三编写；第五章由卫强、李有文、施伶俐编写；附录一和附录二由卫强整理。特别感谢安徽新华学院 09 级药学专业高燕玲、周梅桂同学对本书编写作出的大量前期工作。感谢安徽中医药大学张国升教授、刘金旗副教授和上海卢庚生老师对本书提供的指导和帮助。

由于本书所涉及的医药学内容广泛，历史考证困难，文中难免有错误或不妥之处，敬请专家、学者批评指正。

编　者

2020 年 8 月

目　录

第一章　西方医药简史

▶ 教学目的与要求

1. 掌握西方文艺复兴时期、17—18 世纪、19 世纪、20 世纪医药发展的标志性事件和代表人物。

2. 熟悉早期医药学中印度、埃及和希腊等国家对世界医药的影响。

3. 了解 21 世纪医药学的发展趋势和特点。

第一节　早期医药学

人类历史约有 300 万年。原始人类经历了旧石器时代、新石器时代，学会人工取火，并经历了刀耕火种农业和耕锄农业，学会驯养动物。医药知识起源于人类集体经验的积累，是在人类与疾病斗争中产生的。"医"的异体字为"毉"，有"医巫同源"之意。早期的医学相信疾病由外来的病魔引起，祈祷驱魔成了主要的治疗手段；流行肝卜，认为肝脏是最重要的器官，是血液的中心，是生命之本。

早期的医学缺乏主动探索的意识，先进的苏美尔文明、巴比伦文明的医学也是如此。人们对人体器官的诊断甚至只是依赖于绘图。直至后期，古印度、中东、中国等文明兴起，医学开始进入探索阶段，对外科、内科、妇科和瘟疫等疾病有了一定的理论探索。但这些理论还带有明显的神秘气息，例如，原

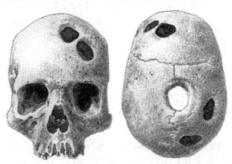

图 1-1　南美洲出土的钻孔颅骨

始人相信魔鬼致病的观点，为驱除魔鬼而穿颅是许多原始部落普遍使用的一种方法。图 1-1 所示为南美洲出土的钻孔颅骨，距今约有 6500 年。

一、美索不达米亚地区医药学

美索不达米亚地区有广义和狭义之分。广义上是指底格里斯河与幼发拉底河的中下游地区,东抵扎格罗斯山,西到叙利亚沙漠,南迄波斯湾,北及托罗斯山;狭义上仅指两河之间的地区。美索不达米亚地区是人类古代文化的摇篮之一,曾出现苏美尔、阿卡德、巴比伦和亚述等文明。此后又经历波斯、马其顿、罗马与奥斯曼等帝国的统治。第一次世界大战后,其主要部分成为伊拉克。古巴比伦王国地图如图 1-2 所示。

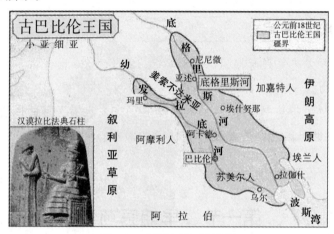

图 1-2　古巴比伦王国地图

1.苏美尔医药学

苏美尔人生活在 6000 年前美索不达米亚的尤尔地区。苏美尔医学的基础是占星术。因为苏美尔人相信,人从一生下来就要服从星象昭示的命运,他们试图阐明星际运行和季节更替之间的关系,以及季节转变和人类身体失调的关系。

考古学家在美索不达米亚地区发现许多黏土碑,碑文是神职人员撰写的医学文章。他们认为血是生命机能的源泉,肝脏作为血液的汇集中心而成为生命的大本营。正是这种原因,古代英雄们在即将进行大事活动时,都要用动物的肝脏来占卜吉凶。

2.巴比伦医药学

苏美尔文明在公元前 2000 年逐渐衰落,后被亚述人和巴比伦人创造的文明所取代。公元前 2000 年,在汉谟拉比王统治时期,巫医是对神祇负责的,而普通医生则只为俗众和统治阶层服务。当时人们普遍崇拜诸神,月神辛(Sim)是两河流域最古老的医神。海神埃阿(Ea)之子马都克(Marduk)善治百病,是驱除病魔、保护健康的万能之神,也是卜师的首脑。古巴比伦和亚述的占星术发达,其中以"肝卜"最为流行,如图 1-3 所示,该模型制作于巴比伦第一王朝时期(公元前1830—前 1530 年)。占星术与古巴比伦和亚述的医学有密切的关系,它们认为人体是一个小天体,相信天体对人体的健康、疾病和祸福会产生重大影响。

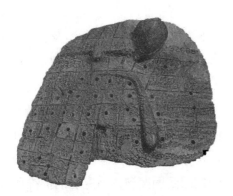

图 1-3　羊肝黏土模型

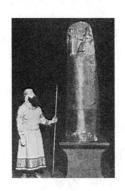

图 1-4　汉谟拉比的石柱法典

"血液说"认为,肝脏是血液的中枢,心脏是悟性之所在,耳是意志的中枢。疾病治疗以巫术和占卜术为主要手段,医生在巫术的基础上建立医学理论。经验治疗方法则有香油涂擦、按摩、冷敷、热敷和灌肠等。所用药物以植物药为主,还有各种动物脏器和矿物药。医生会开出多种多样的药方来治疗各种疾病,有水果、花、叶子、根茎,以及橄榄、月桂、水仙、水莲、桃金娘等植物的外皮。如对于眼部疾患,他们开出的药方是一杯啤酒和洋葱片,洋葱可刺激眼泪生成,然后,医生会用橄榄油按摩眼部。亚述医生把药做成丸剂、粉剂、灌肠剂甚至栓剂。牙痛当时被认为由一种虫子啃噬所致,直到 18 世纪之前,这种说法在欧洲一直是定论。

约公元前 1700 年,巴比伦国王汉谟拉比制定《汉谟拉比法典》。该法典为迄今为止人类所发现的最早法典,也是最早的医学法律,内容包括序言、正文和结语三部分。例如,若医生用手术刀行大手术而将病人(奴隶主)治死,或者用手术刀切开奴隶脓肿而毁坏了眼睛,则罚以断手之罪。若医生用手术刀给奴隶行大手术而将人治死,则应赔偿主人一个奴隶。若医生用手术刀切开奴隶的脓肿而毁坏眼睛,则应赔偿奴隶的半价。若医生治好一例骨病或脏器的病,则收费五银币;若病人是奴隶则收三银币,另由其主人付两银币。

➡ **知识链接**

巴比伦医学对肺结核的研究

症状:病人常咳嗽,痰稠,有时带血,呼吸如吹笛,皮肤发凉,两脚发热,大量出汗,心乱,病重时常有腹泻。

病因:魔鬼侵入。

治疗:驱魔、按摩、冷敷、热敷、灌肠、服用药物。

二、中东地区医药学

"中东"一般泛指西亚、北非地区,约 24 个国家,包括巴林、埃及、伊朗等。广义上的中东还包括阿富汗、利比亚等。

1.古埃及医药学

公元前 3500 年左右,古埃及逐步确立奴隶制度,发明象形文字和纸草文,建造金字塔和神庙,发明第一部太阳历,制作木乃伊,等等。神学观念认为,一切归神主宰,崇拜多神(自然神、太阳神、医神等)。宗教与非宗教的经验医学互相混杂。僧侣兼管为人除灾去病。鹰头神荷鲁斯(Horus)的眼睛图案被作为避邪的护符和康复的象征流传下来,后来逐渐演变为医生处方的标记"℞",如图 1-5 所示。古埃及人认为,人体是由骨、肉等固体成分(土)以及体液成分(水)组成,体温(火)及呼吸(空气)流注其中(原始的体液病理学说)。血液是生命的源泉,空气中的"灵气"赋予人活力,血脉与灵气失去平衡则生病(灵气观念)。鼻和心脏是生命的中枢。

如图 1-6 所示,纸草文是书写在草本植物根茎上的文字,为埃及最早的文献。现存用纸草文字写成的医书有 5~6 种,其中较著名的有卡亨纸草文(主要介绍妇科疾病)、史密斯纸草文(介绍外科疾病)和埃伯斯纸草文(介绍一般的医学理论)。纸草文记载了带迷信色彩的咒文、魔术,也有各种药物。19 世纪晚期,尤其是乔治·埃伯斯和埃德温·史密斯发现医学莎草纸手稿之前,关于埃及的医学知识主要来自希腊人和罗马人的记载,如荷马、希罗多德、希波克拉底和普林尼。埃伯斯纸草文稿约写于公元前 1550 年,是一部医学理论通论,记载了多种疾病以及卫生保健和药物知识。古埃及医生使用过大量的药物,其中包括鸦片和毒茴。医学知识主要从医学莎草纸手稿上得来。

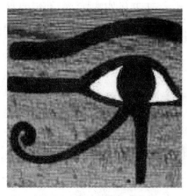

图 1-5　荷鲁斯之眼

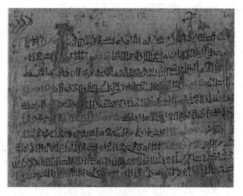

图 1-6　古埃及莎纸草文

与亚述人和古巴比伦人认为肝脏是生命的大本营这种观点不同,古埃及人认为呼吸是生命机能最重要的部分,心脏是血液循环的中心,血液循环依靠呼吸。

埃伯斯发现的莎草纸手稿里记录了许多治疗方法,如"当血管里长了肿瘤,而这种肿瘤呈硬皮样,触感像石头一样时,我认为这种肿瘤适合于手术治疗。手术后,烧灼伤口,可以避免流血过多"。尼罗河谷人采用的制作木乃伊和尸体防腐的技术使人们认为古埃及从事医学的人应该十分精通解剖学,例如:"心"的样子就像母牛的心脏形状;"咽喉"的样子像是牛的头和气管;"子宫"的样子呈双角形状。

临床医生当时已成为专门的职业,并出现专科医生。外科有阴茎包皮切除术、脓肿切开术、体表肿瘤剔除术、创伤及骨折疗法、头盖骨手术等;内科治疗主要是用吐剂、泻下剂、灌肠剂、发汗剂、利尿剂等;妇产科有妊娠诊断、增加乳汁分泌、通经等;口腔科有镶义齿术等。

2. 其他地区医药学

古代犹太(今以色列地区)医生有很高的医术,他们可开展一些诸如治疗肛瘘、新生儿肛门闭锁以及剖宫产等手术,并用合理的方法治疗骨折和脱位。

在波斯(今伊朗地区)圣典《阿维斯塔》中,医学是与恶魔做斗争的武器。在菲尔多西(生活于约公元 1000 年)的著作里描写了那个年代的古波斯医生,已经分成外科医生和内科医生,他们用手术刀治愈病人,如成功的剖宫产手术。

三、古印度医药学

古印度的范围大致包括现今印度、巴基斯坦、孟加拉国等。公元前 1500 年,古印度出现最早的医学典籍是《吠陀经》(图 1-7),当时的医学也称"吠陀医学"("吠陀"的原意为"知识")。古印度的主要医学文献有:a.《梨俱吠陀》。本书著于公元前 1500 年前后,是印度医药的起源,提及药用植物、麻风病、结核病、外伤等。b.《阿闼婆吠陀》。本书著于公元前 7 世纪,记载 77 种病名和创伤、蛇、毒虫的病例以及治疗用的草药,并提到妇科病和保健术。c.《生命吠陀》。本书著于公元前 5 世纪,记录了印度医学的圭臬,如提出关于健康与疾病的"三原质学说",认为生命过程是三种原质——空气(神经力)、胆汁(产生热)和黏液(调节体温和分泌)活

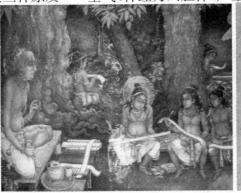

图 1-7　吠陀文化及《吠陀经》

动的体现。这种学说与希腊医学的四体液理论及中国医学的阴阳五行学说的基本思想一致。d.《妙文集》。本书著于公元 5 世纪，记录了 1120 种不同的病症以及疾病分类、潜伏期和治疗方法（水蛭吸血、用刀划伤等知识）。e.《医理精华》。本书著于公元 7 世纪，将疾病分为四大类，即身体的（发热、皮肤病）、精神的（发怒）、偶然的（外伤）和与生俱来的（饥饿、干渴、年老），与中医和古希腊医学不同。

公元前 9 世纪初，古印度医学迎来一个巅峰时期。这时期有两位伟大的印度医生：查罗克和苏斯鲁塔，他们的著作为之后的印度医学理论奠定了基础。《查罗克本集》共分 8 册，以老师与学生对话的形式论述医学；《苏斯鲁塔本集》是关于外科学的，虽然不太精确，但显示了人体解剖学的合理性。

在整容外科上，古印度人曾领先了数个世纪。鼻成形术是非常普遍的手术，恢复原先面貌的整容术几乎不成问题。在古印度，对通奸者的惩罚是割掉鼻子，于是这种整容手术被发明出来，以试着帮助受惩罚的人恢复原貌。医生用树叶按被削去鼻子的大小裁好，然后在额部切一块皮放在鼻子上加以缝合，再在鼻孔内放入两根管子以便呼吸。古印度诊断技术也达到了很高的水平。医生检查病人靠触诊，在心、肺和腹部听诊，并且观察皮肤的颜色和舌苔。对糖尿病、肺结核以及像天花那样的传染病的症状，古代的医学记录中都有十分准确的描述。古印度人经常使用的一些药物有泻药、灌肠剂、催吐剂、吸入剂、催嚏剂（促使打喷嚏，人们相信打喷嚏能使大脑清醒）等，治疗方法有使用水蛭放血以及蒸汽浴。苏斯鲁塔列举了 760 种草药，如颠茄叶、印度大麻（二者可以致人昏迷）和印度萝芙木（又称"蛇根木"，具有镇静作用）等。

另外，古印度发明了瑜伽哲学和瑜伽术，前者强调统一、和谐，认为生命的修炼在于调动体内气之能量，达到身心合一的最高境界；后者以调息、调心、调身、精神与肉体结合的运动，增进身体和精神健康。

四、古希腊医药学

古爱琴海文明始于约公元前 3000 年，当时希腊岛屿被起源于地中海东岸的后裔民族统治着。公元前 4 世纪，亚历山大建立了横跨欧、亚、非三洲的前所未有的亚历山大帝国。恩格斯说："希腊人，当其出现在历史舞台上的时候，已经处在文明门槛了。"古希腊把朴素的医药知识上升为理论，成为欧洲古老医学的开端。古希腊医学是后来古罗马医学乃至全欧洲医学发展的基础。

体液论是古希腊时期发展起来的一种医学理论，基于炼金术，以气、土、水、火为四种元素，气为寒，火为温，土为干，水为湿。四元素互相结合，生成各种物体。亚里士多德认为，干和冷生成土；冷和湿生成水；湿和热生成气；热和干生成火。

人体也是由气、土、水、火四元素组成的。其固形部分，由土而成；流动部分，由水而成;两部结合者,成气于火,为宇宙间之气状物,入人体内,占居于心脏,通血管而弥漫于身体各部,体液混合,为维持身体之用。身体成分中最重要的为流动成分,即血液、黏液、黄胆液和黑胆液。血液代表温之元素;黏液代表寒之性质,即气之元素;黏液自脑分泌,由筛骨而出,达于体之各部;黄胆液系肝脏分泌,代表干之性质;黑胆液自脾而生,入于胃中,与水之元素相当。四种体液决定人的气质:性情急躁、动作迅猛的胆汁质;性情活跃、动作灵敏的多血质;性情沉静、动作迟缓的黏液质;性情脆弱、动作迟钝的抑郁质。四体液学说认为,血液、黏液、黄胆汁和黑胆汁之间处于平衡状态表现为健康,平衡失调表现为疾病。见图1-8和表1-1。

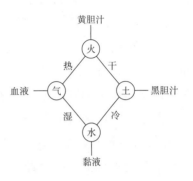

图1-8　"四元素说"简易图

表1-1　希波克拉底"体液论"学说

体液	来源	特性	季节	疾　病	治疗	气质
黏液	脑	冷	冬	感冒、肺炎、头疼、胸膜炎、尿急痛	热水浴、温粥	黏液质
血液	心脏	热	春	心绞痛、痢疾、风湿热、癫痫、麻风	放血术	多血质
黑胆汁	脾胃	湿	秋	水肿、肝炎、伤寒、疟疾、溃疡	热水浴	忧郁质
黄胆汁	肝	干	夏	霍乱、黄疸、口腔溃疡、胃病	放血、止痛	胆汁质

公元前770年左右,人们对蛇的崇拜开始盛行,阿斯克雷庇亚斯圣殿用以供奉医学之神——蛇。治病方法很守旧,在神坛上,病人被毯子包裹,躺在羊皮上,通过禁食消耗自己的能量,靠睡眠医治自己,病人一睡着,教士就让圣蛇舔吸睡着病人身上疼痛的部位。每个病人苏醒后都要诉说做梦的内容,教士会解释梦的寓意,并开出对症的治疗处方。

▶ **知识链接**

阿斯克雷庇亚斯及卫生学的来历

阿斯克雷庇亚斯(Asclepius)是希腊最受崇敬的医神(其神像手执一长杖,杖上缠绕一蛇)。阿波罗的孙女巴那塞亚(Panacea)是药物治疗的庇护神,后来Panacea一词成为"万应药"的词源。阿波罗的另一孙女海吉亚(Hygiea)是卫生之神,后世"卫生学"(Hygiene)一词即由此而来。图1-9所示为世界卫生组织标志上的蛇杖。

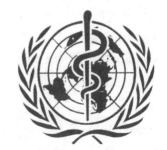

图1-9　世界卫生组织标志上的蛇杖

希波克拉底(Hippocrates,公元前 460—前 377 年),被誉为"西方医学之父",是古希腊最博学多才的医生,代表古希腊医学的最高成就。希氏家族世代业医,父亲和祖父都是著名的医生。传说其父系家族的祖先是医神阿斯克雷庇亚斯的后代,母系家族是赫拉克勒斯的后代。《希波克拉底文集》共 60 篇,收集了希氏的主要医学成就。其内容广泛,包括总论、解剖、生理、摄生法、病理、治疗法、内科、外科、眼科、妇科、儿科、诊断、预后、药剂等诸多内容。但是,由于历史的局限性,书中谬误和自相矛盾之处也较多。

爱琴海的克斯岛上至今仍挺立着一棵巨大的法国梧桐树,据说就在这棵树下,年轻人举行开始学习医学的仪式,时间最早可追溯到公元前 5 世纪末。他们要与学友们一起念诵一段誓词,这就是我们现在熟知的《希波克拉底誓言》。《希波克拉底誓言》是《希波克拉底文集》的精华所在,在西方沿用了 2000 多年。其核心是竭诚为病人服务,严禁对病人的一切毒害与妄为。这种高尚和纯洁的医学道德标准,跨越了时空的界限,至今仍值得医学生和医师学习与借鉴。

➡ 知识链接

《希波克拉底誓言》

I swear by Apollo, the Healer, Asclepius, Hygeia and Panacea, and I take to witness all the gods, all the goddesses, to keep according to my ability and my judgment, the following oath and agreement: To consider dear to me, as my parents, him who taught me this art; to live in common with him and, if necessary, to share my goods with him; To look upon his children as my own brothers, to teach them this art. I will prescribe regimens for the good of my patients according to my ability and my judgment and never do harm to anyone. I will not give a lethal drug to anyone if I am asked, nor will I advise such a plan; and similarly I will not give a woman a pessary to cause an abortion. But I will preserve the purity of my life and my arts. I will not cut for stone, even for patients in whom the disease is manifest; I will leave this operation to be performed by practitioners, specialists in this art. In every house where I come I will enter only for the good of my patients, keeping myself far from all intentional ill-doing and all seduction and especially from the pleasures of love with women or with men, be they free or slaves. All that may come to my knowledge in the exercise of my profession or in daily commerce with men，which ought not to be spread abroad，I will keep secret and will never reveal. If I keep this oath faith fully，may I enjoy my life and practice my art，respected by all men and in all times；but if I swerve from it or violate it，may the reverse be my lot.

最早的牙科医生来自古希腊伊特鲁里亚人。他们技艺高超，发明了用金箍固定义齿的方法。早在公元前700年，他们就已经用黄金来做义齿的桥托，用骨头或象牙雕成义齿，有时也采用从人嘴里取出的牙齿。

公元前4世纪以后，古希腊医学逐渐衰落，医学中心开始转向"城邦国家"。在解剖学方面，希洛菲利成为第一个系统研究脑和脊髓解剖的人，是第一个将大脑和小脑区分开的人，他认为脑是神经系统的中心器官和智慧所在。盖伦称其为"实行人类和动物解剖的第一人"，德国史学家苏德霍夫赞誉其为"科学解剖学之父"。

五、古罗马医药学

公元前30年，恺撒大帝的甥外孙屋大维建立横跨欧、亚、非三洲的古罗马帝国。公元1世纪，塞尔萨斯成为世界上最早用拉丁文撰写医书的医学家，他将古希腊医学中的精华部分编撰成《论医学》。该书涉及医学历史、食物、治疗学、病理学、内科学和外科学，并且详细记录了颜面、口腔的整形手术。

药理学范本《药物学》由迪奥斯考莱兹所著，他生于公元40年，逐渐成为最知名和最受尊敬的军队外科医生之一。他的主要著作《药物学》共分5卷，涵盖古罗马帝国时代最有用的药理学信息，并附有毒药和解毒剂的目录。《药物学》第一卷的内容是草药、药膏和油剂；第二卷的内容是来自于动物的食品，如蜂蜜和牛奶；第三卷和第四卷叙述了植物的根茎；第五卷叙述了酒类以及从矿物中提取的药品，如醋酸铅、氧化铜和氢氧化钙。

历史上第一位产科学家是索拉纽斯（公元98—138年）。他是卫理公会教派学校的成员，定居罗马前曾在亚历山大城行医，今天人们称他为"产科学之父"。他的主要著作《妇科疾病》成为1500年后的教科书。在书中，他详细阐述了女性生殖系统，建议采用棉制、软膏和油脂类的物品避孕。

盖伦（公元129—199年，图1-10）是罗马医学的代表人物之一，生于希腊。他将医学视为一门伟大的艺术，一生著有《论身体各部分的功能》等约400篇，现仅存83篇。盖伦在解剖学和生理学的主要成就是证明动脉内含血，阐明喉返神经的作用、尿液是肾脏形成的和脊髓的节段型功能，设计了脊髓切断实验（切断第1～2椎骨——死

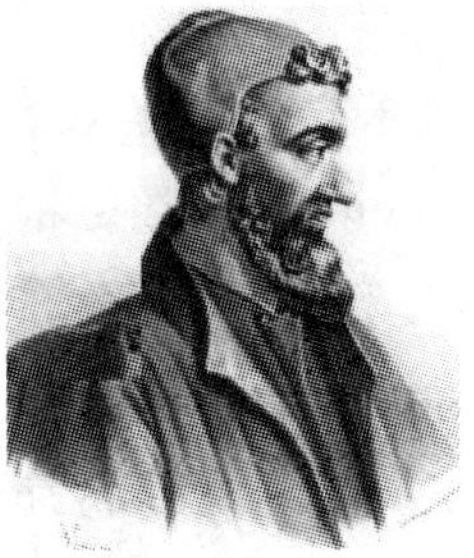

图1-10　盖　伦

亡，切断第 3~4 椎骨——呼吸停止，切断第 6 椎骨——胸肌麻痹）。盖伦的药学知识很丰富，他记载了 540 种植物药、180 种动物药、100 种金石药，并强调按季节、地区及气候用药。盖伦的主要贡献是提倡用生药制剂（多为膏剂），这种制剂在欧洲久负盛名，被称为"盖伦氏制剂"。直到 18 世纪，他的一些处方仍在沿用。盖伦重视医德，在他看来，"作为医生，不可能一方面赚钱，一方面从事伟大的艺术——医学"。盖伦认为，"医生应力求掌握哲学及其分支学科：逻辑学、自然科学和伦理学"。但是，由于时代的限制，其学说也有错误之处：在解剖学方面错误有 200 余处；在生理学上提出错误的血液运动"潮汐说"；在临床诊治方面，他认为伤口化脓是伤口愈合的标志，不但无害，而且有益，这种错误认识曾使千百万战伤患者和外科病人丧命。

第二节　中古时期医药学

公元 395 年，罗马帝国一分为二：东罗马帝国（首都君士坦丁堡）和西罗马帝国（首都罗马城）。公元 476 年，"日耳曼蛮族"摧毁了西罗马帝国，标志着欧洲奴隶制度的崩溃和封建社会的开始。在欧洲历史上，公元 5—15 世纪称为"中世纪"，又称为"黑暗时期"（the Dark Ages）。这一时期也成为医学的黑暗时期，医学发展停滞。医学陷入黑暗时期的内部原因：a. 公元 325 年，基督教被定为罗马的国教，神学渗透到一切知识领域中，医学也被宗教所垄断，主要掌握在僧侣手中，成为"僧侣医学"或"寺院医学"。经院哲学又称"烦琐哲学"，它看待一切问题都以《圣经》作为出发点和终极真理，宣扬神创论和目的论，崇尚空谈，轻视实践。b. 由于经院医学的影响，只重视古代权威的教条，严重脱离实际。c. 由于鼠疫等的影响，使人们无暇顾及医学的发展。外部原因包括公元 79 年维苏维火山爆发后出现瘟疫，公元 125 年蝗灾后大疫流行，公元 164—180 年安东尼努斯（Antonius）大疫（也称"盖伦流行病"），公元 251 年天花流行等。

一、东罗马医药学

东罗马帝国（公元 5—8 世纪）以拜占庭帝国的形式保留下来。拜占庭（Byzantine）医学是希腊医学的一个支流，继承古希腊和古罗马的医学（公元200—1453 年），出现医学校、医院和药房，编写大量医学百科全书，以后发展为阿拉伯医学。阿拉伯医学的鼎盛时期在公元 8—12 世纪初。如艾修斯（Aetius）著有 *Tetra-billion* 16 卷，记载白喉、甲状腺肿、恐水病、癫痫的症状。特拉利安纳斯（A. Trallianus）著有临床医疗用书，提出用大黄治疗肺结核。西奥菲勒斯研究了尿的产生机理,是检查尿沉渣的第一人。

二、阿拉伯医药学

阿拉伯医学是指中世纪时期伊斯兰地区用阿拉伯文汇集的医学。阿拉伯人在化学、药物学和制备药物的技艺方面有很多成就,如改进蒸馏、升华、结晶、过滤等方法,将升汞、硝酸、硝酸银用于医疗。累塞斯(Rhazes)所著《万国医典》是一部医学百科全书。他是最早区别天花与麻疹的人,并首次用汞制剂治病。

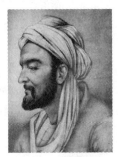

阿维森纳(Avicena,公元 980—1037 年,图 1-11)被称为"医中之王""中东医圣",与希波克拉底、盖伦并称为世界三大医学家。他留下各科著作近百种,其中医学著作 16 种,有 8 种医书是用诗写成的。阿维森纳在医学各科中都做出了不可磨灭的功绩,他的医学代表作是《希腊—阿拉伯医典》(以下简称《医典》)。《医典》不但吸收盖伦的学说,还吸取中国、印度当时的医学成就,加以整理和注释,并把亚里士多德的逻辑学应用于医学,结构严谨,对沟通欧亚两大洲各民族的医学起

图 1-11　阿维森纳

到重大作用。《医典》包括解剖学、生理学、病理学、治疗学、制药学、卫生学和营养学等内容。

三、医学教育兴起和医院的建立

拉丁文 hospitalia 的原意是"旅馆""客栈",后来逐渐演变成为专供病人居住的地方,即英文 hospital(医院)的词源。医院的发展与基督教密切相关。医学知识的积累和医学世俗化在修道院内由修道士逐步形成,最终表现为大学医学教育的兴起和医院的出现。

大学教育包括语法、逻辑、修辞、算术、几何、天文、音乐等七门,称为"自由七艺"(the Seven Liberal Arts)。公元 10 世纪,意大利建成萨勒诺医学校,以培养医生著名,被称为"希波克拉底之都"。13 世纪以后出现大批大学,著名的有意大利的波伦亚(Bologna)大学和法国的蒙披利(Montpellier)大学。从 12 世纪开始,医生进行了严格的资格认证,只有医学院的毕业生才能获得从业的资格。

波伦亚大学是中世纪成立较早的大学,成为欧洲的文化中心,这所大学在 1156 年设立医科,当时以阿拉伯语的医书为教本。其医学教育自 13 世纪开始,起初医学校非常简陋,但却有强而有力的法学院保护着。因此,波伦亚大学可以维持非宗教的特色。在凶杀案发生时,地方政府会请医师前往解剖验尸,找出可能的线索。1302 年,一名叫阿左里尼的贵族在可疑的情况下死去,巴托罗密欧·德·瓦里格纳那医生受命检验死尸,以查清死因是否为中毒。中世纪的外科显得"过

于早熟",外科医师几乎沦为屠夫与刽子手。为此,巴黎教授团在1350年禁止毕业生执业外科。不过,外科始终是波伦亚医学的重要组成部分,曾一度恢复过解剖学研究,但是对人体的构造仍是以盖伦的理论为经典。波伦亚大学医院被认为是最早的大学附属医院,到18世纪,这种医院与大学联合进行临床教学的制度开始建立起来。

四、瘟疫大流行

中世纪的欧洲传染病猖獗流行,其中以麻风病和鼠疫为最甚。

1.麻风病

当时人们认为麻风病患者都是被上帝遗弃的有罪之人,对麻风病患者的处置非常残酷,患了麻风病无异于被判处死刑。人们认识到接触麻风病人有被传染的危险,因而出台了隔离措施和法规,促进麻风病隔离病院的建立,有效防止了麻风病的蔓延。

2.鼠疫

鼠疫又被称为"黑死病",是中世纪医学史上的最大灾难。在14世纪的100年中,黑死病在欧洲共夺去2500多万人的生命,约占当时全欧洲人口的1/4。英国是这场瘟疫中受害程度较严重的国家之一。各国当局为安定民心,想尽办法对付黑死病。当时米兰、威尼斯采取极其严厉的措施,禁止病人进入港口或城内,从而防止传染。其他地方争相效仿,很多港口都设立检疫场所。Quarantina就是后来"停留检疫"(Quaranitin)的来源。现当代,海港检疫已在全世界通用。麻风病的流行出现隔离病院,鼠疫的流行出现海港检疫,这是中世纪医学对预防传染病的两大重要贡献。

▶▶ **知识链接**

黑死病和麻风病

黑死病(black death 或 black plague,医学称之为 bubonic plague)起源于亚洲西南部,约于1340年传播到欧洲。这场瘟疫在全球造成大约7500万人死亡,其中约2500万为欧洲人。黑死病患者身上会出现大块黑色且发生疼痛,并且有会渗出血液和脓液的肿瘤,受感染的人会高烧不退且精神错乱。其病菌由跳蚤的唾液所携带,带疫跳蚤先吸食受到感染的老鼠血液,再跳到人体身上,通过血液把病菌传播到寄主体内。人在感染后48小时内死亡,少数人能抵抗这种传染病并存活下来。为抵御鼠疫传染,医生穿着幽灵般的保护服,戴着面具(含香料)和手套,手拿指示棒进行疫情调查和防治,如图 1-12 所示。

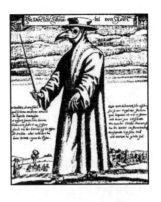

图 1-12　穿隔离服的医生

另据考证,黑死病大爆发也与中世纪欧洲大量屠杀所谓的"女巫"有关,当时普遍认为猫是女巫的宠物和助手,所以猫被大量消灭,以至于老鼠的数量在断裂的生物链中以几何级数增长,为黑死病的爆发创造了最重要的条件。

麻风病是一种毁容残肢的疾病,由麻风分枝杆菌侵犯皮肤和神经,如图 1-13 所示。患者身上可发生多处溃疡,由于受损部位不能恢复,可导致残疾,出现肌肉溃疡、脚底穿洞、不能合眼(兔眼)、鹰爪指、鞍鼻、手断脚断、眉毛脱失、神经粗大、皮肤颗粒状、狮子脸等症状。儿童最容易患这种病,感染后多数经 2～7 年才会发病,造成足部的毁损。1873 年,汉森发现麻风分枝杆菌,并确认是它导致人患麻风病。尽管他不能证明两者之间的直接联系,但是他还

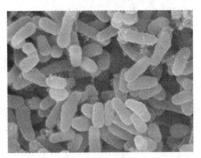

图 1-13　麻风分枝杆菌

是试图说服政府:因为麻风病是传染性的,所以应该将麻风病人隔离起来。直到后来发现磺胺药,才有了治愈麻风病的方法。麻风分枝杆菌很难被杀死,需要同时服用几种药物才有疗效。目前,世界上仍然有 1000 万～1500 万麻风病人,主要分布在非洲、亚洲和拉丁美洲的热带地区。

第三节　文艺复兴时期医药学

14—15 世纪,西欧封建社会内部发生重大变化:出现一个新阶层——资产阶级;随着拜占庭帝国的灭亡,文化西迁,为欧洲带来一股清新的风气;新兴的资产阶级知识分子广泛搜集研究已被淹没千年之久的古典文化;当时人们认为古希腊的一切都是美好的,而中世纪的一切都是丑恶的;西欧掀起一股"希腊热",这便是"文艺复兴"。文艺复兴为欧洲带来思想解放、科学繁荣和个性的自由发展,促进了一系列社会变革。文艺复兴的特征是欧洲封建制度开始崩溃,新兴的资产阶级开始崛起。西方医学正是在文艺复兴以后才逐步迈开前进的步伐。

一、医学革命的兴起

瑞士医生兼化学家巴拉塞尔萨斯最早攻击盖伦的思想,向阿拉伯医学发起总攻,烧毁盖伦和阿维森纳的著作。他率先用当时通用的德文讲演和写作,反对脱离实际的理论。他说:"没有科学和经验,谁也不能做医生。"他在教学时把学生集中在病人床边,利用在各地旅行的机会观察工人、农民和商人的疾病。他是名副其实的临床实践家,对癫痫做了重要的临床观察,认为麻痹和语言障碍与头部的伤害有关。

二、人体解剖学的建立

1. 人体解剖学的奠基人

维萨里(图 1-14)是具有日耳曼血统的比利时学者,是人体解剖学的奠基人,也是现代医学科学的创始人之一。他出生于医生家庭,自幼喜欢解剖小动物。18岁进入巴黎大学学医,对巴黎大学的解剖课由仆人解剖,无法亲自动手的教学方法深感失望,于是自己寻觅尸体进行解剖研究。23 岁时获博士学位并被聘为外科学和解剖学教授,在意大利帕多瓦大学任教。

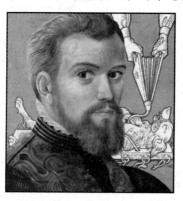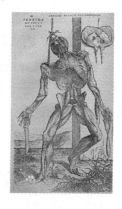

图 1-14   维萨里及其著作《人体的构造》中的解剖图

他一改过去解剖学的教学形式和方法,亲自解剖,不需要助手,边解剖边讲授。各地学者纷纷慕名前往帕多瓦大学观摩他的解剖学教学。他勇敢地推翻盖伦的解剖学经典,指出盖伦的记述只适用于动物,而对于人体的记述则大多是不完善的或者是错误的(如五叶肝、两块下颌骨等),认为人体解剖学有必要从头开始。

2. 第一部人体解剖学教科书

1543 年,29 岁的维萨里出版了具有划时代意义的作品《人体的构造》,指出盖伦的错误多达 200 余处,给予人们全新的人体解剖学知识。《人体的构造》是近代史上第一部人体解剖学教科书,标志着实验医学的开始。此书的出版在当时引起极大的轰动。同时,维萨里也不断地遭到许多盖伦主义者的联合攻击和教会的种种迫害。他不得不辞去帕多瓦大学的职位并放弃研究,应召担任查理五世和菲利普二世的侍医。1563年,他渡海去耶路撒冷朝圣赎罪,次年于归途中遇难,死于赞德岛。

三、近代外科学的诞生

中世纪时期医生是分等级的,内科医生的地位较高;一般外科手术由理发师进行,称其为"理发外科医生",地位较低。外科医生又分两等,如做膀胱结石术的医生地位较高,而做当时流行的放血术或小手术的外科医生地位较低。他们穿的服装也有短服和长袍之分。

在当时的战争中,伤员时常因化脓感染和出血不止而死亡,而外科医生只能用烧红的烙铁烫或用煮沸的油冲浇,达到止血和防止感染的目的。1537年,巴累参加吐灵战役,一次因沸油用完,他灵机一动,用鸡蛋黄、玫瑰油和松节油的混合物代替沸油,涂在病人伤口上,第二天发现伤员睡得很好,伤口也没有发生肿胀,从此将这种混合物在全军推广。1552年,他首次应用血管结扎止血法为一个下肢被炸弹炸碎的伤员止血,效果非常好。后来,他出版名著《外科学教程》,主张创伤止血不必用烙铁烧灼法,只要用结扎法即可。他还采用金或银制造义齿、假肢、假眼,发明许多科学的医疗器械。巴累因对外科学的巨大贡献而被称为"近代外科学之父"。

四、内科学和传染病学的进步

1.对传染病的新见解

意大利医生夫拉卡斯托罗在其《论传染和传染病》一书中,把传染病的传染途径分为3类:单纯接触、间接接触和远距离传染。他把传染源解释为一种我们感觉不到的微小粒子,由患者传给健康人,使其致病。他认为这种微小粒子对人有不同的亲和力,并有一定的繁殖能力。

2.对梅毒研究的贡献

1502年,梅毒是在哥伦布发现美洲时,由美洲土著传染给水手,又由水手带到欧洲的。后来有一名牧羊青年希费利(Syphily)得了这样的病,症状非常典型,以后就把这种病命名为Syphilis,即今天所说的梅毒。Syphilis一词,由夫拉卡斯托罗最先提出。在《论梅毒或法兰西病》一书中,他指出该病由性交传播,传染是由目不可见的小粒子引起的,并第一次确认梅毒和淋病是两种不同的疾病。

第四节　17—18 世纪医药学

一、17 世纪医药学

意大利布鲁诺(Bruno)勇敢地捍卫和发展了哥白尼的太阳中心说,并把它传遍欧洲。1600 年,威廉·吉尔伯特(William Gilbert)出版《论磁石》,该书是物理学史上第一部系统地阐述磁学的科学专著。他设想整个地球是一块巨大的磁石,上面由一层水、岩石和泥土覆盖着;认为磁石的磁力会产生运动和变化,地球的磁力一直伸到天上并与宇宙合为一体。1609 年,伽利略·伽利雷(Galileo Galilei)发明天文望远镜,用来观测天体。

17 世纪,实验观察与数量分析方法的引入,促进了基础医学的发展。哈维发现的血液循环说是 17 世纪基础医学最突出的成就。显微镜的发明和应用、医学理论上三个学派的争鸣以及其他方面的进步,为近代医学发展奠定了重要基础。

1.医学量度手段的发明

最先将量度手段应用到医学中的是帕多瓦大学的教授桑克托留斯。他设计了最早的体温计和脉动计,用于测量人体的体温和脉搏。他制造了一种像小屋大小的秤,并亲自坐在其中,在睡眠、运动、进食、排泄等前后,对自己进行称量,观察体重变化规律。如此坚持 30 年,他发现一旦身体的某部分直接暴露于空气中,即使不进食、不排泄,体重也会发生变化,他认为这是由出汗所致的。这就是新陈代谢的最早发现。

2.血液循环的发现

哈维(W. Harvey,1578—1657 年,图 1-15)就读于剑桥大学,攻读医学专业,后又赴意大利帕多瓦大学学习。回国后被任命为伦敦解剖学校教授,兼任圣·巴托罗缪医院的工作,成为英王詹姆士一世和查理一世的侍医。哈维根据实验首先证明心脏是血液循环的原动力。他假定:左右心室各容纳血液 2 英两。脉搏为每分钟 72 次,则 1 小时的脉搏为 72×60＝4320(次)。在 1 小时内,从左心

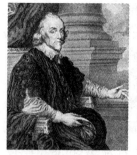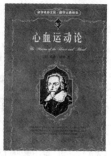

图 1-15　哈维及其《心血运动论》

室流入主动脉的血量和从右心室流入肺动脉的血量就均为 2 英两×4320＝8640 英两,约合 540 磅(约 195 千克),是一个成人体重的 3 倍。

如此大量的血液远远超出人体 1 小时所能制造的量，也远非人体 1 小时所能消耗的。因此，他断定自左心室喷入动脉的血，必定是自静脉回归右心室的血。这样就发现了血液循环，盖伦的"潮汐说"不攻自破。哈维在 1616 年公布他的发现，1628 年出版《心血运动论》一书（图 1-15），书中系统地阐述了他的理论。在书中，哈维用大量实验材料论证血液的循环运动。他特别强调心脏在血液循环中的重要作用，通过对 40 种不同动物的解剖观察，证明心脏的收缩和舒张是血液循环的原动力。他把心脏比作水泵，并认为心脏在人体中的地位，就像宇宙中的太阳，而太阳是宇宙的心脏。《心血运动论》同维萨里的《人体的构造》一样，遭到当时学术界、医学界、宗教界权威人士的攻击，但由于哈维当时是英国国王查理一世的御医，因此他没有像维萨里、塞尔维特那样付出生命的代价。

哈维的学说也为人们留下了疑问，血液是怎样从动脉流回静脉的呢？哈维猜想，在动脉和静脉之间一定有一个肉眼看不见的起连接作用的血管网。由于当时没有显微镜，因此无法证实这一假说。直到哈维去世 4 年后（1661 年），这个谜底才由意大利科学家马尔比基揭开。

恩格斯评价说："由于哈维发现血液循环，而把生理学确立为一门科学。"

3.显微镜的发明

（1）显微镜发明者　　最早的显微镜出现在 16 世纪末。1590 年，荷兰朱德尔堡的眼镜商汉斯·简森（Hans Jansen）在自己的店铺里观看儿子查卡里亚斯·简森（Zacharias Jansen，1580—1638 年）玩弄透镜。当他偶然将两块大小不同的透镜重叠在适当的距离时，可以见到远处钟楼的景象，并且放大了许多。老简森以一个商人的敏感性，试将一块凹透镜与一块凸透镜分别装在一根直径 1 英寸、长 1 英尺半的铜管两端，从而制造出了世界上第一台显微镜，放大倍数为 8～12 倍。1625 年，费伯将之正式命名为"显微镜"。

意大利人马尔比基首先把显微镜用于观察生物体的组织结构，因而成为组织学和胚胎学的先驱。他对毛细血管的研究完善了血液循环理论。1661 年，他通过对毛细血管内血液的直接观察，为哈维关于血液循环的理论提供最后一部分证据。"我观察到一只青蛙的干肺上明显留有非常细小的血液红丝，后来发现这些红丝是血管，血管是以一种环的方式连接在一起的，这些曲曲折折的血管，一头源于静脉，另一头源于动脉，不是以一条直线，而是以一个网络的形式将静脉和动脉连接起来。它阐明血液是流过曲折的血管而不是注入一片空地的，血液总沿着血管的方向分散流动。"

（2）显微镜研制者　　荷兰人列文虎克（1632—1723 年，图 1-16）是 17 世纪最杰出的科学家和显微镜研制

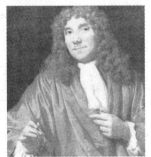

图 1-16　列文虎克

者。1676 年,他创制了一架能放大 266 倍的显微镜,首次在显微镜下发现微生物,正确地描述了微生物具有球形、杆状和螺旋状等形态,为微生物的存在提供了科学依据。1681 年,列文虎克被选为伦敦皇家学会会员。此外,英国人胡克用显微镜观察软木塞切片时发现有许多小格,并把它命名为"细胞"。

4. 医学学派的分化

(1)物理学派　该学派主张用物理学原理来解释一切生命现象和病理现象。如普利维把身体的各个部分比作许多小机器,如把牙比作剪刀、胃比作烧瓶、胸比作风箱等。

(2)化学学派　该学派把生命现象完全解释为化学变化。如希尔维厄斯认为,人体生病是由于体内酸碱物质失去平衡,因此,治疗疾病的方法应侧重于恢复人体内酸碱平衡。威利斯是西方第一个知道糖尿病患者的尿具有甜味的人,所以糖尿病也被称作"威利斯病"(Willis Disease)。

(3)活力学派　该学派认为生命现象不受物理、化学原则的支配,而是由生命特有的生命力来维持的,这种生命力亦即"活力"。疾病产生源于生命力的减少。

上述三个学派各有优缺点,时至今日,医学上仍可见三个学派的痕迹。

▶▶ **知识链接**

万物有灵论和活力论

德国医生和哲学家乔治恩斯特·斯塔尔倡导万物有灵论,宣称最高的生命原理是靠全宇宙统一的灵魂来实现的,统一的灵魂产生各种形式的生命,并直接来源于上帝。当灵魂离开死去的人时,尸体就会腐烂。其理论在他 1708 年出版的《医学真理》一书中有详尽的介绍。

活力论与万物有灵论截然不同。该理论处于唯物论和唯心论之间,如法国人西奥菲勒斯·德博迪尤宣扬健康是体内每个器官组织独立生机的综合表现;约瑟夫·巴特兹引入"活力原则"这个词汇,并主张疾病是每个正常机能的异常表现。同时,活力论认为生命运动是由凌驾于生命物质之上的力量引起的。这种观点不仅不能对生命现象作出科学说明,还夸大生命的特殊性,否定生命的物质性,把有机界和无机界绝对地对立起来。19 世纪以后,有机合成的发展不断突破有机界和无机界的界限,达尔文的自然选择学说又用自然选择解释生命世界的现象,给活力论以沉重的打击。

5. 临床医学的诞生

流行病、战争和灾荒是 17 世纪人类的三大灾难。白喉、伤寒、痢疾、天花、鼠疫、斑疹伤寒等传染病很常见且流行很广,死亡人数很多。

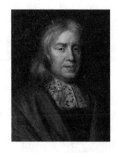

17世纪,英国临床医学家西顿哈姆(Sydenham,1624—1689年,图1-17)指出:"与医生最有直接关系的既非解剖学之实习,也非生理学之实验,而是被疾病困扰的患者。故医生的任务首先是正确探明痛苦的本质,也就是应多观察患者的情况,然后再研究解剖、生理等知识,以导出疾病之解释和疗法。"他重视人体本身的抗病能力,"根据我的意见,无论致病因素对身体多么有害,人体内总有一种自然抵抗力,可以将这种致病因素驱逐到体外,以恢复患者健康"。他对流行病进行详细的临床观察,能区别真假天花传染者。

图1-17　西顿哈姆

1676年,西顿哈姆发表《关于急性疾病发生及其治疗的观察》一文。文中记录15年来流行病的发生情况和详细的治疗经过,提倡根据不同的症候将疾病分类治疗。由于他十分重视临床医学,故被誉为"近代临床医学之父"和"英国的希波克拉底"。

二、18世纪医药学

18世纪出现英国工业革命和法国大革命。英国工业革命从纺织业开始。1782年,瓦特制造出复动式蒸汽机,机器生产从而代替手工生产,使英国一跃成为世界近代史上的第一强国。启蒙运动和大革命使法国一跃成为欧洲的科技强国。1776年,美国通过《独立宣言》。自然科学的进步主要体现在物理学的进步上,即牛顿三大定律的发现。自然科学使医学知识具有可探知性和可衡量性,使人们开始注重观察和实践。

1.病理解剖学的建立

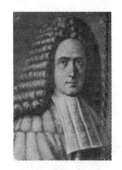

莫尔加尼(G. B. Morgagni,1682—1771年,图1-18)是意大利解剖学家,为病理解剖学的确立做出很大贡献。他15岁进入博洛尼亚大学学医,受教于瓦尔萨尔瓦。他善于进行解剖观察,并重视使用显微镜,因此,后世把马尔皮吉、瓦尔萨尔瓦、阿尔贝蒂尼及莫尔加尼称为"解剖学派"。1701年,莫尔加尼获博士学位并留校作瓦尔萨尔瓦的助手。1704年,他与瓦尔萨尔瓦合著《论人耳》;1705年,发表论文《解剖杂录》,文中记录气管内腺体、尿道内腺体等。

图1-18　莫尔加尼

1761年,他出版一生中最重要的著作——《疾病的位置与病因》,该书收载几百个病例,对不少病例从临床症状、死前情况到尸解发现都做了详细记录。文艺复兴后,他系统开展尸解与临床工作,用大量的实例证明人体症状与体内病变的关系。因此,他被誉为"病理学之父"。

2. 叩诊法的发明

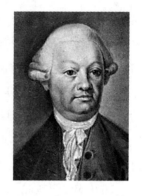

奥地利人奥恩布鲁格(L. Auenbrugger,1722—1809年,图1-19)早年在维也纳大学学医。在临床实践中,奥恩布鲁格想解决怎样检查出人的胸腔积水这一问题。他的父亲是个酒商,在经营酒业时,只要用手敲一敲酒桶,凭叩击声就能知道桶内有多少酒。他想:人的胸腔和酒桶相似,如果用手敲一敲胸腔,凭声音不也能诊断出胸腔中的积水病情吗?"叩诊法"就这样被发明出来。他应用叩击胸廓的方法探究叩击音的变化与胸部疾病的关系,并将临床诊断和病理解剖的结果进行对照。他指出正常

图 1-19　奥恩布鲁格

胸部的叩诊音与患胸腔疾病如肺气肿、胸腔积液、心包积液等的叩诊音的区别,其代表作为《叩击人体胸廓诊断胸腔内疾患的新方法》。

3. 生理学和免疫学的诞生

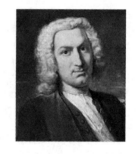

瑞士人阿尔布莱克·冯·哈勒(Albrecht von Haller,1708—1777年,图1-20)是杰出的生理学家,被公认为18世纪第一流的生物学家和实验生理学家,被称为"近代生理学之父"。他用10年时间撰写成《生理学纲要》。这一著作被认为在医学史上具有里程碑的意义,该书为神经病学的发展奠定了基础。

图 1-20　阿尔布莱克·冯·哈勒

18世纪,欧洲天花流行严重,死亡人数众多。1796年,爱德华·詹纳(Edward Jenner,1749—1823年)从挤奶女工处得到启示,通过接种牛痘预防天花,首次利用牛痘疫苗产生天花免疫力,因此,他被誉为"免疫学之父"。

知识链接

牛 痘

"Variola"即"彩色小丘疹",是英国弗兰克地区的主教马里乌斯·冯·阿劳谢斯于公元570年给天花取的名字。显微镜及染色下的天花病毒如图1-21所示。Variola是拉丁语"母牛"的意思,因为痘苗是从母牛身上提取的。

玛丽·蒙古塔的丈夫是英国驻土耳其的外交官,他们生活在土耳其

时,希腊医生埃马努埃尔·蒂莫尼告诉玛丽夫人:人们利用一把小刀将一点天花脓疱的脓划进皮肤,使后宫美丽的女奴们可以免受这种使人皮肤破相的疾病的侵袭。1721年,玛丽夫人返回英国,决心在她的祖国推广种痘。7个被判处死刑的罪犯可以在绞刑架与种痘针之间作出选择,他们选择种痘,结果全部健康地活了下来。

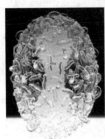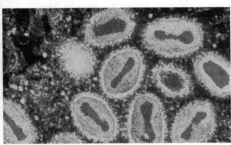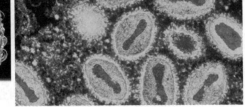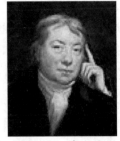

图 1-21 显微镜和染色下的天花病毒   图 1-22 詹 纳

1796年5月14日,詹纳(图1-22)做了一个试验,他给8岁的詹姆斯·菲普斯种了牛痘,这种牛痘是他从挤奶女工萨拉·尼尔梅斯手上的一个脓疱中提取的。詹纳在詹姆斯·菲普斯的胳膊上划了两个切入口,他在这两处地方涂抹上牛痘脓疱提取物。随后菲普斯开始发烧,然而不久烧就退了,孩子的胳膊上只留下两个种痘的疤痕。詹纳向英国皇家学会和皇家自然科学学院报告他的试验,然而没有给人留下什么深刻的印象。于是詹纳就自费刊印了一篇论文——《关于天花牛痘疱的原因和影响的调查》,这篇论文使詹纳有了转机,英国下院肯定他的成就,议员们甚至答应给他一笔酬金,找他种痘的人络绎不绝。

第五节 19 世纪医药学

19世纪,西方各主要资本主义国家继英法之后先后爆发资产阶级革命。英国完成了工业革命,成为"日不落帝国"。1889年,日本在明治维新后成为东方强国。美国的资本主义经济在南北战争以后飞速发展,到19世纪末,美国的工业生产总值位居世界之冠,美国成为世界第一大工业国。由于自然科学的发展,19世纪被誉为"科学的世纪"。其中能量守恒和转化定律、细胞学说、进化论被恩格斯称为19世纪自然科学的三大发现。

一、细胞病理学的建立

1858 年,德国病理学家鲁道夫·魏尔肖(1821—1902年,图 1-23)的代表作《细胞病理学》问世。他将疾病的原因归结为细胞形态和构造的改变,把人体比喻成一个国家,人体的细胞就是这个国家的公民。魏尔肖的细胞病理学说的要点是:细胞是人体生命活动的基本单位;机体是细胞的总和;机体的病理是细胞的病理;疾病是由机体细胞的变化引起的;肿瘤是细胞异常增生的结果;恶性肿瘤,即癌症,是由细胞无限度增生造成的。其不足之处

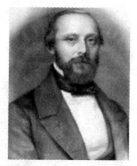

图 1-23   鲁道夫·魏尔肖

是,片面地强调局部变化,忽视全身性反应和病理现象的发展过程;对细胞的作用估计过高,否认神经系统在机体中的主导作用。

二、药理学的诞生

1859 年,水杨酸类解热镇痛剂合成成功。19 世纪末,精制出阿司匹林。之后,法国人马根迪和伯诺德用青蛙做实验,确定士的宁的作用部位是脊髓,筒箭毒作用于神经肌肉接头。在此基础上,德国人布克哈姆建立世界上第一个药理学实验室,创立实验药理学,并写出第一本药理学教科书。1878 年,英国生物学家郎里最早提出"受体"的概念。

三、麻醉法的发明

外科三大难题为疼痛、感染和失血。

1. N_2O 麻醉作用的发现

1795 年,英国化学家戴维(H. Davy)发现 N_2O 有麻醉止痛作用。1844 年,美国牙医韦尔斯(H. Wells)借助 N_2O 无痛拔掉自己的一颗牙齿,宣布一个拔牙新时代的到来。

2. 乙醚、氯仿麻醉作用的发现

1842 年,美国人郎(C. Long)将乙醚用于摘除一名患者头部囊肿的外科手术,这是使用乙醚的最初尝试。1844 年,莫顿(Morton,1819—1868 年)把乙醚应用在拔牙手术中,得到许多医生的认可。1847 年,辛普森第一次使用氯仿来缓解分娩疼痛。

3. 可卡因局部麻醉作用的发现

1884 年,维也纳医生科勒(C. Koller)首先把可卡因(Cocaine)应用到眼部,然后又用到鼻和其他部位,于是发现局部浸润麻醉作用。

四、消毒法的发明

1.产科消毒

100多年前,伤口化脓是外科医生所面临的最大问题之一,当时,截肢术后死亡率高达50%。17—18世纪,产褥热曾在欧洲的许多大城市中大规模流行。奥地利医生塞麦尔威斯(J. P. Semmelweis,1818—1865年,图1-24)发现,威胁产妇生命的产褥热是由于医生的手不干净造成的,普通产科病房的死亡率竟超过30%,学生接生的病房死亡率更高。根据塞麦尔威斯的提议,该院第一病房的医生在检查孕妇或产妇以前,都要用漂白粉溶液清洗双手,并用刷子仔细刷洗指甲缝。这项简单的措

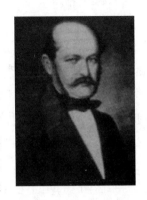

图1-24 塞麦尔威斯

施实行2个月,就使产褥热死亡率骤降至1.3%,一年中有连续2个月没有产妇死亡。回到故乡匈牙利,他在任职的匈牙利圣罗丘医院继续推行该防治措施,使该院的产妇死亡率降到当时的最低纪录0.85%。1861年,他以观察报告的形式,出版《产褥热的病原、实质和预防》一书。这本书后来被称为医学史上的经典著作。塞麦尔威斯医生也被称为"母亲救星"。

2.外科消毒

以往外科手术后发生败血症或者发生类似丹毒的情形相当严重。1865年,英国人约瑟夫•李斯特(J. Lister,1827—1912年,图1-25)读到法国生物学家路易•巴斯德的一篇论文,学习了疾病细菌学说。如果感染是由细菌造成的,那么防止术后感染的最好办法是在细菌进入暴露的伤口之前就将其消灭。李斯特用苯酚做灭菌剂,建立了一套新的灭菌法,包括术前认真洗手,确保使用的器皿和敷料彻底灭菌,甚至向手术室空中喷洒苯酚,使术后死亡率明显下降。1861—1865年,男性急诊术后死亡率为45%,而1889年的死亡率减少到15%。

麻醉法和苯酚消毒法无法彻底解决伤口感染的问题。德国人别尔格曼(E. von Bergmann,1836—1907年)认为,不能将所有的伤口都视为感染,不让伤口再被污染则更为重要。1886年,别尔格曼采用高压蒸气灭菌法,通过手臂消毒法和戴橡皮手套,在外科学中建立无菌术,并使该技术臻于完善。

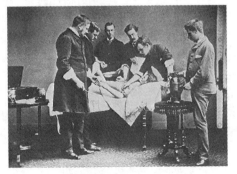

图1-25 李斯特用苯酚进行消毒

五、微生物学与免疫学的建立

1. 微生物学

（1）巴氏消毒法　巴斯德（1822—1895年，图1-26）研究发现，酒发生变质是由微生物发酵引起的。把酒加热到60 ℃左右，保温20～30分钟，这样既能杀死导致发酵的微生物，又不至于使酒挥发。这种方法帮助法国政府解决了酒变质的棘手问题。后人称该方法为"巴氏消毒法"，巴斯德成为微生物学的奠基人。

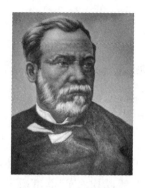

图1-26　巴斯德

（2）发现病原体　1882年，德国人科赫（Robert Koch，1843—1910年，图1-27）发现结核杆菌。他分别于1883年、1890年发现霍乱弧菌和结核菌素（tuberculin），后者可用于诊断结核病。

2. 免疫学

巴斯德将毒力减弱的炭疽杆菌注射到健康牛、羊体内，使其免遭炭疽病的侵害。他还用同样的方法做过鸡霍乱和狂犬病的研究。

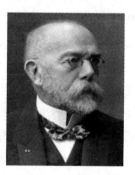

图1-27　科　赫

📢 **知识链接**

炭疽疫苗、狂犬病疫苗和巴氏消毒法

1849年，路易·巴斯德被聘为斯特拉斯堡大学的化学教授。1880年，他着力于研究鸡霍乱，这种霍乱在法国引起家禽大量死亡。为查明感染是如何产生的，他培养患病动物的病原体，并将这些微生物传染给健康的动物，健康动物随后就得了同样的病。1881年5月5日，他选取50只绵羊进行公开试验。在巴黎的梅伦地区给25只绵羊各注射5滴减毒炭疽疫苗，注射部位在绵羊的右大腿内侧。5月17日，给这些绵羊注射第二次疫苗。5月31日，给全部50只绵羊注射炭疽菌液。2天后，参观的人们见到令人震惊的实验结果，未注射疫苗的25只绵羊已死了23只，剩下的2只也奄奄一息，而注射疫苗的25只绵羊全部存活，除1只怀孕的母羊病重外，其他的都很健康。

1831年，狂犬病在法国阿博伊斯地区爆发，人们认为在咬人的狗的涎水和牙齿中隐藏着一种毒素。1885年7月6日，9岁的约瑟夫·迈斯特尔被人送到巴斯德那里。在放学回家的路上，迈斯特尔遭到狗的袭击,上臂被咬了一口。主人随即开枪打死了这条疯狗。对死狗的化验结果表明,它患过狂犬病。医生检查迈斯特尔的伤势,用苯酚洗净伤口。当天巴斯德为迈斯特尔注射第一次疫苗,疫苗被注射进其臀部。疫苗由几滴乳剂组成,乳剂中有研碎的脊髓。7月16日上午11点,迈斯特尔接受最后一次注射,共注射了12次疫苗。此后,他一直身体健康。1888年,因疫苗生产满足不了需要,科学院建立一个治疗狂犬病的机构,即"巴斯德研究所"。而迈斯特尔也在多年以后成为该研究所的看门人。

1856年,化学教授利雷和巴斯德通过研究发酵,将甜菜转变成酒精。巴斯德在甜菜浆里观察到酵母细胞。通过一系列实验证明:活酵母参与发酵,不是一种污染源。但是,储存过程中如果有病原菌进入,不仅甜菜浆,就连葡萄酒、啤酒或牛奶也会变酸。当时,法国酿酒业面临一个棘手的问题,啤酒在酿出后会变酸,无法饮用。巴斯德受邀去研究这个问题。经过长时间的观察,他发现使啤酒变酸的是乳酸杆菌。营养丰富的啤酒是乳酸杆菌生长的天堂。煮沸可杀死乳酸杆菌,但啤酒也被煮坏了。巴斯德尝试使用不同的温度来杀死乳酸杆菌,而又不会破坏啤酒的品质。最后以50~60 ℃加热啤酒半小时的条件为最好。此法挽救了法国的酿酒业,被称为"巴氏灭菌法"。

六、护理学的建立

弗洛伦斯·南丁格尔(F. Nightingale,1820—1910年,图1-28)出身于英国贵族世家,对护理工作非常热爱。1854年,英国和俄国在克里米亚开战,南丁格尔率领32名护士开赴前线救护,使伤员死亡率由42%降至2%。1860年,她募集10万英镑,设立南丁格尔基金,成立南丁格尔护士学校,正式培养护士人才。南丁格尔的行动影响到美洲,1873年,美国设立第一所护士学校。1901年,南丁格尔因操劳过度,双目失明。1907年,南丁格尔获得英王授予的功绩勋章,成为英国历史上第一个接

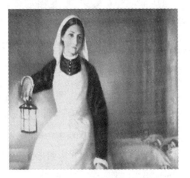

图1-28　弗洛伦斯·南丁格尔

受这一最高荣誉的妇女,其后她还发起组织国际红十字会。南丁格尔著有《医院管理须知》《护理须知》等专业书籍。她说过:"人生要像蜡烛一样,燃烧自己,照亮别人。"为表彰这位"护理学之母",1907年,国际红十字会决定设立南丁格尔奖章。世人将其生日5月12日定为国际护士节。

知识链接

微生物猎手

1. 发现炭疽

炭疽的英文名为 Anthrax(希腊语的"炭")。1872 年 4 月,德国医生罗伯特·科赫博士从拉克维茨迁居普鲁士波森省的沃尔施泰因,担任乡村医生职务。

不久,动物瘟疫给农民带来惨重的损失,仅在波森省每年就有数百头牲畜死于这种瘟疫,毙命的牲畜血液呈黑色。莱茵河地区维珀菲尔特镇的德国医生阿洛于斯·波伦德尔治疗过一个剥兽皮工人,他患腑颈疮,发高烧,还有严重的全身感染。他因背一头死于炭疽病且皮上沾染着血的母牛而染病。波伦德尔从死于炭疽病的母牛组织中找到奇异的小物体:"数量无限多,杆状,极细小,看似坚实,不完全透明,在其整个长度上都是同样厚,不是盘旋而行、波浪形和束紧的,而是完全平直、扁平、在其进程中不分叉的小物体。"在它们的周围,血红细胞几乎已经溶解。1863年,法兰西科学院卡西米尔·约瑟夫·达维纳宣称,他在阉羊脾脏的血液里发现线状小物体。

科赫决定查清这种瘟疫发生的原因。他的妻子埃米建立"实验室":用一条毯子把门诊部分成两个部分。在较大一间里,病人继续得到诊治;在另一间开始进行他的炭疽病研究。

科赫给实验老鼠注射取自死于炭疽病的母牛血液,检查死亡老鼠时,他不仅发现其体内脾脏被染成黑色、受损,而且在血液涂片中看到细棒状物,可能是炭疽病病原体。1876 年 4 月,科赫从一头牛犊眼窝中取来眼水,与来自一只死于炭疽病的豚鼠身上的物质掺和,放入保温箱,在 35 ℃中培养 10~12 小时。科赫报告:"……它们开始生长。在 3~4 小时后其长度就已经增加 10~20 倍,开始蜷缩,互相排挤或呈网状互相挪移。几个小时后个别的线已经如此之长,以至于可看见好几个圆形范围;它们像一堆玻璃丝,这些玻璃丝像攀缘植物,以不相同的方式联合成平行的行列或极其纤细的、螺旋形的束……"炭疽芽孢杆菌显微镜下的结构如图 1-29 所示。

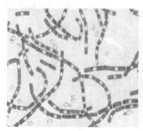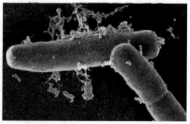

图 1-29　炭疽芽孢杆菌

科赫将 70 多种化合物作用于炭疽芽孢,以便消灭它们或者阻碍其生长。结果只有氯、溴和升汞(氯化汞)被证明是有实际使用价值的消毒剂,而升汞有显著作用,"在几分钟内就可以杀死哪怕是最有抵抗能力的微生物病原菌"。但是,升汞等物质对人体毒性太强。

2. 发现肺结核

肺结核又称"白鼠疫""肺痨",是自古代以来就侵袭人类的疾病之一,如埃及木乃伊骨架上检测出肺结核的感染。"结核病"这个名称是德国医生卢卡斯·舍恩莱茵创造的。在其发病进程中,肺部小结节与其余的组织一样受到破坏,形成空洞。病人渐渐消瘦,没有食欲且发低烧,最终虚弱而死。电镜下的结核杆菌如图 1-30 所示。

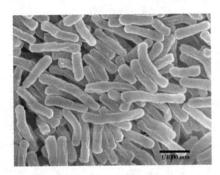

图 1-30　结核杆菌电镜照片

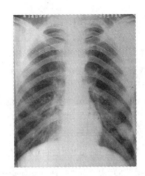

图 1-31　结核球(干酪样物质脱水凝集成球状,直径不超过 2 cm,称"结核球")

1881 年 8 月 18 日,科赫用结核病病原体传染第一批动物——豚鼠。他第一次看见一个染成蓝色的病原体,正常细胞也呈蓝色,把它微微衬托出来。科赫第二次染色用一种褐色染料,名叫"俾斯麦褐"或"苯胺棕"。苯胺棕将细菌染成蓝色,将正常细胞染成褐色或浅黄色。

科赫还证明病原体由呼吸空气传染。他用泵把含有结核杆菌的喷剂喷入一只装满老鼠和家兔的箱子,这些动物患结核病而死去。1882 年 3 月 24 日,年仅 38 岁的科赫在多罗泰恩街协会的图书馆作报告,阐明他的检验结果,并得出结论:结核杆菌是结核病的真正元凶。

现代防治结核病采用多种化学药物,如异烟肼、利福平、吡嗪酰胺、乙胺丁醇和链霉素。不过治疗必须持续 9~12 个月,这让一些病人感到难以接受。儿童可以接种活性疫苗 BCG(卡介苗),这是法国细菌学家卡迈特(Calmett)与他的助手介岚(Guerin)研发的,1919 年移交给巴黎巴斯德研究所,1921 年首次应用于人体。

第六节　20 世纪医药学

两次世界大战给人类造成深重的灾难,使世界格局发生重大变化。第一次世界大战后期,产生第一个社会主义国家苏联。第二次世界大战结束后,产生社会主义阵营。美国成为头号超级大国,持续近半个世纪的东西方"冷战"拉开序幕。从 20 世纪 40 年代开始,出现以原子能、电子、航天技术为代表的一系列高科技技术,产生第三次科技革命。科学技术的发展促进了医学的进步,形成一些有广泛影响的医学学术派别。同时,医学在高度分化的基础上又高度融合。

一、解剖生理学的发展

近百年来,解剖学和生理学有许多新的研究进展,有 15 项诺贝尔生理学或医学奖涉及神经和感官方面的研究。1904 年,伊万·彼得罗维奇·巴甫洛夫(1849—1936 年,图 1-32)因对消化生理学的贡献而获得诺贝尔奖。其主要贡献是:发现心脏的神经功能;发现消化腺的生理机制(获诺贝尔奖);进行条件反射研究。对心理学发展影响最大的是由他的条件反射研究所演变成的经典条件作用学习理论。其他诺贝尔奖级别的贡献有:1906 年,高基和拉蒙·卡哈尔对神经系统构造的研究;1936 年,代尔和洛伊对神经冲动的化学递质(乙酰胆碱)的研究;1961 年,贝克西对耳蜗听觉生理的研究;1963 年,艾克尔斯、霍奇金和赫胥黎对神经元兴奋与抑制的离子机制的研究;1967 年,格兰尼特、哈特林和沃尔德对视觉的生理学和生物化学的研究;1970 年,卡兹、欧拉和阿克塞尔罗德对神经末梢的化学递质(去甲肾上腺素)的发现及递质的储藏、释放、失活等机制的研究;1981 年,斯佩里关于大脑两半球功能特异性的研究,休贝尔和威塞尔因关于视觉系统信息过程的研究。

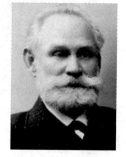

图 1-32　巴甫洛夫

二、细胞结构的发现

在 20 世纪 30 年代之前,人们仍未知晓细胞的超微结构。1933 年,卢斯卡(Ernst Ruska,1906—1988 年)制成放大倍数超过 10000 倍的电子显微镜,从而看到线粒体、内质网、核糖体和其他细胞器。1986 年,卢斯卡因首先发明电子显微镜而获得诺贝尔物理学奖。20 世纪 50 年代,帕拉德发明分离亚细胞成分的方法,得以分离线粒体、内质网和高尔基体。克劳德、帕拉德和代维等因关于细胞的结构机能的研究而获得 1974 年诺贝尔奖。

三、生物化学的发展

与生物化学相关的诺贝尔奖级别的成就及获奖时间举例如下：瓦尔堡阐明新陈代谢的途径（1931 年）。克雷布斯（Hans Adolf Krebs，1900—1981 年，图 1-33）进一步阐明三羧酸循环（1952 年）。内尔和塞克曼证明离子通道的存在，研究其作用机制（1991年）。克雷布斯（E. G. Krebs）和费雪发现蛋白质可逆性磷酸化作用（1992 年）。吉尔曼与罗德贝尔发现 G 蛋白及其在细胞中传导信息的作用（1994 年）。班丁和麦克劳德发现胰岛素（1923 年）。亨奇、肯达尔和赖希施坦发现肾上腺皮质激素的结构和生物作用（1950 年）。耶洛发现放射免疫法（1977 年），这种测定方法目前仍被广泛应用于临床。

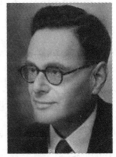

图 1-33　克雷布斯

四、医学统计学的建立

20 世纪的医学研究重视应用统计学。1935 年，费希尔出版《实验设计》一书，他所提出的"重复、随机、对照"三大原则，至今仍是保证实验结果正确性的重要原则。

五、麻醉术的发展

1918 年，勒克哈特证明乙烯具有全身麻醉作用。1928 年，亨德森等发现环丙烷具有麻醉作用。1930 年，环丙烷的临床应用获得满意效果。1933 年，格芬等发现乙烯醚具有麻醉作用并可应用于临床。1935 年，三氯乙烯被试用作麻醉药，并于 1941 年应用于临床。20 世纪 50 年代以后，氟代类吸入麻醉药相继出现，如1951 年合成氟烷和甲氧氟烷，1963 年和 1965 年合成恩氟烷和异氟烷，1968 年合成七氟烷。静脉麻醉药出现较晚，1903 年，德国人费舍尔和约瑟夫合成二乙基巴比妥酸。1932 年，欧内斯特和多纳勒合成硫喷妥钠。1955 年，施特恩巴赫合成氯氮卓，1959 年他又合成地西泮。1962 年，帕克戴维斯合成氯胺酮，1970 年，英国化学工业公司合成丙泊酚。1853 年，查尔斯和伍德发明注射针筒，为局部麻醉药的使用提供了工具。1904 年，德国人阿尔弗雷德发明普鲁卡因。20 世纪 40 年代，瑞典人洛夫格伦等开发出利多卡因。

六、病原体的发现

在 19 世纪的最后 20 年中，大多数传染病的病原体已被查明，并成功分离培养出来。科赫因结核病方面的突出工作而获得 1902 年诺贝尔奖。20 世纪因微生物学的研究而获得诺贝尔生理学或医学奖及获奖时间举例如下：罗斯发现疟蚊和疟原虫的发育环（1902 年）。拉佛郎发现原生动物（疟原虫、钩虫）在疾病发生中的作用(1907年)。尼科尔研究斑疹伤寒(1928年)。布卢姆伯格发现乙型肝炎病毒,伽杜塞克发现库鲁病的病毒(1976年)。普鲁西纳发现一种全新的蛋白质致病因子——朊毒体(prion)(可致疯牛病)及其致病机制(1997年)。

七、遗传学的诞生

1.遗传学与诺贝尔奖

1909年,加罗德出版第一本关于遗传病的专著《新陈代谢的先天错误》,认为先天性的新陈代谢病是按照孟德尔定律遗传的。20世纪中期,因遗传学方面研究而获得诺贝尔奖及获奖时间举例如下:摩尔根及其学生从果蝇的杂交研究中总结出遗传学的第三定律——连锁与交换定律,确认基因在染色体上作线性排列,从而建立以染色体为核心的基因论(1933年)。比德尔等在20世纪40年代末将遗传学和生物化学联系起来,证明基因使酶有特异性,酶可因基因突变而失去活性,提出"一个基因一种酶"的假说。奥乔亚与科恩伯格发现DNA和RNA的生物合成途径(1959年)。沃森、克里克和威尔金斯发现核酸的分子结构(DNA的双螺旋结构分子模型)及其在遗传信息传递中的作用(1962年)。霍利、考拉那和尼伦伯格研究遗传密码及其在蛋白质合成中的作用(1968年)。特明和巴尔的摩发现逆转录酶,找出以RNA为模板合成DNA的酶。杜尔贝科、特明和巴尔的摩发现病毒在肿瘤生长时的作用(1975年)。阿尔伯、史密斯和内萨恩斯发现限制性核酸内切酶及其在分子遗传学中的应用(1978年)。桑格和吉尔伯特找到DNA碱基测序的方法(1980年)。

2.基因研究

20世纪人类三大科学工程是曼哈顿原子弹工程、阿波罗登月工程和人类基因组工程。人类基因组计划由美国科学家于1985年提出,1990年启动,美、英、法、德、日与中国参与,2001年发表含2.5万个基因30亿个碱基对的基因组工作草图。

遗传物质的构造、机能和开发利用可从四个阶段来阐明。

第一阶段,米歇尔(Friedrich Miescher)发现核酸。1869年,瑞士人米歇尔将白细胞置于猪胃的萃取液中,产生灰色沉淀。通过显微观察发现是细胞核。他将核内物质命名为"核素"(nuclein),即脱氧核糖核酸(DNA)。

第二阶段,以考塞尔(Albrecht Kossel)为首的化学家阐明核酸的化学成分。考赛尔在DNA分子中发现两种定期返回的组成成分:腺嘌呤和鸟嘌呤。后来证明胸腺嘧啶和胞嘧啶也是DNA的组成成分。

第三阶段,以沃森(James Watson)和克里克(Francis Crick)为代表的科学家阐明脱氧核糖核酸的主体化学结构。

第四阶段,开发和利用具有生物活性的核苷酸类化合物,以干扰素

(interferon)为代表。1957 年,英国人 Alickisaacs 和瑞士人 Jean Lindenmann 利用鸡胚绒毛尿囊膜研究流感干扰现象时发现,被病毒感染的细胞产生一种因子,后者作用于其他细胞,干扰病毒的复制,后被命名为"干扰素"。

英国细菌学家弗瑞德·格里菲斯(Fred Griffith)第一次证明遗传性能可能发生替换,可由一种生物传递给另一种生物。该发现是遗传学史上的一个里程碑。接着,美国化学家奥斯瓦德·埃弗利用两种不同的肺炎球菌菌落做实验,其中的一种菌落有生成囊的能力,而另一种没有。他的研究小组证明,一个负责生成囊的遗传因子从一个细菌传给另一个细菌。他们克服重重困难,提纯并得到这种物质的结晶。即使在结晶后,这种物质仍有遗传活性。1984 年诺贝尔奖获得者尼尔斯·卡伊·耶尔纳表示:"埃弗利准确无误地证明 DNA 对遗传性能的传递负有责任……但是没有人相信这一点。"

1952 年,英国人莫里斯·威尔金斯用 X 射线发现 DNA 的三维分子结构。1968 年,剑桥大学的沃森在其《螺旋》一书中介绍,在同事莫里斯·威尔金斯和罗萨林德·富兰克林的 X 射线衍射图的帮助下,沃森和同事克里克成功绘制 DNA 分子模型图。该模型图像一把长长的、线状的、螺旋形旋转的绳梯,梯子的竖杆是核糖基和磷酸盐基,阶梯由腺嘌呤、鸟嘌呤、胞嘧啶和胸腺嘧啶四种碱基组成,而且每个阶梯由一对碱基组成。1951 年,克里克和沃森开始合作研究 DNA 分子模型,阐明 DNA 分子的复制过程。1962 年,他们与威尔金斯共同获得诺贝尔生理学或医学奖。

据估计,大约有 400 种疾病的病因是单基因缺陷。此外,还有几千种疾病的病因是多基因缺陷。

(1)镰刀细胞贫血症是一种在北非和东北美有色人种中发生的疾病,每 65 人中就有一人患此病。血红蛋白的制造由遗传因子控制,它由两条氨基酸链组成。镰刀细胞贫血症病人的血红蛋白中,一条氨基酸链中嵌入的不是谷氨酰胺而是缬氨酸。这个看似微不足道的遗传学上的"印刷错误"造成的后果非常严重:红细胞不能显示正常的球形,而是呈镰刀形。

(2)血友病(Hemophilia)可以归因于男性后裔 X 染色体中的一个基因缺陷。众所周知,在每个人的 46 条染色体中,有两条性染色体,女性有两条 X 染色体,男性有一条 X 染色体和一条 Y 染色体。血友病涉及一条 X 染色体。由于女性有两条 X 染色体,因此当一条 X 染色体上的某个基因出现缺陷时,第二条 X 染色体上的那个基因便承担起缺陷基因的任务。而男性 X 染色体上的缺陷却无法用 Y 染色体来补偿。血友病的最著名病例是"英国王室病",由英国女王维多利亚经由她的女儿们传给几个男性后裔,由于当时没有治疗该病的有效药物,病人受到伤害后,哪怕只是划破一点皮,就有大量出血而死亡的危险。

(3)莱—尼氏综合征缘于一个基因的缺损,这个基因控制尿酸的分解。由于这个基因的突变,在青年时期罹患此病者,其肾脏和其他器官特别是大脑中会形成尿酸结晶。这就使得身体动作的协调受到阻碍,出现低能并产生一种不可阻挡的自残倾向。

(4)在苯丙氨酸/甲状腺素代谢中还可能有另一种缺损。若某一种酶没有生成,那么甲状腺素就不能转换成黑色素,而会产生一种白皮现象——白化病,这种病人的皮肤和头发中缺少深色色素。每1.5万人中大约有1人患白化病。

人类由基因导致的遗传疾病日趋严重,应用基因改造进行治疗将是未来重要的研究方向。正如美国主管遗传信息缺损的 NIH 咨询委员会主席麦克加里蒂(Gerand McGarity)教授所说:"今天,我们已把基因治疗引入医学宝库,在疫苗接种、抗生素和射线治疗之外,医学已经为此等候了几千年。"

八、免疫学的发展

免疫学的研究真正开始于 1890 年。免疫学的兴盛开始于 20 世纪 50 年代末,当时的研究重点从血清学转移到细胞。因免疫学的研究而获得诺贝尔奖及获奖时间举例如下:贝林和北里柴三郎研制破伤风抗毒素和白喉抗毒素,在此过程中发现抗体。贝林发明白喉的血清疗法(1901 年)。艾利希开展以毒素和抗毒素的作用为中心的免疫学研究,于 1897 年提出体液免疫理论——"侧链说"。梅契尼可夫发现白细胞吞噬现象,支持了细胞免疫学说(1908 年)。蒂勒发现预防黄热病的疫苗(1951 年)。恩德斯、韦勒尔和罗宾斯成功培育脊髓灰质炎病毒的组织(1954 年)。兰德茨坦纳发现人的血型(1930 年),血型的知识使输血成为一种安全的抢救病人的方法。

九、影像学的发展

1895 年伦琴发现 X 射线。1901 年,伦琴获得第一个诺贝尔物理学奖。X 射线很快被用于临床。影像学的发现有 3 个阶段:第一个阶段是发展影像技术,明确内脏器官的形态和功能。科学家发明各种造影剂,使过去觉察不到的结构显现出来。超声波和放射性核素也用于影像学。第二个阶段以血管分支造影的成就为标志。1972 年,科马克和亨斯菲尔德开发计算机断层扫描(CT)。1973 年,保罗·劳特布尔(Paul Lauterbur,1929—2007 年,图 1-34)首先报道磁共振成像(MRI)

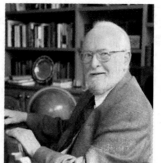

图 1-34　保罗·劳特布尔

技术。这些工具使我们可以分辨全身各部位很小的结构。科马克和亨斯菲尔德共同获得诺贝尔奖（1979 年）。恩斯特因发明二维磁共振技术而获得诺贝尔奖（1991 年）。第三个阶段的发展是直接用影像学方法指导治疗，包括从癌症治疗的远期指导，到微侵入性外科即时的在线指导。

十、化学药物的兴起

人们认识到药物的治疗效果与其特殊成分有关，如很多药物通过与大分子或受体结合而发生作用。药物机制研究使药物得到进一步发展。如博韦因在抗组胺药物和肌肉松弛剂（筒箭毒碱等）研究上的贡献而获诺贝尔奖（1957 年）。哈金斯因用雌激素治疗前列腺癌的工作而获诺贝尔奖（1966 年）。1946 年，吉尔曼与菲立普证明氮芥可使淋巴瘤消退，从而标志癌症化疗的开始。阿尔奎斯特将肾上腺素受体分为 α 亚型和 β 亚型，提出布莱克假说。该假说促进了 β 受体阻滞剂的发明。布莱克还想到寻找可以减少胃酸分泌的组胺 H_2 受体抑制剂。布莱克、埃利昂和希钦斯因对药物作用原理的研究而获诺贝尔奖（1988 年）。随着 18—19 世纪机器工业、纺织工业、染料工业的兴起，有机化学工业从无到有快速发展。20世纪，药物测定技术快速发展，化学药物的合成成果惊人，成千上万种药物被合成出来，成为当今最广泛使用的药物，药物成本大大降低（详见第二章）。

第七节　21 世纪医药学

一、生命科学和生物医学成为科学重点

21 世纪将是生物医学的世纪，分子生物学将成为医学的带头学科。欧美国家均已确立以生命科学为主的偏振型基础科学战略布局。基础医学将普遍进入分子水平，从根本上阐明人体的结构与功能，阐明疾病与治疗的机制。预防医学将在分子生物学和生物技术引导下生产出多种高效安全的疫苗和新的预防药物。临床医学中生物技术检验和治疗药品将取得重大突破，后基因时代将产生基因诊断、基因治疗、基因预防、个体化实施给药和干细胞研究等新技术。

（一）医学科研向基础医学倾斜

100 多年的诺贝尔颁奖历史表明，医学及生理学研究突破的重点开始从临床转向基础医学研究：前 30 多年以临床为主，中间 30 多年临床与基础各半，近 30 多年以基础为主。在基础医学领域内已形成下列几个十分活跃的前沿学科。

（1）医学分子生物学　　主要研究内容：人类生物膜、染色体、基因组、蛋白质、多肽及酶结构与功能、基因定位、遗传密码破译及基因表达和调控；基因治疗诊

断、治疗及预防(包括病种、目的基因、载体、靶细胞的筛选、处理和基因转移技术及转移后表达、更新和调控等);细胞程序化死亡的分子机制和遗传控制;有丝分裂启动的分子机制,相关蛋白质及基因。

(2)医学细胞生物学　主要研究内容:正常和异常细胞生长、分化及其调控机制;细胞与周围环境的信息传递;细胞骨架及细胞器的结构与功能;细胞组装。

(3)医学遗传学　主要研究内容:细胞、分子、群体遗传学、单基因和多基因遗传病,以及人类基因文库的建立。

(4)免疫学　主要研究内容:分子免疫学、免疫生物学、免疫遗传学及临床免疫学。

(5)医学内分泌学　主要研究内容:分子内分泌学、经典及非经典内分泌学。

(6)神经科学　主要研究内容:神经突触、回路、网络及脑的信息传递、处理及存储;神经递质、神经肽及其受体的结构、功能、作用机制;神经细胞的生长、发育、分化、相互识别、衰老、退化过程;神经、内分泌、免疫三大调节系统之间的相互作用;学习、记忆的神经机制和情绪、行为的神经基础;神经细胞培养、生长及神经移植和脑移植。

(7)基础药理学　主要研究内容:分子药理学、细胞药理学、药物代谢学、免疫药理学、老年药理学、分子毒理学,以及中草药活性成分及新的内源性活性物质。

(二)有待揭示的生物医学奥秘

1. 人脑的奥秘

脑科学被称为科学的黑色堡垒,关于脑的结构、功能和作用机制的研究受到极大关注。美国国会通过法案,将 20 世纪 90 年代定为"脑科学 10 年"。发达国家已集中数学、物理、化学、生理、生物、通讯与计算机、心理、语言、信息和医学等多学科的专家,从分子、细胞、突触、回路、系统、行为及认识等各个层次上探索人脑奥秘。

大脑是一个让人迷惑的器官(图 1-35),如生和死、梦境、意识、睡眠和其他更多的东西,都是人类至今也没有解开的谜团。是什么引起做梦? 人为什么要睡觉? 为什么长期失眠能导致精神恍惚、产生幻觉,并最终引起死亡? 大脑丘脑下部的下丘脑视交叉上核或生物钟如何保持身体 24 小时的节奏运转? 人的记忆机制是什么? 人的意识的本质是什么? 以上都是待解答的有关大脑的问题。

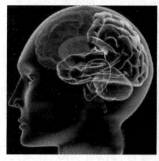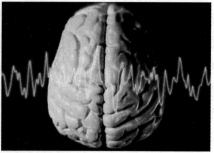

图 1-35　人　脑

科学家预计,在神经网络结构、功能和作用机制,大脑信息接收、传递、处理和存储机制等方面将有所突破。在此基础上,人工智能的研究也将有大的飞跃,将大大提高人类认识、利用、保护自然的能力,并将对人类社会、经济、军事、政治的发展产生重大影响。

2.生命的本质

原始生命体是怎样产生的? 这一直是一个困扰科学界的谜团。近50多年来,科学家们为了解开这个谜,一直在进行"人造生命"的探索。2004年,美国洛克菲勒大学的生物学家A.Libchaber称已制造出一种名为"囊生物反应器"的人工生物。2007年10月6日,J.C.Venter的研究小组用化学物质合成由381个基因、58万个碱基对组成的人造染色体,并将其植入生殖支原体的外壳中,在这些基因的控制下,新细菌能摄食、代谢和繁殖,堪称人类历史上第一个"人造生命"。2008年初,J.C.Venter等宣称,他们已经成功制造一种支原体的基因组,完成人造生物的最关键一步。他们研究的这种支原体拥有485个基因、58万个碱基对,是已知的基因组最小、最简单的生命形态。2010年5月20日,美国科学家宣布世界首例人造生命——完全由人造基因控制的单细胞细菌诞生,命名为"人造儿"。此项"人造儿"研究由美国基因遗传学家J.C.Venter主持,共有20名科学家参与,前后耗时长达10多年,花费约4000万美元。该研究中,J.C.Venter等设计、合成并组装一种丝状支原体的基因组,数字化基因组信息后移植到受体细胞,产生只受合成DNA控制的新细胞。

核酸、蛋白质等生物大分子结构(包括空间结构)、功能、作用机制以及生物大分子人工合成及广泛应用的研究,将使人类对自身从个体发生、发育、生长、分化(疾病)直至衰老死亡的全过程,对疾病机制及其转归规律以及人和自然的关系等方面有更为深刻和本质的认识,从而大大提高人的身体素质和健康水平,预防和控制疾病的能力和手段将有质的飞跃,与环境和谐相处的能力也会大大增强。

3.重大疾病的彻底治愈

随着越来越多的疾病,特别是重大疑难疾病的病因、发病机制、发生、发展、转归的规律在分子、基因水平上及宏观水平上得到阐明,癌症、高血压、糖尿病、痛风、白癜风、乙肝、艾滋病等疾病将最终被完全治愈。

二、医学更加重视整体和复杂系统的研究

著名物理学家霍金曾预言,21世纪将是复杂性的世纪。未来医学研究的发展,必定会更多地应用复杂科学和系统科学的理论方法,突破线性思维和还原分析,建立非线性复杂思维模式,更注重宏观和系统综合。

　　医药生物技术与生物医学工程是发展现代生物医学和卫生保健事业的重要高新技术，需要加强其基础研究与应用开发，发展工业生产配套技术，进一步开发新型的诊断和治疗用试剂、新药、生物制品、生物医学仪器和人造器官等。

　　基因工程、细胞工程、酶工程和发酵工程一起构成生物技术，其产品（蛋白质、多肽、酶、单抗、疫苗和药物）将使医疗保健水平明显提高。生物医学工程研究可用于生产无创伤诊断、治疗和监护的装置（如生物传感器、芯片和计算机）以及与生物体同质的人工器官。重点研究的方向有：基因置换和修饰；基因工程新型载体；转基因动物模型；抗生素基因工程；药用植物基因工程；蛋白质工程；增强重组疫苗抗原性的途径；生产多价疫苗；医学影像技术及图像处理与分析技术；捕捉、提取和记录人体内信息的新技术；制造人工脏器和器官等。

　　随着克隆技术、基因工程、干细胞技术、人体组织工程技术、3D 打印技术等多学科交叉的迅速发展，目前，全世界很多实验室在开展克隆人体器官的研究，可在实验室中培植的人体组织器官有心脏、肝脏、胰腺、乳房、皮肤、骨骼等。其中，由实验室培育的克隆胸骨、克隆血管、克隆皮肤和克隆神经组织正在进入人体实验阶段。2011 年 3 月，美国威克森林大学再生医学研究院安东尼·阿塔拉博士在实验室中成功培育出具有功能活性的人类尿道。阿塔拉博士首先用生物可降解材料制作了一个管状支架，然后将病人的膀胱细胞移植上去，让它们沿着支架生长。研究人员将最终生成的人造器官移植到病人体内，发现它能正常运作排出尿液。

三、自然医学和健康产业快速发展

　　自 20 世纪 80 年代以来，最具代表性且发展比较成熟的医学新流派包括以下几方面：功能性医学，自然医学，抗衰老医学，能量医学以及心理生理医学。这些新的医学流派统称为"自然康复医学"，或称为"泛自然医学"（下述文字中出现的"自然医学"均指"泛自然医学"）。自然医学以分子医学和量子医学为代表，是西方医学的前沿领域，其核心内容是预防和逆转慢性疾病。

　　健康产业被称为"第五波产业革命"，正是全球性健康、医疗危机大背景下催生的产物。民众对于健康的巨大需求促进了健康产业的发展。健康产业主要包括新产品、新药品的研发与使用和健全完善的服务体系的建立。从全球范围来看，2010 年功能性营养素的市场销售额达 1800 亿美元。美国、欧洲和日本市场占全球市场的 86％。近年来，广义的天然营养素的全球市场需求迅速增长。从 1998 年的 260 亿美元，到 2003 年的 2000 亿美元，再发展到 2010 年的 10000 亿美元。

❈ 目标检测 ❈

一、选择题

(一)单项选择题(每个题干对应 4 个选项,只需选择 1 个最佳答案)

1. 苏美尔医学的基础是(　　)

    A. 占星术　　　　B. 钻颅术　　　　C. 体液说　　　　D. 阴阳理论

2. 肝卜在下列哪个国家古代医学中具有重要特征?(　　)

    A. 苏美尔　　　　B. 巴比伦　　　　C. 古印度　　　　D. 中国

3. 认为生命现象不受物理、化学原则支配,而由特有的生命力来维持的学派是(　　)

    A. 化学学派　　　B. 物理学派　　　C. 活力学派　　　D. 万物有灵论

4. 牛痘的最初来源是(　　)

    A. 感染天花的母牛身上提取的脓疱

    B. 母牛血液

    C. 牛排泄物

    D. 正常母牛身上提取的脓疱

5. 青霉素的发现者是(　　)

    A. 弗莱明　　　　B. 钱恩　　　　　C. 弗洛里　　　　D. 艾利希

(二)多项选择题(每个题干对应 4 个选项,考生可选 2～4 个选项)

1. 下列关于早期医学说法正确的是(　　)

    A. 巫医不分

    B. 亚述人和巴比伦人认为肝脏是生命的大本营

    C. 古印度的鼻成形术非常普遍

    D. 古埃及人认为呼吸是生命机能最重要的部分

2. 下列不属于古希腊体液说中的四元素是(　　)

    A. 气　　　　　　B. 土　　　　　　C. 阴　　　　　　D. 阳

3. 中古时期的瘟疫和传染病主要包括(　　)

    A. 鼠疫　　　　　B. 麻风病　　　　C. 梅毒　　　　　D. 艾滋病

4. 被西方推崇的世界三大医学家是(　　)

    A. 维萨里　　　　B. 盖伦　　　　　C. 希波克拉底　　D. 阿维森纳

5. 巴斯德的主要贡献有(　　)

    A. 发明巴氏消毒法　　　　　　　B. 使用隔离法解决蚕病传染问题

    C. 研究炭疽杆菌疫苗　　　　　　D. 研究狂犬病疫苗

二、填空题

1. 最早治疗梅毒的药物是_____。

2. 国际护士节是每年的_____月_____日。

3. 最早应用消毒法的是_____,而将消毒法最早应用到外科手术上的是_____。

4. 高压灭菌的创始人是_____。

5. 1842年,美国人_____将乙醚用于摘除一患者头部囊肿的外科手术。

6. 被誉为"微生物猎手"的科赫主要发现的细菌有_____、_____、_____。

7. 德国的_____建立世界上第一个药理实验室,创立实验药理学,并写出第一本药理学教科书。

8. 被誉为"种痘之父"的是英国化学家_____。

9. 维也纳圣三医院内科主任奥恩布鲁格受通过声音推测桶内酒量的启发,发明了_____。

10. 发表《关于急性疾病发生及其治疗的观察》,被誉为"近代临床医学之父""英国的希波克拉底"的是_____。

11. 1590年,_____制造第一台显微镜,其放大倍数为8～12倍。

12. 29岁的_____撰写第一部人体解剖学教科书《人体的构造》,标志着实验医学的开始。

13. 发表名作《论动物心脏与血液运动的解剖学研究》,正确阐明血液循环机制的是_____。

14. 发表名著《枪伤疗法》,发明血管结扎术,采用金或银制造义齿、假肢、假眼,发明许多科学的医疗器械,并被誉为"近代外科学之父"的是_____。

15. 盖伦在解剖学和生理学上的主要成就是_____、_____、_____、_____。

16. _____是人类所发现的最早的一部法典,也是世界上最早的医学法律。

17. 古印度最早的医学典籍是_____。

18. _____代表古希腊医学的最高成就,被誉为"西方医学之父"。

19. _____是史上第一位产科学家,被誉为"产科学之父"。

20. 巴甫洛夫的重要贡献有_____、_____、_____。

三、简答题

1. 中古时期为什么被称为"医学的黑暗时期"?

2. 简述《希波克拉底誓言》对当今医药学学生遵守职业道德的重要启示和意义。

3. 查阅资料,讨论美国《科学》杂志在2000年以后公布的十大医学突破,谈谈个人的体会。

第二章　化学药物简史

📖➤ **教学目的与要求**

1.了解化学药物发展分期。

2.熟悉神经系统药物、心血管系统药物、解热镇痛抗炎药、抗恶性肿瘤药、抗菌药、降血糖药、性激素类药及避孕药、抗疟药、维生素类药物、海洋药物中典型药物的发现历史。

第一节　化学药物发展分期

一、萌芽时期

1.物质基础

马克思说:"化学工业提供废物利用最显著的例子,它不仅发现新的方法来利用本工业的废料,还利用其他工业的各种各样的废料,例如,把以前几乎毫无用处的煤焦油,变成苯胺紫染料、茜红染料(茜素),近年来甚至把它变成药品。"这些源源不断出现的有机化合物提供潜在的药品原料。其发展过程详见表2-1。

表 2-1　化学药物产生的物质基础

时间	发展	事例
18 世纪	钢铁、冶金工业为代表的机器大工业	产生煤焦油等副产品
19 世纪	纺织工业带动染料工业兴起	从煤焦油中分离出苯、萘、蒽、甲苯、苯胺等化合物。1856 年,英国人 W. H. 帕金(W. H. Parkin)以苯胺为原料合成第一种染料——苯胺紫
		陆续合成水杨酸(1859 年)、氨基比林(1884 年)、非那西丁(1887 年)、乙酰水杨酸(1893 年)等

2.理论基础

伴随着有机物质的提纯、分析及合成,有机化学理论逐步建立,19 世纪中后期，已初步形成一些科学的概念和理论，见表 2-2。

表 2-2   化学药物产生的理论基础

时间	理论
1843 年	同系物
1857 年	原子价
1858 年	碳碳四价相连
1861 年	有机结构
1864 年	同分异构现象
1865 年	苯的环状结构
1874 年	有机分子的三维空间结构

3. 内在条件

天然药物成分的提取、分离和鉴定丰富了传统药物学，使化学药物分化独立的内在条件趋向成熟，见表 2-3。

表 2-3   化学药物产生的内在条件

时间	事例
1769 年	舍勒(C. W. Scheele)发现酒石酸
1776—1786 年	陆续发现有机酸，如尿酸、草酸、乳酸、柠檬酸、苹果酸、五倍子酸等
1805 年	从鸦片中分离出吗啡，并在狗身上使用，证明其麻醉作用
1817 年	从吐根中提得吐根碱
1818 年	卡尔·梅斯内尔(Carl Meissner)提出"生物碱"的概念
1818 年	从番木鳖中得到番木鳖碱
1820 年	从金鸡纳树皮中分离出奎宁和辛可宁
1821 年	从咖啡豆中得到咖啡因
1828 年	从烟草中提取出尼古丁
1832 年	从鸦片中分离出可待因
1856 年	从古柯树叶中得到古柯碱
1871 年	从山道年蒿中得到山道年碱
1885 年	从麻黄中提取出麻黄素和伪麻黄素

二、奠基时期

19 世纪末至 20 世纪初为化学药物的奠基时期，这一时期的内容包括应用领域的开创、基本理论的奠基和基本方法的奠基三个方面，见表 2-4。

表 2-4　化学药物奠基时期的内容

分类	事例	影响
提出假说	1878 年,英国人 J. N. 兰格利(John Newport Langley)研究毛果芸香碱对猫的唾液分泌影响时发现,阿托品可以阻断毛果芸香碱的作用。他提出假说:假定在神经末梢或腺体细胞中存在着一种物质,这种物质既可以与阿托品结合,又能与毛果芸香碱结合,那么该物质一旦与阿托品结合,毛果芸香碱就无法与其结合而发挥作用。 1905 年,英国人 J. N. 兰格利在研究烟碱与箭毒对肌肉的作用时发现,烟碱对肌肉有兴奋作用,而箭毒则阻断这种兴奋作用。由此,他认为这两种药物既不是通过影响神经传导而发挥作用,也不是直接作用于骨骼肌细胞而发挥作用,应该是通过细胞膜上某一专一的作用部位来改变细胞反应,他将这种专一的作用部位称为"接受物质"(receptive substance)。 1908 年,德国人保罗·埃尔利希(Paul Ehrlich)研究抗寄生虫药物的作用时发现,如果将药物的化学结构稍加改变,其抗虫效力就会发生很大变化。具有相同抗寄生虫效力的药物对宿主的毒性差异却很大。抗体对抗原应该具有高度特异性,从这一观念中得到启示,他设想在肌肉或腺体细胞中也应该有特殊的点或面,这样药物就可以与相应的"受体"结合而产生作用。 1926 年,英国人克拉克(Clark)在实验中发现,使蛙心心率减慢 50% 所需的乙酰胆碱,其分子面积只占心室肌表面积的 0.016%。因而他认为像乙酰胆碱这样的药物,并非作用于心肌细胞所有部分,而是有可能只作用于某一特定部位,即"受体",并认为受体只有与药物结合,才能被激活并产生生物效应,而效应的强度与被占领的受体数目成正比,当受体全部被占领时,出现最大效应。 1893 年到 1909 年,英国人 C. S. 谢灵顿(Charles Scott Sherrington)及其同事在神经元学说的基础上,提出"突触"这一概念,用以描述一个神经元与另一个神经元之间的接触部位,并认为正是在这个部位,神经元与神经元才能进行信息沟通。同时,他们发现交互神经支配是一种协作形式,抑制运动的脊髓反射与许多兴奋运动的脊髓反射常常同时发生,当一群运动神经元兴奋时,另一群运动神经元则产生抑制,从而形成交互神经支配,这种交互神经支配的理论后来被称为"谢灵顿定律"	受体和受体占领学说促进了药效机制和药物设计的研究。神经递质、受体、受体激动药、受体阻断药要发挥作用,需要一个场所,这就是突触
苯胺类	1878 年,美国人 H. N. 莫尔斯(Harmon Northrop Morse)合成对乙酰氨基酚。 1893 年,德国人 J. 梅林(Joseph von Mering)认为其能产生高铁血红蛋白血症。 1947 年,大卫·莱斯特(David Lester)和列昂·格林伯格(Leon Greenberg)证明其没有该副作用。 1950 年,进入美国市场。 1959 年,成为非处方药。 1980 年,销量超过阿司匹林	认为药理作用是由酚基、氨基等特殊基团决定的
	1886 年,马塞尔·宁基(Marceli Nencki)合成水杨酸苯酯,用于肠道消毒和解热	
	1887 年,H. N. 莫尔斯合成非那西丁,用于解热	
	1909 年,保罗·埃尔利希合成砷凡纳明(606),用于治疗梅毒	

续表

分类	事例	影响
托品烷类	1856年，从南美洲古柯树叶中提取出可卡因	产生药物构效关系理论
	1878年，发现可卡因具有局麻作用，1884年被用于眼科手术	
	1865年，德国人W. C.洛逊（Wilhelm Clemens Lossen）将可卡因水解，得到三种成分：爱康宁（托品环）、苯甲酸和甲醇。后经分析，这三种成分均不具有麻醉作用，因此推论，麻醉作用与原结构中的酯键有密切关系	
	1890年，爱德华·里策特（Edward Ritsert）合成对氨基苯甲酸乙酯（苯佐卡因），发现其有麻醉作用	
	1897年，哈里斯（Harris）合成优卡因（带有托品环的芳香酸酯），发现其麻醉作用优于可卡因	
	1904年，他在芳香酸酯基团上引入二氨基，合成局麻药普鲁卡因	
莨菪醇	1902年，德国人R. M.维尔斯泰特（Richard Martin Willstätter）用单环分子，通过二十多个步骤合成莨菪醇	合成方法的多元化
托品酮	1917年，英国人罗伯特·罗宾逊（Robert Robinson）用丙酮二羧酸、丁二醛和甲胺一步合成托品酮	
喜树碱	1882年，德国人保罗·弗里特兰德（Paul Friedländer）用喹啉合成法合成喜树碱	
罂粟碱	1909年，瑞士人皮克特（Amé Pictet）用异喹啉合成法合成罂粟碱	

三、发展时期

20世纪以后，化学药物发展时期的支撑包括构效理论、测定技术和合成技术等，见表2-5。

表2-5　化学药物发展时期的内容

支撑	事例	影响
构效理论	20世纪30年代后，磺胺药、维生素、生物碱、抗生素等强活性药物出现，构效关系理论应用于抗疟药、非甾体抗炎药、抗组胺药、抗精神药物等的研究	构效关系理论深入立体结构的层次，科学家认识到分子的空间排列及距离、几何构型、光学构型、电子等排等与药理作用有关
	20世纪50年代后，出现抗癌药、抗代谢药、受体拮抗剂等药物	构效关系理论深入药物如何到达作用部位并与受体相互作用的分子生物学水平
测定技术	20世纪20—30年代，化学家成功地测定奎宁（1925年）、维生素C（1928年）、维生素B_2（1932年）、甾体骨架（1932年）、维生素B（1934年）、维生素A（1937年）等的化学结构	光谱分析、电化学分析、色谱分析、结构测定、核磁共振、X射线等技术增加化学药物结构测定的有效性、系统性和准确性
	20世纪40—50年代，已能测定具有复杂立体构型的药物结构，如番木鳖碱（1948年）、青霉素（1948年）、利血平（1954年）、维生素B_{12}（1956年）等	
	20世纪60年代后，已基本阐明胰岛素（1969年）等蛋白质药物的化学结构	

支撑	事例	影响
合成技术	1932 年,德国法本公司拜耳实验室的约瑟夫·克莱尔(Josef Klarer)和弗里茨·米奇(Fritz Mietzsch)合成红色染料百浪多息,格哈德·多马克(Gerhard Domagk)发现其有多种抗菌作用	药理学家伍德斯(Woods)与菲尔德斯(Fildes)证实,磺胺药的作用机理是对氨基苯磺酰胺母核的化学结构与细菌代谢物对氨基苯甲酸有类似结构,产生拮抗机制
	1938—1945 年,发现 1000 多种磺胺类药物	
	1928 年,英国人亚历山大·弗莱明(Alexander Fleming)发现青霉素的抑菌作用。 1940 年,英国人霍华德·弗洛里(Howard Florey)与 E. B. 钱恩(Ernst Boris Chain)得到青霉素结晶。 1941 年,成功进行青霉素临床试验。 1943 年,工业合成生产青霉素	从微生物中提取抗生素的困难,促进抗生素化学合成的研究
	1942 年,美国人 S. A. 瓦克斯曼(Selman Abraham Waksman)从链霉菌中分离出链霉素,为治疗结核病创造条件	
	1943—1953 年,有 3000 多种抗生素通过土壤普查被筛选出来,常用的有土霉素、氯霉素、金霉素等	
	20 世纪 30 年代以前,甾体激素被发现,主要提取于动物脏器及分泌物,含量很少。如从 15000 L 尿中只能分离出 15 mg 雄甾酮,从 5 万头猪的卵巢中才能提取出 20 mg 孕酮	从动物脏器中提取甾体激素的困难,促进了甾体激素化学合成的研究
	1935 年,第一个甾体激素睾酮由瑞士人拉沃斯拉夫·鲁日奇卡(Leopold Ružička)由胆甾醇合成。几年后,他又合成了甲睾酮	
	后来发现,羊毛脂中的胆甾醇、胆汁酸中的胆酸、大豆中的豆甾醇、百合科和薯蓣科植物中的皂苷元等都是合成甾体激素的原料	
	1939 年,美国人 R. E. 马克(Russell Earl Marker)从植物菝葜中提取出皂苷元,可将其轻松转化为孕酮,再将其转化为睾酮和雌酮。 1944 年,R. E. 马克又发现薯蓣皂苷元可用于合成可的松	
	20 世纪 50 年代,用萘酚、醌类等小分子原料可以全合成出甾体骨架。 20 世纪 70 年代,美国、法国用此法合成的甾体物质达 300 吨	
	1944 年,美国人 E. C. 肯德尔(Edward Calvin Kendall)等发现肾上腺皮质激素(可的松类药物)的结构和生理作用。 1949 年,美国人 P. S. 亨奇(Philip Showalter Hench)发现可的松治疗风湿性关节炎的奇妙效果。当时,可的松以胆酸为原料合成制得,由于胆酸资源少、得率低、价格贵,故每千克药物达 20 万美元	
	1952 年,彼得森(Dury Peterson)和默里(Herb Murray)利用少根根霉菌(Rhizopus arrhizus)生物转化顺利地在 C-11 位上引入一个氧原子合成孕酮,其专属性、反应速度大大超过化学合成方法	生物合成技术成为药物合成的补充
	1973 年,全世界甾体的产量达 1500 吨	

第二节　化学药物简史

一、神经系统药物

神经系统分中枢神经系统和外周神经系统两大部分。中枢神经系统药物是能够影响大脑和脊髓的功能并且能够缓解或治疗中枢神经系统疾病的药物,主要包括全身麻醉药、镇静催眠药、抗癫痫药、精神障碍治疗药、镇痛药和神经退行性疾病治疗药等。外周神经系统是神经系统的外围部分,一端与中枢神经系统的脑或脊髓相连,另一端通过各种末梢装置与机体外周器官和组织相联系,主要包括肾上腺素能神经系统激动药和阻断药、胆碱能系统激动药和阻断药、局部麻醉药等。

1.麻醉药

麻醉药是指能使整个机体或机体局部暂时、可逆性失去知觉及痛觉的药物;根据其作用范围可分为全身麻醉药和局部麻醉药,根据其作用特点和给药方式不同,又可分为吸入麻醉药和静脉麻醉药。

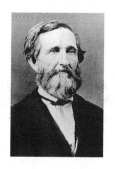
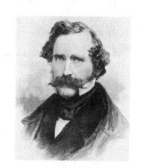

图 2-1　C. W. 朗　　　　　图 2-2　W. T. 莫顿及其发明的乙醚麻醉装置

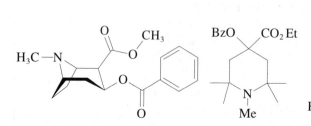
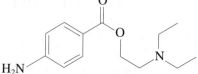

图 2-3　可卡因　　　　图 2-4　α-优卡因　　　　图 2-5　普鲁卡因

表 2-6　麻醉药

麻醉方法	事例
毒酒	公元前 5 世纪,扁鹊使病人饮毒酒,"迷死三日,剖胃探心,然后投以神药,既悟如初"
烈酒	在 18 世纪中叶的欧洲,服用大量的烈性酒是能够减轻手术痛苦的办法之一
针灸	公元前 386 年,扁鹊即曾用砭石治疗疼痛,切开痈肿,抢救生命垂危的病人
中药	公元 200 年,《后汉书·华佗传》记载,用酒服麻沸散麻醉病人,进行剖腹手术后再缝合。麻沸散主要由中药曼陀罗、乌头、大麻、闹羊花(羊踯躅)、附子等组成。 公元 652 年,孙思邈所著《备急千金药方》与公元 752 年王焘所著《外台秘要》中都提到大麻可用于镇痛。 1337 年,危亦林所著《世医得效方》与 1381 年朱橚所著《普济方》均载有草乌散。 1578 年,李时珍在《本草纲目》中介绍了洋金花的麻醉作用。 1642 年,张景岳的《资蒙医经》即有蒙汗药的记载,其成分为川乌、草乌、闹羊花、乳香、没药等。 1662 年,王肯堂所著《诊治准绳》与 1773 年祁坤所著《外科大成》也记载了由草乌、川乌、天南星、蟾酥等药组成的开刀药方。 明清时期,医学文献中有关于中草药用于麻醉的记载,其中叙述较多的是洋金花。 1805 年,日本人华冈青州应用曼陀罗、生草乌、白芷、全当归、川芎、炒南星等作为麻醉药,施行乳房肿瘤、痔瘘等手术。华冈青州将其麻醉药称为麻沸汤,以表示与华佗的麻沸散有密切关系
催眠	1775 年,德国人麦斯麦(Franz Mesmer)博士创立"动物磁性说",即后来的"催眠"。英国人詹姆斯·布雷德(James Braid)让患者的眼睛一动不动地注视一个发光的物体,诱导催眠,后被誉为"现代催眠之父"。 1821 年,法国人利贝尔特(Ambrose Liebeault)、让—马丁·沙可(Jean-Martin Charcot)和里歇(Charles Richet)在法国第一次利用催眠进行无痛外科手术。 1791—1868 年,英国人约翰·埃利奥特森(John Elliotson)利用催眠开展 1834 例外科手术。英国人詹姆斯·布雷德将催眠的英文名称正式更改为 HYPNOSIS。 1845—1853 年,在印度,英国人艾斯达(James Esdail)在病人被催眠并无痛觉的情况下进行了 2000 例手术,甚至包括截肢。 1925—1947 年,美国牙医诊所开始采用催眠法。 1962 年,美国印第安纳波利斯的医生在催眠状态下进行了一例大脑手术
N_2O	1844 年,霍勒斯·威尔士(Horace Wells)在美国哈特福德市首次使用 N_2O 麻醉进行牙科手术,后来 N_2O 麻醉被普遍使用
乙醚	1842 年,美国人 C. W. 朗(Crawford Williamson Long)(图 2-1)首次使用乙醚消除手术中病人的疼痛。他的记录中有这样的话:"J. M. 维纳布尔(James M. Venable),1842 年,使用乙醚摘除肿瘤,2 美元。" 1846 年,美国人 W. T. 莫顿(William Thomas Morton)(图 2-2)使用乙醚麻醉进行拔牙手术,后来这则消息刊登在《波士顿日报》上。接着,马萨诸塞州综合医院允许莫顿在这所医院使用乙醚。 1846 年,W. T. 莫顿举行乙醚麻醉切除颈部肿瘤的手术表演。W. T. 莫顿被认为是临床麻醉第一杰出人物,乙醚麻醉的成功标志着近代麻醉史的开端。莫顿发明的乙醚麻醉装置如图 2-2 所示。 1846 年,英国人詹姆斯·辛普森(James Simpson)因乙醚持久强烈的气味及引起的对支气管的刺激而感到不满意。经过实验,他采用了一种新的麻醉剂——氯仿。 1849 年,C. W. 朗使用乙醚作为麻醉剂进行截肢和分娩手术

续表

麻醉方法	事例
乙烯及其衍生物	1849 年,托马斯·南尼莱(Thomas Nunnely)发现乙烯具有麻醉作用。 1908 年,石竹种植人向美国人威廉姆·克罗克(William Crocker)和李·奈特(Lee Knight)咨询:他种植的石竹放在温室里时,盛开的花很快就闭上了,未开放的花蕾不再开放,经济损失很严重,请两位教授帮助找出问题的所在。经过多方研究,他们发现温室里照明用的燃气中含有的乙烯是罪魁祸首。克罗克和奈特的同事想:既然乙烯对植物有毒性,是不是对人也有毒害? 于是他们把动物放在含有 4% 体积的乙烯照明燃气中,结果这些动物都被麻醉了。 1930 年,美国人伦道夫·梅杰(Randolph Major)合成乙烯基乙醚并用于临床手术
氟烷类	1953 年,美国俄亥俄医药产品实验室合成氟乙烯醚,并发现其麻醉作用较强,1956 年进行临床实验,但因易燃而被淘汰。 1953 年,英国人詹姆斯·弗格森(James Ferguson)合成氟烷,并证明它能产生麻醉作用,对循环系统、呼吸系统没有什么副作用,病人苏醒后也大都没有恶心的感觉
冷冻麻醉	1812 年,拿破仑在莫斯科溃败,其首席外科医生发现在 $-30 \sim -20\ ^{\circ}\mathrm{C}$ 下做截肢手术,伤员的疼痛感会减轻许多,手术后恢复得也比较快。这实际上就是冷冻麻醉下的手术。 1848 年,英国人詹姆斯·阿诺特(James Arnott)模仿上述做法,将装有碎冰盐的猪膀胱放在皮肤上,用以缓解切开皮肤时产生的疼痛
可卡因、优卡因、普鲁卡因	19 世纪中叶,古柯树叶传入欧洲。 1882 年,卡尔·科勒(Carl Koller)决定寻找能适用于眼科的局部麻醉剂。 1884 年,卡尔·科勒的一位好友 S. 弗瑞德(Sigmund Freud)要求他帮助解决为什么玻利维亚、智利等国的印第安人咀嚼古柯树的叶子可以解除疲劳的问题。弗瑞德的一位同事说,可卡因使他的舌头麻木。卡尔·科勒证明其可以作为眼科麻醉药。 1884 年,在海德堡举行的眼科会议上,卡尔·科勒的研究成果被公布,文章受到与会者的极大欢迎。1 个月之内可卡因便在全欧洲乃至美国普遍使用。 1860 年,阿尔伯特·尼曼(Albert Niemann)首先从古柯叶中提取一种白色的生物碱(可卡因)(图 2-3),品尝之后发现它可以引起口舌麻木,几乎没有味觉了。 1892 年,慕尼黑大学阿尔伯特·艾因霍恩(Albert Einhorn)推测可卡因的化学结构。 1896 年,柏林大学乔治·莫林(George Merling)推测可卡因结构中的 2 个环对局部麻醉作用非必需。通过设计将五元环打开,保留六元环,合成 α-优卡因(图 2-4)和 β-优卡因,二者具有很强的麻醉作用,但因麻醉眼睛时有烧灼感而被淘汰。 1900 年,德国人海因里希·布劳恩(Heinrich Braun)读到一篇文章,文中提到将肾上腺的提取物应用于局部时,可以使局部的血管收缩。他用肾上腺提取物与可卡因混合注射到自己的手臂上,发现不但其麻醉作用加强,而且麻醉持续时间也延长。 1905 年,阿尔伯特·艾因霍恩合成普鲁卡因(图 2-5),次年海因里希·布劳恩将其应用于临床

➡️ 知识链接

笑气晚会

英国的托马斯·贝多斯(Thomas Beddoes)提出吸入各种气体对于治疗各种疾病,尤其是肺部的疾病有好处。1794 年,托马斯·贝多斯建立气体力学研究所,汉弗莱·戴维(Humphrey Davy)被第一个录用。汉弗莱·戴维学习制备和使用各种气体,很快就掌握由硝酸铵蒸馏制备各种

不同纯度的 N_2O 的技术。1800 年,他完成题目为《主要涉及 N_2O 和呼吸的化学和哲学研究》的论文。论文的第三部分是吸入 N_2O 对各种动物的效用和对血液的作用。汉弗莱•戴维注意到动物在 N_2O 中会失去知觉,但可以恢复。他在论文中描述用一只健壮的猫做实验的详细过程:"5 分钟后,很难感觉到它的脉搏,它不动了,似乎完全失去了知觉。5 分钟后它被从容器中取出,几秒钟后它开始动了并做深吸气,5 分钟后试图抬它的腿,8~9 分钟后能走动……大约半个小时后完全恢复了。"这是吸入麻醉药可以很快恢复知觉的极好描述。他又做了 O_2 与 N_2O 混合气体对动物的作用实验,为以后使用吸入性麻醉药要与氧气混合提供了实验依据。他在论文的最后一部分描述自己和同事使用 N_2O 后的感觉。"在我完全耗尽肺中的空气后,我从气体容器中吸入纯的 N_2O,立即产生欣快的感觉……","在实验中期,欣快感达到高潮,然后逐渐消失,肌肉上的压力感觉也消失了,不再有感觉……同时自控的能力完全被摧毁,因此我张着口的嘴唇逐渐垂落下来"。汉弗莱•戴维的同事使用 N_2O 的感觉是:"它首先使我感到眩晕,同时我的手和脚感到刺痛,我好像失去了自身的重量,好像沉到了地下,然后感到无力,不想活动,甚至连呼吸都不能进行……逐渐昏迷和神志不清,气体袋从我的手中落地。"这些都是 N_2O 能产生麻醉作用的很好描述。汉弗莱•戴维在论文的最后写道:"N_2O 可以毁掉身体的痛觉,它应用于非大量流血的外科手术过程可能是有好处的。"

当美国人知道了 N_2O 能使人欣快,甚至能引起难以控制的狂笑时,就将它当作一种寻欢作乐的物品。N_2O 被命名以"笑气"并广泛流传。在美国的一些乡村和小镇里,经常出现一些杂耍艺人,他们推着装有笑气袋的小车,一村一镇地巡回演出。艺人吸入笑气以后引起兴奋和狂笑等各种各样的怪状,吸引大量的观众,因此得到不少的酬金。美国的大学生、医学生和一些有身份的青年男女,别出心裁地组织"笑气晚会"。参加晚会的人都吸入笑气,然后大笑,如醉如痴,从中得到欢乐,使"笑气晚会"成为"笑的晚会""狂欢晚会"。这种做法在美国曾一度流行,有的地方还成立了"笑气协会",负责筹办"笑气晚会"和"笑气讲演"。

1844 年 12 月 10 日,美国 29 岁的牙科医生霍勒斯•威尔士和他的妻子一同到康奈狄卡州的哈特福德去看一次舞台表演,那次表演主要是介绍笑气的制造,同时让参加者也享受一下这种娱乐。表演者吸入笑气后,很快就变得狂躁并跳下舞台,在表演厅里追逐一名男子,结果不慎摔倒在一张椅子上,胫部上划了一个很深的口子。通常受这种伤是很痛的,但霍勒斯•威尔士注意到表演者若无其事,丝毫没有疼痛和不舒服的表情。霍勒斯•威尔士上前去和他谈话,问他是否很疼,他却回答说一点也不疼。霍勒斯•威尔士就想到,笑气也许能应用于牙科止痛。

氯仿晚会

氯仿用作麻醉剂几乎应用了一个世纪。在战争年代,因为怕乙醚引起火灾而改用不燃烧的氯仿。英国爱丁堡的妇产科教授詹姆斯•辛普森,为了减少产妇的痛苦而打算寻找一种安全的麻醉药物。在1847年11月的一个晚上,詹姆斯•辛普森邀请他的朋友和邻居偕夫人参加他和两名助手准备的试验某些液体的晚会。刚开始试了几种都没有明显的作用,后来轮到试验氯仿($CHCl_3$)。首先氯仿的香甜气味让晚会的参加者喜欢,接着感觉眼睛发亮,欣快而健谈,晚会变得很热烈,可以听到各种奇谈妙论,声音越来越大,但过一会儿就变得安静了,然后大家就都倒下了。辛普森醒过来后的第一个念头就是:"它比乙醚的作用强得多。"闻过氯仿后的欣快感和如醉如痴的感觉,使不少人都愿意使用氯仿。消息传开,很多人都效仿,晚上邀一些人在一起闻氯仿,这就是所谓的"氯仿晚会"。

2. 镇静催眠药

镇静催眠药是指能够引起镇静和近似生理睡眠的药物。小剂量产生镇静作用,稍大剂量可产生催眠作用,较大剂量可发挥抗癫痫和抗惊厥等作用。

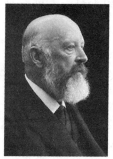

图 2-6　A. 贝耶尔 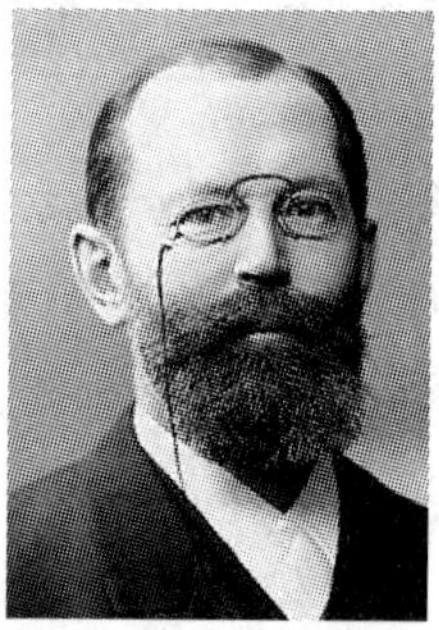　　图 2-7　H. E. 费歇尔 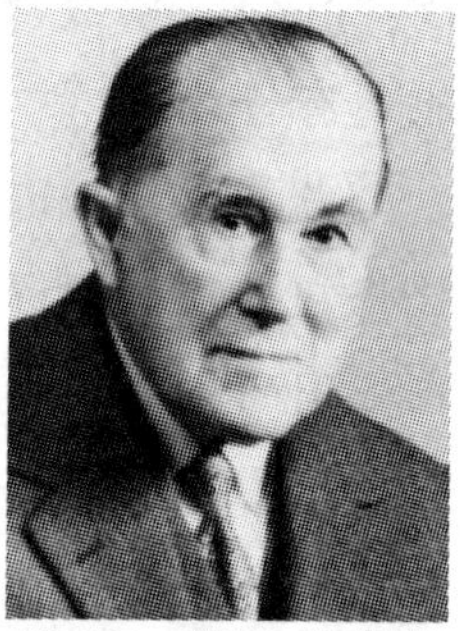　　图 2-8　保罗•卡朋特

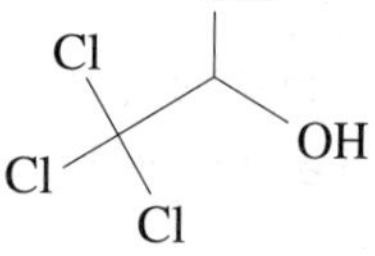

图 2-9　水合氯醛 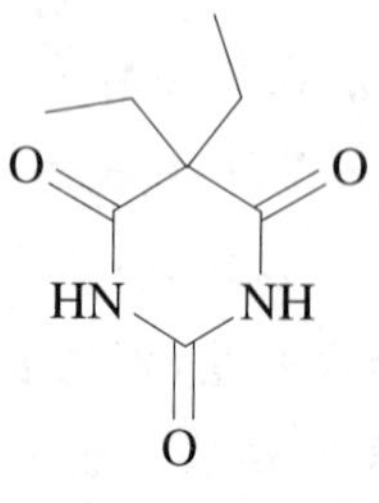　图 2-10　巴比妥 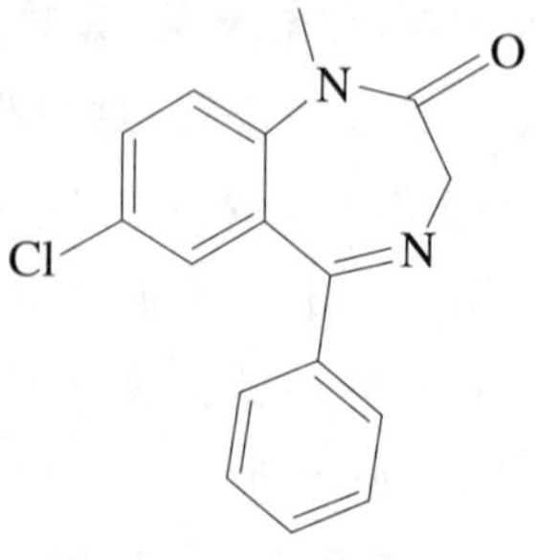　　图 2-11　地西泮 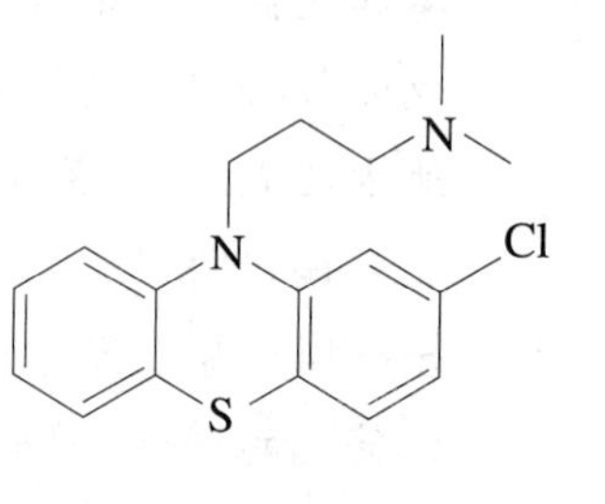　　图 2-12　氯丙嗪

表 2-7 镇静催眠药

镇静催眠药	事例
水合氯醛	1832 年,德国人 J. F. 李比希(Justus Freiherr von Liebig)用乙醇和氯合成水合氯醛(图 2-9)。 1869 年,德国人 M. E. O. 利布莱希(Matthias Eugen Oscar Liebreich)将其作为安眠药在柏林夏里特医院精神病科进行试验,试验对象是精神病和谵妄症病患者。 水合氯醛在机体中可形成产生睡眠作用的三氯乙醇
巴比妥类	1864 年,德国人 A. 贝耶尔(Adolf von Baeyer)(图 2-6)需要大量纯净的尿用来做研究,其女友芭芭拉(Barbara)多次提供尿液供研究。为感谢女友支持,A. 贝耶尔将从尿液中提取出来的一种白色结晶取名为"巴比妥酸"(barbituric acid),这是由巴巴拉(Barbara)和脲(urea)组成的新词。 1903 年,德国人 H. E. 费歇尔(Hermann Emil Fischer)(图 2-7)合成巴比妥,J. 梅林得到第一个商用巴比妥盐镇静剂——巴比妥(图 2-10),其具有镇静作用,冠以商品名"Veronal(佛罗那)"
苯二氮卓类	1955 年,莱奥·施特恩巴赫(Leo Sternbach)发现利眠宁(氯氮卓),后来由罗氏(Hoffmann-La Roche)公司制备,提高了 γ-氨基丁酸和 γ-氨基丁酸受体的作用,产生镇静、催眠、抗焦虑、抗惊厥和肌肉松弛性能。在拉丁语中,Librium(利眠宁)是"获得自由"的意思。 1960 年,罗氏公司合成的第二个苯二氮卓类药物安定(地西泮)(图 2-11)进入市场,其疗效比利眠宁高 2.5 倍,1969—1982 年销售 23 亿片。安定(Valium)的拉丁语意为"健康强壮"。 1970 年,三唑仑获专利授权。 1982 年,美国普强(Upjohn)公司推出酣乐欣(三唑仑),用于急性失眠和睡眠节律障碍的短期治疗,能使人昏睡 1~2 小时,避免早餐嗜睡。 1990 年,美国共开出 700 万份以上的苯二氮卓类药方
氨基甲酸酯类	1950 年,F. M. 伯杰(Frank Milan Berger)和 B. J. 路德维格(Bernard John Ludwig)在英国合成眠尔通/安宁(甲丙氨酯)。 1955 年,眠尔通进入美国市场,成为第一个"重磅炸弹"级精神药。 1957 年,美国共开出 3600 万份眠尔通处方,总计 10 亿片,占医疗处方量的 1/3
人工冬眠合剂	1933 年,法国罗纳—普朗克(Rhône-Poulenc)公司开始寻找新的抗组胺药。 1947 年,该公司合成异丙嗪和其他吩噻嗪类化合物。 1948 年,法国人彼埃尔·哈格纳德(Pierrey Huguenard)用异丙嗪和哌替啶作为鸡尾酒诱导手术患者松弛和安静。亨利·拉波希特(Henry Laborit)相信其能稳定中枢神经系统,造成"人工冬眠",并称这种状态为"无麻醉镇静"。 1950 年,保罗·卡朋特(Paul Charpentier)(图 2-8)合成氯丙嗪(图 2-12)。 1951 年,亨利·拉波希特在法国军医院证明氯丙嗪具有镇静和降低体温的作用,然后决定配制由 25 mg 异丙嗪、25 mg 氯丙嗪和 50 mg 哌替啶组成的"解痉鸡尾酒"。这种鸡尾酒可以用来做术前准备或人工冬眠,人工冬眠可以治疗极度疲惫状态症和精神疾病

3. 抗癫痫药

癫痫发作时表现为大脑局部病灶神经元突发性的异常高频放电并向周围组织扩散,出现短暂的大脑功能失调,伴有运动、意识和自主神经功能异常,可伴有脑电图改变。有关癫痫的记载最早见于公元前 2000 多年的古巴比伦书籍中。古代人们认为癫痫是由魔鬼缠身所致,人们用河马、海龟血驱鬼辟邪,后来试图用灌肠导泻等方法治疗。公元前 4 世纪,希腊医生希波克拉底提出脑功能异常可导致癫痫发作,但该观点未被人们接受。

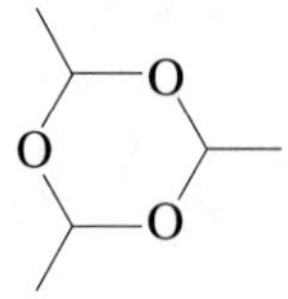

图 2-13　三聚乙醛

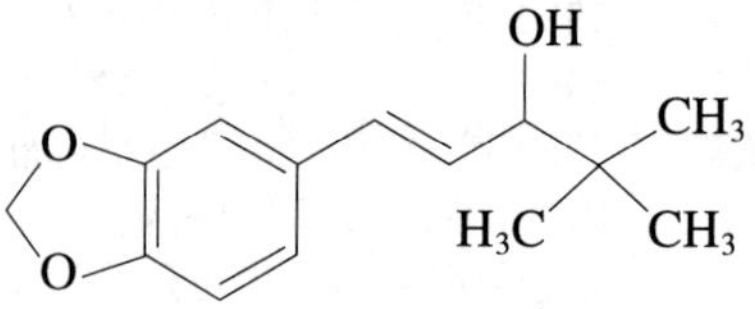

图 2-14　二氧苯庚醇

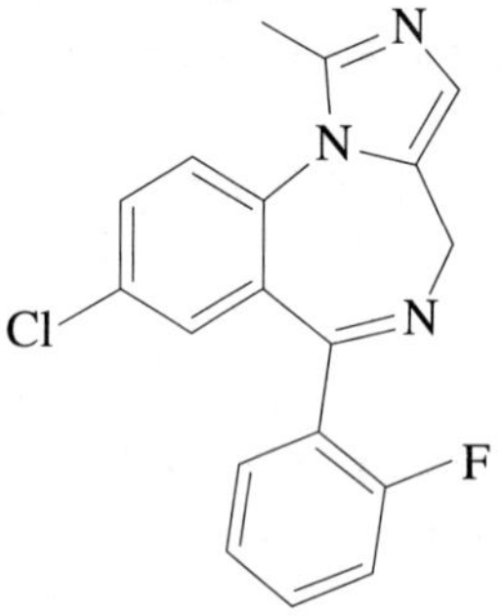

图 2-15　咪达唑仑

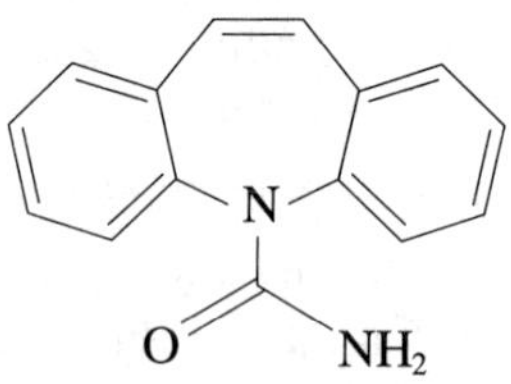

图 2-16　卡马西平

表 2-8　抗癫痫药

抗癫痫药	事例
三聚乙醛	1835 年,德国人 J. F. 李比希根据有乙酸气味产生和颜色等观察到三聚乙醛的存在。 1838 年,J. F. 李比希的学生赫尔曼·斐林(Hermann Fehling)公布三聚乙醛的分子式。 1848 年,德国人 V. H. 魏登布希(Valentin Hermann Weidenbusch)合成三聚乙醛(图 2-13)。 1882 年,意大利医师文森佐·切尔贝罗(Vincenzo Cervello)发现三聚乙醛具有抗惊厥、镇静和催眠作用。后用于癫痫持续状态的治疗
二氧苯庚醇	2001 年,欧洲药品管理局批准二氧苯庚醇(图 2-14)用于治疗婴儿肌阵挛性癫痫
溴化钾	1857 年,英国医生查尔斯·洛科克(Charles Locock)在英国皇家医学和外科学学术会议上指出溴化钾具有抗惊厥作用。在苯巴比妥被发现前,溴化钾是当时控制癫痫发作的唯一用药。每个病人每天要吃几克溴化钾,每年一个专科医院的用量可达几吨。 1975 年,由于溴化钾具有慢性毒性,后被全面禁止
巴比妥类	1864 年,德国人 A. 贝耶尔通过浓缩尿素与丙二酸乙酯合成巴比妥酸。 1902 年,德国人 H. E. 费歇尔和 J. 梅林首先合成巴比妥。 1903 年,德国科学家发现巴比妥能使狗入睡。 1904 年,拜耳药业根据意大利维罗纳(Verona)市名将巴比妥命名为"Veronal(佛罗拿)",后由先灵葆雅公司作为药物推向市场。 1904 年,H. E. 费歇尔合成苯巴比妥。 1912 年,苯巴比妥被发现具有镇静、催眠作用。德国人艾尔弗雷德·豪普特曼(Alfred Hauptmann)发现其有抗惊厥作用
氯巴占	1969 年,氯巴占在意大利米兰马斯特雷迪(Maestretti)实验室被首次发现,后用于癫痫治疗

抗癫痫药	事例
地西泮	1960年,由美国罗氏公司莱奥·施特恩巴赫研制的地西泮被批准应用于临床。 1963年,地西泮成为流行药物,其销售量超过利眠宁的2.5倍,使罗氏成为制药巨头。 1978年,地西泮在美国的销售量达到高峰,共计23亿片。
咪达唑仑	1975年,咪达唑仑(图2-15)由罗氏公司沃尔泽(Walser)和弗赖尔(Fryer)合成。 由于其具有水溶性,故导致血栓性静脉炎的可能性较小。 1990年,该药用于癫痫持续状态的治疗
卡马西平	1953年,卡马西平(图2-16)由瑞士诺华公司的前身嘉基公司沃尔特·辛德勒(Walter Schindler)研制成功。 1963年,该药第一次作为治疗癫痫和三叉神经痛药物在瑞士销售。 1971年,武崎(Takezaki)和花冈(Hanaoka)用卡马西平治疗锂盐无效的躁狂症

4. 精神障碍治疗药

精神障碍是以情感活动障碍为特征的一类疾病,表现为知觉、思维、智能、情感、意志和行为等方面的异常,包括精神分裂症和心境障碍(分为抑郁、双相障碍和躁狂症)。据报道,我国精神疾病发病率已高达17.5%,其中重性精神障碍发病率高达1%。

患精神障碍的历史名人较多。德国著名诗人J.C.F.荷尔德林(Johann Christian Friedrich Hölderlin)是精神分裂症患者,其病情在30岁后暴发。《夜歌》和《赞美诗》均显示其患有极为明显的精神分裂症和精神障碍。美国作家E.M.海明威(Ernest Miller Hemingway)身患严重的躁狂抑郁障碍,一会儿兴高采烈,一会儿垂头丧气。据美国精神病科医生报告,他不得不多次接受电休克治疗,最终死于自杀。

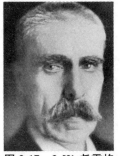
图2-17 J.W.尧雷格

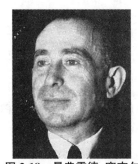
图2-18 曼弗雷德·塞克尔

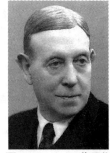
图2-19 A.E.莫尼斯

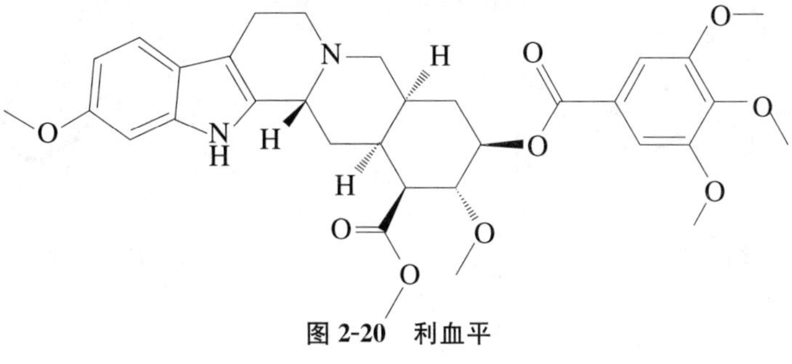

图2-20 利血平

图 2-21　氟哌啶醇

图 2-22　异烟酰异丙肼

图 2-23　丙咪嗪

图 2-24　氟西汀

图 2-25　二乙基麦角酰胺

图 2-26　麻黄碱(两种构型)

图 2-27　吗啡

图 2-28　海洛因

表 2-9　精神障碍治疗药

治疗手段或药物	事例
解郁、温胆、疏肝、安神中药	公元前 26 世纪到公元前 770 年:中国甲骨文记载精神疾病为"心疾"或"首疾"。 东汉时期:《金匮要略》记载奔豚气、梅核气、脏躁与精神疾病有关,主要治疗原则是开郁降逆化痰。古方引申到现在以百合地黄汤治疗各种抑郁,以酸枣仁抗焦虑。 隋唐时期:孙思邈《千金药方》中有温胆汤,此药方可以治疗失眠和胆怯易惊等证。 宋金元时期:陈无择《三因方》中"夫三阳并三阴,则阳虚而阴实,故癫"是对癫证发病机制的描述;"三阴并三阳,则阴虚而阳实,故狂"是解释狂证如何发病的。宋代《和剂局方》中的逍遥散在现今的精神类疾病治疗中应用广泛。朱震亨的越鞠丸在临床中治疗抑郁症应用广泛。其他还有远志丸(散)、酸枣仁汤(丸)、获神汤(丸)、人参散(丸)等。 明清时期:在治疗癫狂的方剂中,有著名医家王清任的"癫狂梦醒汤",《景岳全书》中的七福饮、柴胡疏肝散等
发烧疗法	19 世纪和 20 世纪初期,精神病医院接纳的大部分精神病人都是具有晚期神经梅毒性精神症状的人。这些病人在患有某种疾病引发急性发烧后精神症状有了明显好转。 1917 年,奥地利人 J. W. 尧雷格(Julius Wagner-Jauregg)(图 2-17)引入疟疾疗法。将带有疟原虫的血液肌肉注射给 9 个由淋病感染引起精神错乱的病人,后期加以奎宁抗疟
催眠疗法	20 世纪 20 年代,英、法和苏联医生用催眠药治疗精神病人,使其处于安静状态
癫痫疗法	匈牙利人 L. 麦杜那氏(Ladislaus von Meduna)基于对癫痫和精神分裂症病人大脑解剖的观察,认为癫痫病人不会得精神分裂症。 1934 年,L. 麦杜那氏开始应用从月桂中提取的米特拉唑来治疗精神分裂症,后期发现其治疗抑郁的效果更显著
休克疗法	1933 年,奥地利人曼弗雷德·塞克尔(Manfred Sakel)(图 2-18)医生引入休克疗法,即通过给精神病人服用过量胰岛素,降低血糖,引发昏迷,来治疗精神分裂症。该疗法是精神病学上的一个突破,人类第一次看到精神病治愈的希望。 1938 年,意大利人切莱蒂(Ugo Cerletti)和比尼(Lucio Bini)参观罗马屠宰场时看到,先在猪头脑两侧安上电极,用电休克法将其电晕后再把舌头割下来。回来后,他们开始用狗做大量实验,后来用该技术治疗抑郁症和精神分裂症。现在电休克疗法主要用于治疗对化学药物有排斥的抑郁症或精神分裂症
冰锥钻孔疗法	20 世纪 20 年代,西方的一些医疗中心采用手术的方法治疗精神病,理由是病变的器官可导致精神病。 1938 年,葡萄牙人 A. E. 莫尼斯(António Egas Moniz)(图 2-19)创立大脑血管造影术。后期,他用一根灌有酒精的长注射针头插入头骨钻孔,深入人脑部,然后用一把特制的刀片切除脑额叶,用于治疗精神病人。 1945 年,美国人沃尔特·弗里曼(Walter Freeman)在死尸上做了跨眼眶脑额叶切除术,在位于眼后部的眼眶骨(眼窝)背面钻孔。所用器具是从厨房抽屉里找到的冰锥改造而成的。 1949 年,A. E. 莫尼斯因首创前脑额叶切除术而获诺贝尔奖。 1955 年,美国有 4 万例精神病人开展跨眼眶脑额叶切除手术,仅沃尔特·弗里曼一人就做了 3500 例

治疗手段或药物	事例
碳酸锂	1843年,碳酸锂作为一种溶解膀胱结石的药品而被使用。后来不少临床医生又认为它可以用于治疗风湿、抑郁等多种疾病。 1940年,澳大利亚人J. F. J.凯德(John Frederick Joseph Cade)发表文章称,用锂盐治疗精神病患者时,患者尿中尿素增多。他在豚鼠模型上试验,发现使用碳酸锂后,豚鼠进入嗜睡状态,由此确定碳酸锂可以治疗躁狂、双相精神障碍
利血平	印度的一种萝芙木属植物的提取物被广泛用于治疗精神疾病、发烧、蛇咬等,甘地还用它作为镇静剂。 1950年,瑞士药企汽巴公司对此进行开发,获得利血平(图2-20)。这种药可以降血压,但同时会产生抑郁的副作用。 1950年,美国人R. W.威尔金斯(Robert Wallace Wilkins)把利血平引入美国,用于治疗高血压。1952年,美国人N. S.克莱恩(Nathan Schellenberg Kline)在纽约罗克兰州立医院(Rockland State Hospital)开展一项精神病学研究,主要研究癫狂病。当时美国住院的精神病患者超过50万人,大大超出医院的承受能力。他与同事对利血平这种药都很感兴趣,经过2年的临床试验,医院里70%的精神分裂病人的症状大为好转,试验的成功令精神医学界为之振奋。 1954年,本品正式被当作治疗精神分裂药推广使用
氯丙嗪	氯丙嗪是第一种抗精神病药,开创了药物治疗精神疾病的历史。氯丙嗪的发现改变了精神分裂症患者的预后,在西方国家掀起非住院化运动,使许多精神病患者不必被终身强迫关锁在医院里。氯丙嗪的发现具有里程碑式的意义。 1949年,法国人亨利·拉波希特在研究对抗过敏防止外科休克药时发现,异丙嗪比其他药物的作用强,除了有抗休克作用外,还可对中枢神经系统起作用。这一发现使生产异丙嗪的罗纳—普朗克公司的研究人员产生了兴趣。 1950年,法国罗纳—普朗克公司在研究抗组胺类药物时合成氯丙嗪。 1952年,法国人亨利·拉波希特发现,当病人使用氯丙嗪后,手术就可以使用更少的麻醉剂,而术后病人也能得到更快的恢复。亨利·拉波希特的一位同事把这一研究结果告诉精神学家皮埃尔·德尼克尔(Pierre Deniker),后者立即对此产生了兴趣。在亨利·拉波希特的建议下,让·德莱(Jean Delay)和皮埃尔·德尼克尔在巴黎圣安妮医院开展氯丙嗪治疗精神病的临床试验。试验结果极为出色,那些躁狂病人服药后的表现与常人无异。 1952年,美国的史克公司(Smith Kline,葛兰素·史克前身)从欧洲药企罗纳—普朗克处获得氯丙嗪的生产许可,将其用作一种止吐剂。当公司了解到法国的试验后,他们邀请皮埃尔·德尼克尔来公司指导,从事本品的学术推广活动。 1954年,氯丙嗪的新适应证被美国食品药品监督管理局批准。 1964年,全世界约5000万人使用了本药,史克公司的利润翻了三番,西方的"精神病人非住院化"运动得到推动
氟哌啶醇	1958年,比利时人保罗·杨森(Paul Janssen)打算通过合成杜冷丁结构类似物得到一种新的麻醉剂,虽然他得到一些不错的结果,但发现新化合物已经被别人申报了专利。于是他又通过修改侧链,改变化合物结构。其中一个编号为R1625的化合物在动物实验中,非但没有表现出止痛作用,反而有着和氯丙嗪相似的作用。通过进一步的研究,他开发出治疗精神病药物氟哌啶醇(图2-21)

续表

治疗手段或药物	事例
异烟酰异丙肼	1952年，美国人 E. A. 泽勒(Ernst Albert Zeller)发现异烟酰异丙肼(图 2-22)可以抑制单胺氧化酶。 1952年，纽约海景(Sea View)医院的欧文·施里科夫(Irving J. Selikoff)和爱德华·罗比塞克(Edward Robitzek)在比较异烟肼和异烟酰异丙肼时，发现后者有更大的中枢神经系统兴奋作用，一开始这被认为是副作用。但一些结核病患者的兴奋状态过于明显，出现闹出院事件。 1957年，美国精神病学会的大会上，异烟酰异丙肼治疗抑郁的相关结果得到发布。同年，罗氏公司参与进来，对数百名抑郁患者进行了相关的临床试验。 1958年，作为第一个正式的抗抑郁药物上市。1961年，由于肝脏毒性而退市
丙咪嗪	20世纪50年代，三环类抗抑郁药丙咪嗪(图 2-23)是第一个被瑞士药企汽巴公司开发的药物。 1950年，瑞士人罗兰·库恩(Roland Kuhn)应邀对丙咪嗪开展治疗精神分裂症测试，结果丙咪嗪不但没有镇静作用，反而有兴奋作用。 1958年，美国宾夕法尼亚大学弗兰(Freyhan)博士将丙咪嗪用于46例抑郁症患者，30%的患者获得最佳治愈效果。主要不良反应类似于阿托品，多数患者头晕
氟西汀	1970年，美国礼来制药公司布莱恩·莫洛伊(Bryan Molloy)通过对苯海拉明的结构进行改造，保持有效基团 N-甲基乙基胺不变，将苯海拉明的 N,N-二甲基-2-(二苯基甲氧基)-乙胺结构转换成苯氧基丙胺，合成一系列苯氧基丙胺化合物。 1971年，布莱恩·莫洛伊与汪大卫(David Wong)通过测试寻找可选择性阻断 5-羟色胺再摄取而对其他递质无影响的药物，最终找到氟西汀(图 2-24)。 1988年，美国食品药品监督管理局批准盐酸氟西汀(百忧解)上市。 1990年，一家杂志卷首文章冠以标题"Bye-Bye Blues. A New Wonder Drug for Depression"。另一家杂志称百忧解为一种"miracle diet pill"(神奇减肥药)。仅在美国，一个月里就开出了8万份处方。 2000年，百忧解成为美国使用最广泛的抗抑郁药物，全球销售额为25.8亿美元，但有起效慢、不良反应多等缺点。 1992年，辉瑞公司和葛兰素史克公司分别推出舍曲林和帕罗西汀。前者2004年全球销售额为33.6亿美元，其作用时间更短，兴奋中枢神经系统副反应(如紧张、心慌等)更少。后者2003年全球销售额为30.8亿美元，其副作用程度低，更适合老年人使用

知识链接

具有精神兴奋作用的植物、化学成分及合成物

(1)早期发现

关于具有精神作用的药草，可以追溯到5万年以前的中石器时期。20世纪50年代，在伊拉克扎格罗斯山(Zagros mountain)高地的沙尼达尔(Shanidar)洞穴遗址中出土的人类化石有7具完好的人类骨架具有欧洲尼安德特人(Neanderthal)和现代人的特征。除此之外，还有一大批出土的化石，其中包括一些植物，如矢车菊、西洋蓍草、蓟草、葡萄、风信

子和锦葵等。它们作为坟墓的装饰品，环绕在墓地周围。这些植物除了具有装饰作用外，还具有某些精神治疗和安魂作用。

位于西班牙格拉那达（Granada）省的石灰洞穴，是一座5000年前的部落坟墓，发掘者发现每一个骷髅的旁边都有一个编制的手袋，里面装着许多罂粟壳。专家们认为，这是亲友送给死者的礼物，为了让死者可以得到充满安慰和梦幻般的长眠，因为吸食鸦片可以使人进入神奇的梦幻状态。被用作陪葬品的其他具有精神作用的药用植物还有大麻，这是在2500年前的中亚细亚坟墓中发现的。在南美洲安达斯山脉的Elplomo顶上，发现一个儿童木乃伊，他身上有一个用羽毛制成的小袋，其中装满了古柯叶。

（2）曼陀罗

曼陀罗属茄科、曼陀罗属植物，分为曼陀罗、毛曼陀罗、白花曼陀罗等。《本草纲目》详细记述了曼陀罗的来历：当佛说法时，从天空降下曼陀罗花雨；而道家的秘籍却记载，北斗星有叫曼陀罗使者的，手执此花。"曼陀罗"是梵语"mandala"的音译，关于它的颜色，说法不一。在佛经中，曼陀罗花是"适意"之意，也就是说，见到它的人都会感到愉悦。它包含着洞察幽明、超然觉悟、幻化无穷的精神。具有这种精神的人，就可以成为曼陀罗仙。作为密宗的神秘图案，曼陀罗显示出了它的复杂性。心理学家荣格看出其中的奥妙，说它像数学公式符号似的，代表着一种精神秩序。

（3）麦角碱类

当黑麦受潮时，菌类会寄生在坏掉的黑麦上，进而产生麦角碱。吃了含有麦角碱的黑麦会使人产生坏疽，病人的手指和脚趾像被火烧焦了一样，中世纪称这种病为"圣安东尼之火"。1918年，瑞士人 阿瑟·斯托尔（Arthur Stoll）从黑麦中分离出麦角胺。1943年，瑞士人阿尔伯特·霍夫曼（Albert Hofmann）对麦角酸部分氨基化产物进行系统的化学和药理学研究，得到二乙基麦角酰胺（LSD，图2-25）。同年，对麦角酸和二乙基胺进行酰胺形成反应，得到LSD。20世纪50年代，诺华公司将LSD作为抗精神病药物上市，用于治疗精神分裂症、酒精中毒、性功能障碍等。20世纪60年代，嬉皮文化和性解放运动都与LSD的使用密不可分。美国政府在1967年将LSD列为一级管制药物。

（4）麻黄碱类

麻黄是原产于亚洲和南美洲的无叶灌木植物。1887年，日本人长井长义从麻黄中分离出麻黄碱（图2-26）。1924年，中国人陈克恢从麻黄中分离出左旋麻黄碱。20世纪20年代,美国史克法国(Smith,Kline & French)公司将麻黄碱作为哮喘治疗药使用。美国加利福尼亚大学洛杉矶分校乔治·派因斯(George Pines)和戈登·亚勒斯(Gordon Alles)合成安非他明,作为麻黄碱的替代物,用于连续工作、阻止入睡,在二战盟军和轴心国士兵中使用。1912年,德国默克制药公司在合成一种可促进血管收缩和止血药物的过程中,分离出副产品3,4-亚甲基二氧甲基苯丙胺(摇头丸)。1976年,A. T. 舒尔金(Alexander Theodore Shulgin)重新合成并报道其有精神兴奋作用。20世纪80年代,摇头丸滥用加重,很快取代安非他命和LSD成为"领头羊"。

(5)吗啡类

1874年,英国人阿尔德·怀特(C. R. Alder Wright)首次合成二乙酰吗啡(海洛因,图2-28)。1894年,德国人费利克斯·霍夫曼(Felix Hoffmann)重复怀特的实验,把吗啡(图2-27)转化成二乙酰吗啡,发现其具有止痛作用。在用于拜耳染织厂工人后,每一次实验都产生了很好的正面反馈,工人们感觉到了非凡的"英勇"(heroic),故拜耳制药总管海因里希·德莱塞(Heinrich Dreser)将该药起名为"海洛因"(heroin)。20世纪早期,海洛因在欧洲被滥用,后蔓延到美国。

5.中枢神经系统退行性疾病治疗药

中枢神经系统退行性疾病是一类慢性、进行性中枢神经系统不同区域神经元退行性甚至缺失而产生的疾病的总称,主要包括帕金森病(Parkinson's disease,PD)、阿尔茨海默病(Alzheimer's disease,AD)等。PD以进行性运动徐缓、静止性震颤、肌强直、姿势调节障碍等运动症状和嗅觉减退、便秘、睡眠行为异常和抑郁等非运动症状为特征。患此病的名人有拳王阿里、数学家陈景润等。AD俗称"老年痴呆症",被称为"老人杀手",在年龄超过60岁的老人中,大约有5%的男性和6%的女性患此病。患此病的名人有英国前首相撒切尔夫人、美国前总统里根等。

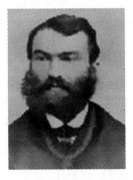

图2-29　詹姆斯·帕金森

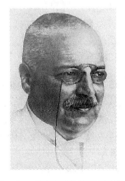

图2-30　爱罗斯·阿尔茨海默

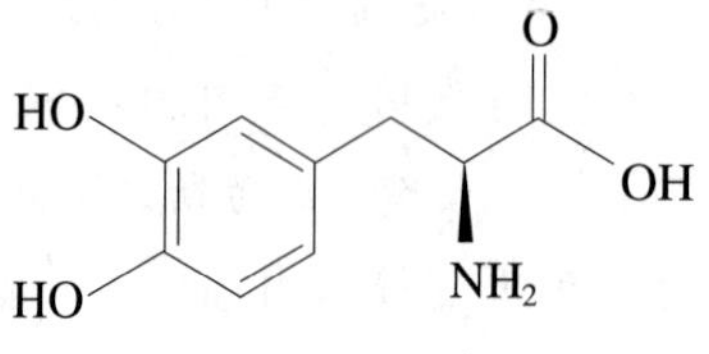

图 2-31　左旋多巴

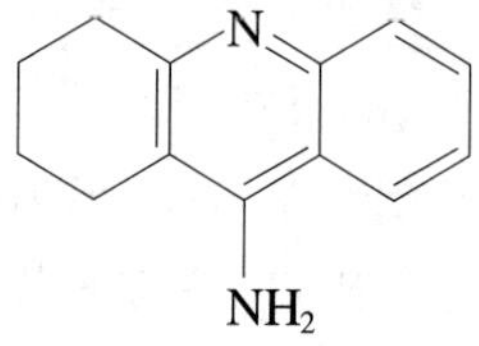

图 2-32　他克林

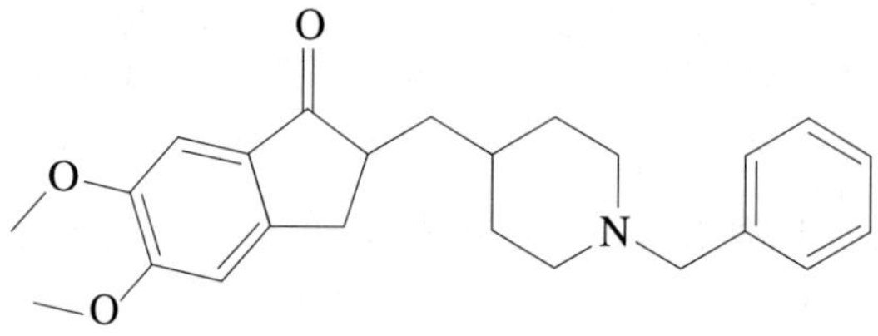

图 2-33　多奈哌齐

表 2-10　中枢神经系统退行性疾病治疗药

类别	事例
帕金森病及相关药物	早期,埃及莎草纸、印度吠陀医学、圣经和盖伦的著作中均有对帕金森病症状的记载。 17—18 世纪,作家西尔维厄斯(Sylvius)、高比斯(Gaubius)、亨特(Hunter)和肖梅尔(Chomel)陆续描述帕金森病的构成要素。 1817 年,英国人詹姆斯·帕金森(James Parkinson)(图 2-29)描述 6 例病人具有静止性震颤、步态异常、麻痹和肌肉力量减弱等症状。 1868—1881 年,陶瑟征(Trousseau)、高尔斯(Gowers)、金尼尔·威尔逊(Kinnier Wilson)和让—马丁·沙可相继对帕金森病的发病机制展开研究,让—马丁·沙可支持将此病命名为帕金森病。 1912 年,美国人弗里德里克·路易(Frederic Lewy)描述帕金森病病人脑部的微观结构改变,称为"路易氏小体"。 1919 年,苏联人康斯坦丁·特列季亚科夫(Konstantin Tretiakoff)报道大脑黑质改变是帕金森病的致病因素,但结果未被接受。 1938 年,罗尔夫·哈斯勒(Rolf Hassler)进一步研究证实特列季亚科夫的观点。 1997 年,斯皮兰蒂尼(Spillantini)、特罗扬诺夫斯基(Trojanowski)、格代尔(Goedert)等发现 α-突触核蛋白是构成路易氏小体的主要部分。 1911 年,卡西米尔·冯克(Casimir Funk)利用 3,4-碳酰二氧苯甲醛为原料合成左旋多巴(图 2-31)。 1913 年,古根海姆(Guggenheim)从蚕豆中提取出左旋多巴。后又在猫豆、藜豆等中发现左旋多巴,其中藜豆中的含量为 6%～9%。 1967 年,左旋多巴进入临床实验。20 世纪 80 年代作为药物用于治疗帕金森病
阿尔茨海默病及相关药物	1906 年,德国人爱罗斯·阿尔茨海默(Alois Alzheimer)(图 2-30)在科学会议上公布 51 岁已婚妇女奥古斯特(D. Auguste)的病症,即严重的记忆障碍、说话困难,毫无根据地怀疑自己的丈夫。 1906 年,奥古斯特因褥疮和肺炎重度感染去世。阿尔茨海默对奥古斯特进行大脑解剖后发现,其大脑严重萎缩,尤其是大脑皮层部分,小血管里布满脂肪沉淀物和异常沉积物。

续表

类别	事例
阿尔茨海默病及相关药物	1910年,德国人埃米尔·克雷佩林(Emil Kraepelin)提议将此病命名为阿尔茨海默病(Alzheimer's disease)。 1930年,比利时人保罗·迪夫里(Paul Divry)用刚果红对阿尔茨海默病病人脑中的损害区进行染色,成功地使沉积在细胞外的老年斑着色,进而发现老年斑的主要成分是一种嗜刚果红的淀粉样蛋白。 1932年,德国人肖特基(J. Schottky)首次报告异常染色体显性遗传性阿尔茨海默病例。 1940年和1946年,范·博盖尔特(Van Bogaert)、埃森—穆勒(Essen-Moller)等分别发现家族性阿尔茨海默病病例。 1963年,基德(M. Kidd)通过电子显微镜观察阿尔茨海默病病例,发现双螺旋细丝样物质组成神经原纤维缠结。 1964年,R. D. 特里(Robert D. Terry)、N. K. 高拉特斯(Nicholas K. Gonatas)和马丁·韦斯(Martin Weiss)等利用电子显微镜发现淀粉样蛋白纤维组成老年斑。 1968年,加里·布莱斯特(Gary Blessed)、伯纳德·汤姆林森(Bernard Tomlinson)和马丁·罗斯(Martin Roth)发表论文"临床与病理关系研究",编制常识—记忆力—注意力测验,用于认知功能缺损筛查。 1984年,G. G. 格列纳(George G. Glenner)、C. W. 汪(Caine W. Wong)和马斯特斯(Masters)等分别完成对老年斑的主要成分淀粉样蛋白的分离和测序工作,发现该淀粉样蛋白是由39～43个氨基酸残基组成的,因而有一个β片层的二级结构,遂命名为β淀粉样蛋白。后期,人们发现β淀粉样前体蛋白(Amyloid Precursor Protein, APP)。 1986年,美国人伍德(Wood)等确认tau蛋白为神经原纤维缠结的主要成分。 1989年,艾丽森·戈特(Alison Goate)等克隆*app*基因并将其定位于第21号染色体,确定阿尔茨海默病与21号染色体和β-淀粉样蛋白的关系。 1993年,第一个由美国食品药品监督管理局批准的治疗AD的药物他克林(图2-32)上市。 1996年,日本卫材制药株式会社将1983年研发的多奈哌齐(图2-33)与辉瑞进行全球市场开发

6. 镇痛药

镇痛药是一类作用于中枢神经系统,选择性减轻或消除疼痛及疼痛引起的精神紧张和烦躁不安等情绪反应,但不影响意识及其他感觉的药物。

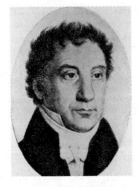 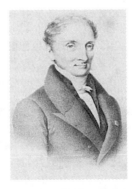 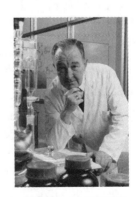

图 2-34 弗里德里希·泽尔蒂纳　　图 2-35 皮埃尔·罗比凯　　图 2-36 保罗·杨森

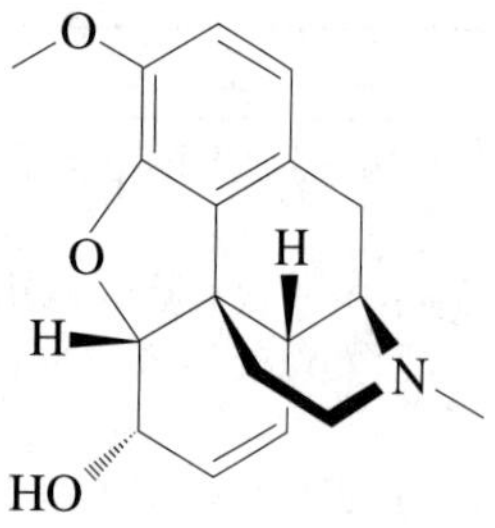

图 2-37　可待因 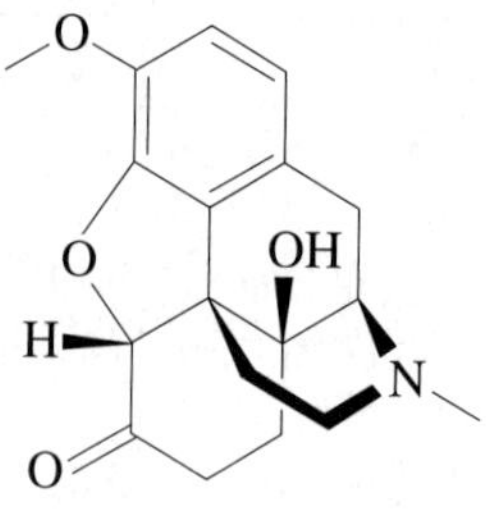　　　　图 2-38　羟考酮 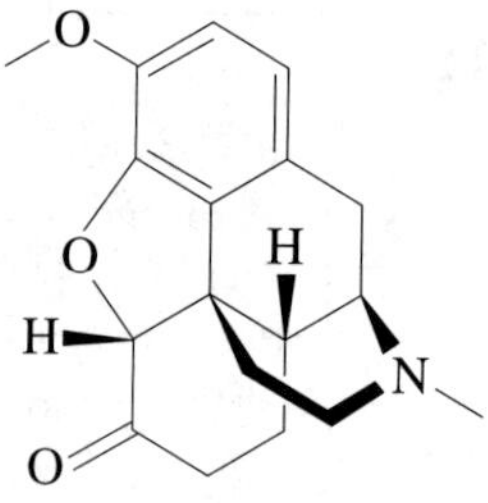　　　　图 2-39　氢可酮

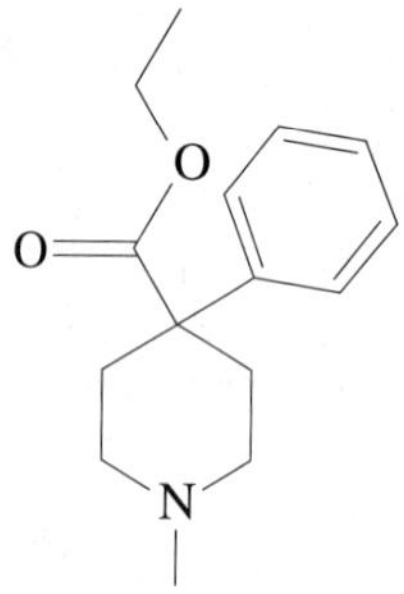

图 2-40　哌替啶 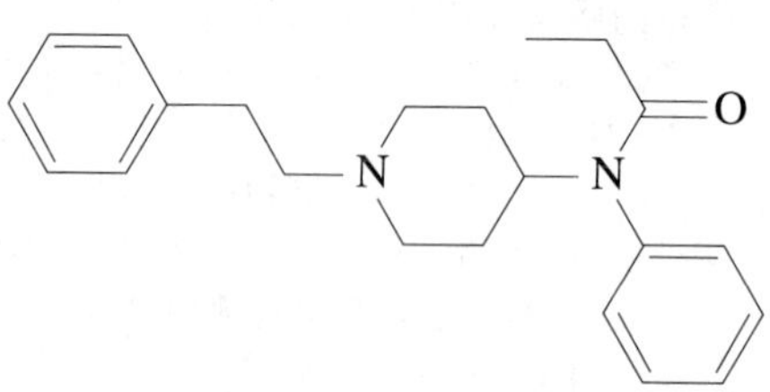　　　　　　　图 2-41　芬太尼

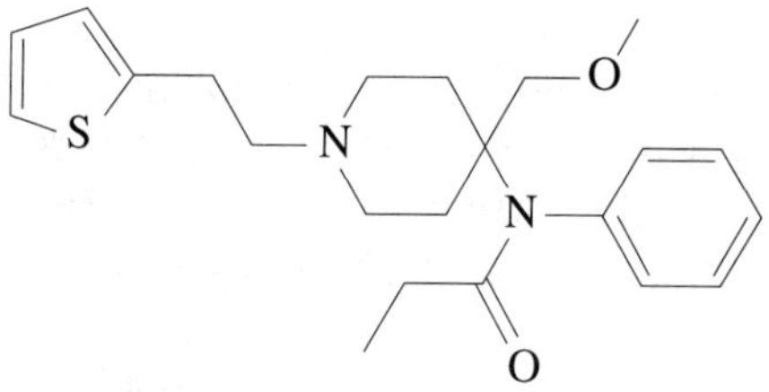

图 2-42　舒芬太尼 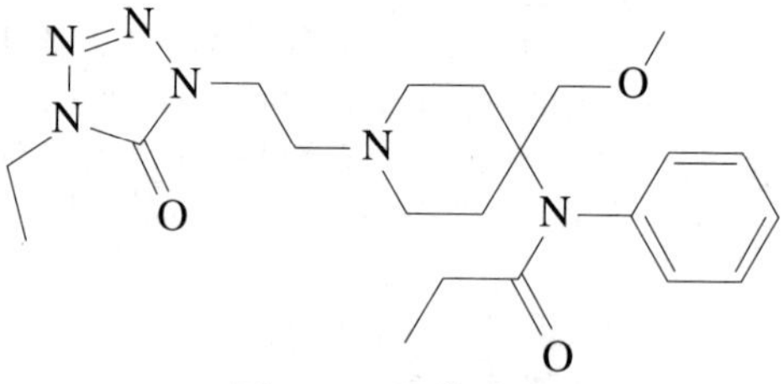　　　　　　图 2-43　阿芬太尼

表 2-11　镇痛药

类别	事例
阿片及吗啡	阿片又名"鸦片",旧时俗称"洋烟""大烟""鸦片烟",是罂粟科植物罂粟(*Papaver somniferum* L.)未成熟果实浆汁的干燥物。 公元前 4000 年,苏美尔人发现罂粟果实有镇痛和迷幻的效果,于是提炼出鸦片,进而用它做麻醉剂。 公元前 3000 多年,古巴比伦人大面积地种植罂粟,并且叫它"快乐植物(joy plant)"。在一天的劳作之后,煮上一壶罂粟茶,让一天的疲惫融化在这种"欢乐草"茶汤之中。 亚述人发现只要将没有成熟的果实轻轻切开,白色的乳汁就会从切口处涌出,乳汁干燥之后就成了效力强劲的黑色阿片。 在《圣经》与荷马的《奥德赛》里,罂粟被称为"忘忧草",可见其功效。 公元前 5 世纪左右,希腊人称其为"阿扁"(音译)。 公元前 3 世纪,古希腊和古罗马书籍中记载了罂粟,称为"梦神之花"。 公元 6 世纪初,阿拉伯人把罂粟传到波斯,波斯人把"扁"发音为"片",故有"阿片(opium)"一词

续表

类别	事例
阿片及吗啡	南北朝时期,罂粟传入中国,而中国人把"阿"又读成"鸦"。从此,在中国就有了"鸦片"一词。 16世纪,鸦片的酒精溶液在欧洲成为可治疗所有疾病的万能药物。当时,一个不完全的清单上列有鸦片的适应证:食物或溃疡引起的腹部疼痛、腹膜炎、脑膜炎、恶心和呕吐;霍乱和痢疾引起的腹泻;各种发炎;抑郁症;咳嗽、气喘、糖尿病、肺气肿、神经痛和发烧。当时有个名医赞叹:"没有一种药物具有鸦片那样的价值……没有鸦片,医学将不过是一个跛子。" 1806年,德国人弗里德里希·泽尔蒂纳(Friedrich Sertürner)(图2-34)第一次从阿片中分离出一种物质。 1817年,弗里德里希·泽尔蒂纳报道他将该物质注射入自己、3个男孩、3只狗和1只老鼠体内的实验,导致睡眠。后发表论文《鸦片的主要成分吗啡和罂粟酸的研究》,证明该物质的活性是鸦片的10倍。他用希腊神话中梦神"Morpheus"的名字来命名这种物质为"吗啡"。吗啡正式作为止痛剂进入市场。 1822年,法国人埃德姆·卡斯坦(Edme Castaing)被控用吗啡作为毒药谋杀病人。 1827年,德国默克药业将吗啡进行推广,吗啡销售快速增长。 1850年,亚历山大·伍德(Alexander Wood)报道他为妻子注射吗啡后,她死于呼吸抑制。 1861—1865年美国内战,1866年普奥战争,1870年普法战争,吗啡被广泛使用,仅美国内战就有40万士兵患"士兵疾病",即成瘾。 1925年,英国人罗伯特·罗宾逊提出吗啡的分子结构。 1952年,吗啡由美国人M. D. 盖茨(Marshall D. Gates)首次合成
可待因	可待因(codeine)是希腊文kodeia(罂粟的头)之意。 1832年,法国人皮埃尔·罗比凯(Pierre Robiquet)(图2-35)从阿片中分离出可待因(图2-37)
海洛因	1874年,英国人阿尔德·怀特用吗啡和乙酐合成二乙酰吗啡。在狗身上试验,立即出现虚脱、恐惧和困乏等症状。曾经参与研制出阿司匹林的德国拜耳公司费利克斯·霍夫曼发现二乙酰吗啡的镇痛作用比吗啡强4~8倍,且迷幻和欣快感更强,兼有非凡的提神作用。 1898年,在没有经过完全的临床验证的情况下,拜耳公司将它以"非上瘾性吗啡"大批量生产并投入市场。其目的是治疗吗啡成瘾者,并且作为强效麻醉剂去推销。这种新药被正式定名为"海洛因"(heroin)。起初人们把海洛因当成戒断阿片及吗啡毒瘾的药物,海洛因甚至还曾经被用作儿童止咳药。但是人们很快就发现海洛因比吗啡的水溶性更大,吸收亦更快,且其脂溶性也较大,易通过血脑屏障进入中枢神经系统发挥作用,而它本身的成瘾性更强烈。海洛因的合成,不仅没有成为药品造福人类,反而成为危害人类的"白色瘟疫"。这也成为拜耳公司历史上有名的笑话
羟考酮	化学家、药物学家们一直致力于找寻一种既有良好镇痛效果,又没有成瘾性的镇痛药物。 1916年,德国人弗罗因德(Freund)和斯派尔(Speyer)利用生物碱蒂巴因(thebaine)半合成阿片类药物羟考酮(oxycodone)(图2-38)。 1917年,羟考酮被应用于临床。 1928年,默克药业将名为"SEE"的合剂投放到市场,其中含有东莨菪碱、羟考酮和麻黄碱。随后,这种药物被改名为氧可酮(scophedal)。加入麻黄碱是为了减少羟考酮对循环和呼吸的影响。 1939年5月,羟考酮进入美国市场。由于羟考酮的生物利用度高、给药途径多,因而其在临床上应用广泛。但在临床上发现,大剂量、连续使用羟考酮后,突然中断使用或减量,部分病人会出现戒断综合征。这提示羟考酮同样具有其他阿片类药物常见的成瘾不良反应。 1997年,美国食品药品监督管理局批准盐酸羟考酮控释片用于治疗需要服用数天阿片类镇痛药物的中、重度疼痛患者。 2003年,羟考酮缓释片进入中国,其静脉制剂于2013年进入中国

续表

类别	事例
氢可酮	1920年,德国人卡尔·曼尼希(Carl Mannich)和海琳·勒文海姆(Helene Löwenheim)首次合成氢可酮(图2-39)。 1924年,氢可酮以"二氢化可待因酮(Dicodid)"的名字在德国销售。 1943年,氢可酮获得美国食品药品监督管理局批准并在美国销售,在加拿大以"重酒石酸二氢可待因酮(Hycodan)"的名字上市。氢可酮一直没能在临床上得到很好的应用
哌替啶	1939年,德国人奥托·艾斯莱博(Otto Eisleb)合成的哌替啶(Meperidine,商品名为杜冷丁)(图2-40)是第一个合成的阿片类药物。其作用和机理与吗啡相似,但镇静作用较小,仅相当于吗啡的 $1/10\sim1/7$
芬太尼家族	1960年,比利时人保罗·杨森(图2-36)对强效镇痛药物的开发颇感兴趣,一生致力于新型镇痛药物的研究,他对哌替啶的结构进行改造,终于成功合成比吗啡的镇痛效果更强、副作用更小的镇痛药芬太尼(图2-41)。 1974年,舒芬太尼问世(图2-42);1976年,阿芬太尼问世(图2-43);1990年,瑞芬太尼问世

7. 肾上腺素能神经系统激动药和阻断药

肾上腺素能神经系统激动药和阻断药通过与肾上腺素受体结合而发挥药理作用。激动药发挥类似肾上腺素的作用,如肾上腺素、去甲肾上腺素、麻黄碱以及合成药异丙肾上腺素、间羟胺等。其主要作用为收缩血管、升高血压、散大瞳孔、舒张支气管、弛缓胃肠肌、加速心率、加强心肌收缩力等,临床上主要用作升压药、平喘药、治鼻充血药等。阻断药产生拮抗肾上腺素能神经递质或肾上腺素受体激动药作用。根据与 α、β 受体结合不同,可分为 α 受体阻断药和 β 受体阻断药。

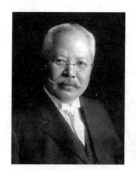 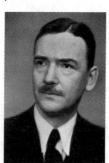 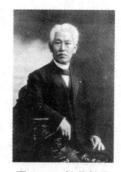 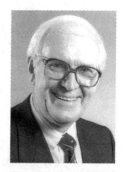

图2-44　高峰让吉　　图2-45　U.奥伊勒　　图2-46　长井长义　　图2-47　J.W.布拉克

图2-48　肾上腺素　　　图2-49　去甲肾上腺素　　　图2-50　普萘洛尔

表 2-12 肾上腺素能神经系统激动药

药物	事例
肾上腺素	1893 年,英国人奥利弗(G. Oliver)发现只要受试者吞下山羊的肾上腺提取物,就能检测到动脉的收缩。他报告了用水、乙醇和甘油溶解从肾上腺中提取的物质对活体动物的血管、心脏和骨骼肌均有强烈作用。1 年后,肾上腺提取物在德国市场出售。 1895 年,波兰人拿破仑·齐布尔斯基(Napoleon Cybulski)也得到肾上腺提取物。 1896 年,美国人 W. H. 贝茨(William H. Bates)发现肾上腺提取物在眼科手术中的用途。 1896 年,奥地利人弗兰克尔(S. Frankel)认为肾上腺活性提取物是一种儿茶酚类含氮衍生物。 1897 年,美国人 J. J. 艾贝儿(John Jacob Abel)分离得到不纯的肾上腺有效成分,并将其命名为"肾上腺素"。 1900 年,美国新泽西州日本裔人高峰让吉(Jokichi Takamine)(图 2-44)和其助手上中启三(Keizo Uenaka)采用加入氨的方法提取生物碱,解决肾上腺素成盐分离困难的问题,从大约 1 万头公牛的肾上腺中得到 4 g 纯的肾上腺素(图 2-48)结晶。该物质的专利名称是"adrenaline(肾上腺素)",在美国叫"epinephrine(肾上腺素)"。 1901 年,肾上腺素作为药品上市。 1902 年,英国人 W. M. 贝利斯(William Maddock Bayliss)和 E. H. 斯他林(Ernest H. Starling)发现一种由小肠分泌的刺激胰腺分泌的物质。这种被称为"素"的物质,称为"激素(hermone)"。 1903 年,霍金斯染料厂化学研究所所长弗里德里希·斯托茨(Friedrich Stolz)和 H. D. 戴金(Henry Drysdale Dakin)合成肾上腺素,提出两个可能的结构。 1905 年,弗里德里希·斯托茨和弗连奇(F. Flench)提出还原反应后的分离提纯方法,在实验室中得到纯品。合成的肾上腺素有左旋和右旋两种异构体,只有左旋体有活性。最后,弗连奇使用酸式酒石酸式来拆分异构体。霍金斯染料厂正式生产与天然物相同的左旋肾上腺素
去甲肾上腺素	1902 年,英国人 T. R. 埃利奥特(T. R. Elliott)给动物注射肾上腺素,看到这种激素能引起许多器官发生反应,而这些反应与用电刺激交感神经所引起的反应极其相似,于是,他就猜想肾上腺素可能就是交感神经末梢释放的化学刺激物。 1921 年,奥地利人奥托·洛伊维(Otto Loewi)做了一个奇怪的梦,按照梦中所述,他做了一个实验:刺激青蛙的迷走神经,其心脏跳动减慢,收缩力减弱。将青蛙 A 心脏内的液体引入青蛙 B 的心腔内,青蛙 B 的心脏跳动的速度也慢了下来。 20 世纪 30 年代,美国人 W. B. 坎农(Walter Bradford Cannon)认为,这种神经递质就是肾上腺素。但不久后又作出更正,他认为这种物质并不完全与肾上腺素相同,而是一种"特异而又未知的因子",并将其命名为"交感素",将引起兴奋作用的称为"交感素 E",而引起抑制作用的称为"交感素 I"。 1936 年,奥托·洛伊维也加入论争的行列,他认为蛙心提取液中的交感活性物质就是肾上腺素。 1946 年,瑞典人 U. 奥伊勒(Ulf von Euler)(图 2-45)成功地从人体内分离出这种拟交感物质——去甲肾上腺素(图 2-49)。他发现,如果切除动物的肾上腺,血液中的肾上腺素就消失了,但是去甲肾上腺素的浓度变化却不大。这说明去甲肾上腺素并不是由肾上腺释放的,而是来自交感神经节后纤维。 1957 年,美国人朱利叶斯·阿克塞尔罗德(Julius Axelrod)用氢的同位素氚标记去甲肾上腺素,发现大部分去甲肾上腺素作为神经递质被释放出来完成使命之后,就被重新摄取回突触小泡内,合理地解释了去甲肾上腺素的作用为什么会如此的迅速而有效

续表

药物	事例
麻黄碱	1885 年,日本人山梨(G. Yamanashi)首先从中国麻黄中提取出一种粗成分。 1887 年,日本人长井长义(Nagai Nagayoshi)(图 2-46)将其活性成分以结晶形式提取出,并将其命名为麻黄碱或麻黄素(ephedrine)。 1887 年,日本人三浦谨之助等发现麻黄碱有扩瞳作用,后成为新的扩瞳药。 1889 年,德国默克药业从麻黄中提取出左旋伪麻黄碱。 1911 年,长井长义合成消旋麻黄碱。 1917 年,日本人久保田晴光等研究发现麻黄碱有类似肾上腺素的交感神经兴奋作用。论文发表后,未引起学术界注意。 1920 年,施佩特(Späth)和格林(Göhring)合成和分离麻黄碱的 6 种异构体。 1923 年,中国的陈克恢提取出麻黄碱,并证明其为拟交感药物,特别是英文文章发表后引起轰动。

一般情况下,我们每一个人机体内环境的稳定,都是靠自主神经系统在不知不觉中维持的,不受意识的控制。但是,当机体陷于应激状态时,如大出血、缺氧、愤怒、恐惧等,机体内各个脏器就要迅速动员起来,交相呼应,交互感应,在交感—肾上腺系统的协调下,统一行动,以帮助机体渡过难关。由交感神经节后纤维释放的去甲肾上腺素与肾上腺髓质释放的肾上腺素一起,并肩作战,使心跳加快,血压上升,以保证供血;支气管扩张,以加强供氧;瞳孔扩大,以看清周遭情况;血糖浓度增高,释放能量,为逃跑或战斗做准备。正是这些脏器的协调一致,交互感应并施以援手,才使得机体得以渡过难关。"交感"之意即在于此。交感神经节后纤维正是靠释放去甲肾上腺素这种神经递质才得以实现这些反应。

表 2-13 肾上腺素能神经系统阻断药

类别	事例
β 受体 阻断剂	1923 年,法国巴斯德研究所马德尼(M. Maderni)合成一种哌氧环烷类化合物,代号为 883F,发现它具有肾上腺素的拮抗作用。 1948 年,美国人 R. P. 奥奎斯特(Raymond P. Allquist)提出一种假说,他认为在体内存在两种肾上腺素受体,并将其命名为 α 受体和 β 受体。但这个理论很新颖,以至于提出后 10 年,都没有引起人们足够的重视。 第二次世界大战后,研究抗癌药物氮芥的路易斯·古德曼(Louis Goodman)和美国人尼克森(M. Nickerson)发现氯乙双苄胺是一种很强的肾上腺素阻断剂。 1958 年,美国礼来公司鲍威尔(C. E. Powell)和斯莱特(I. H. Slater)为寻找一种长效且专一的支气管扩张剂与异丙肾上腺素竞争拮抗而制备 DCI(异丙肾上腺素的二氯类似物),可选择性阻断 β 受体。 1962 年,英国帝国化学工业集团 J. W. 布拉克(James W. Black)(图 2-47)与同事史蒂芬森(J. Stephenson)制备出 β 受体阻断剂——丙萘洛尔,其结构是由萘环取代二氯异丙肾上腺素中的两个氯原子。但它因引起实验小鼠患胸腺肿瘤而被放弃,后合成普萘洛尔(图 2-50)。 1964 年,普萘洛尔上市销售

8. 胆碱能系统激动药和阻断药

胆碱能系统激动药和阻断药分为胆碱受体激动药和胆碱受体阻断药,前者可直接兴奋胆碱受体,其效应与乙酰胆碱(Ach)相似,产生心率减慢、瞳孔缩小、血管扩张、胃肠蠕动及分泌物增加等作用;后者能与胆碱受体结合,但不产生或极少产生拟胆碱作用,能阻碍 Ach 或拟胆碱药与胆碱受体的结合,产生阻断或抑制胆碱能神经的效应。

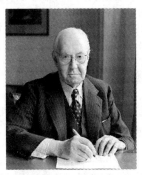

图 2-51　H. H. 戴尔

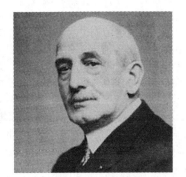

图 2-52　皮克特

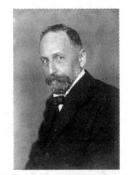

图 2-53　R. M. 维尔斯泰特

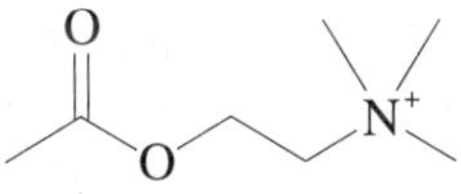

图 2-54　乙酰胆碱

图 2-55　烟　碱

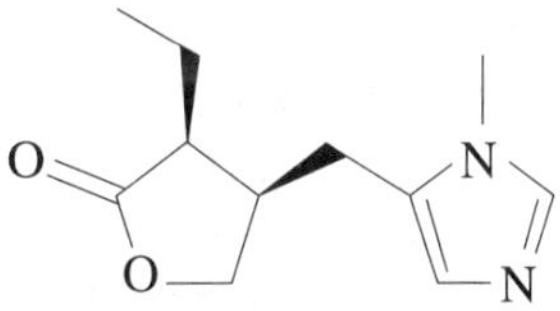

图 2-56　毛果芸香碱

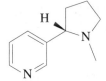

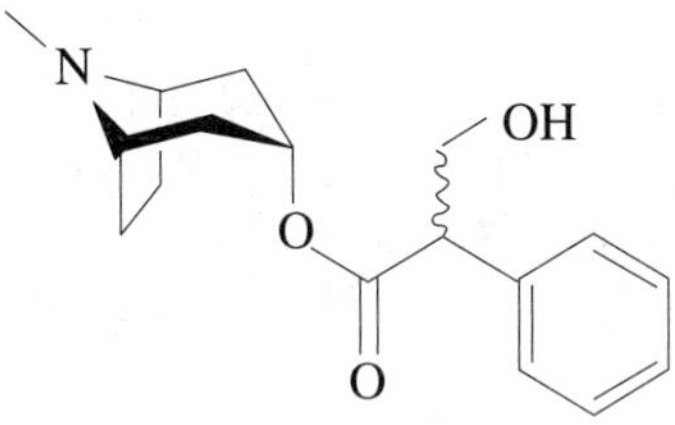

图 2-57　阿托品

图 2-58　毒扁豆碱

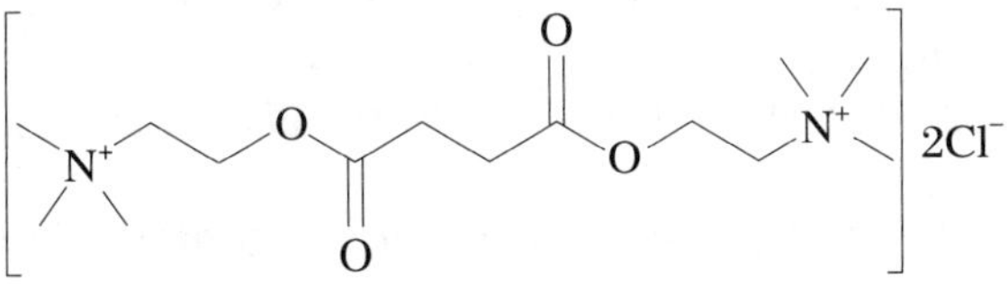

图 2-59　琥珀胆碱

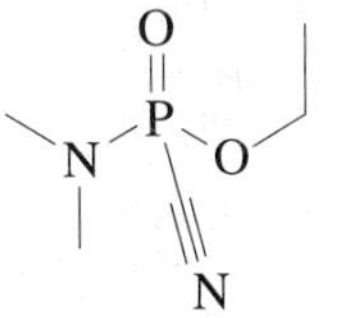

图 2-60　塔　朋

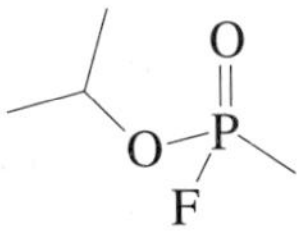

图 2-61　沙　林

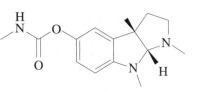

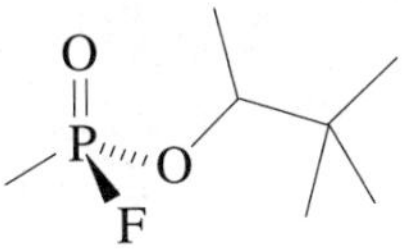

图 2-62　梭　曼

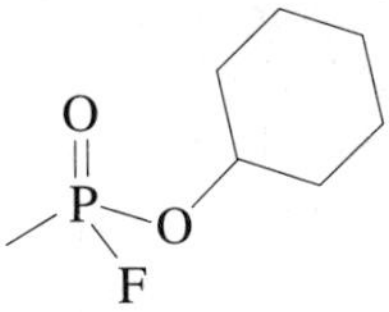

图 2-63　环沙林

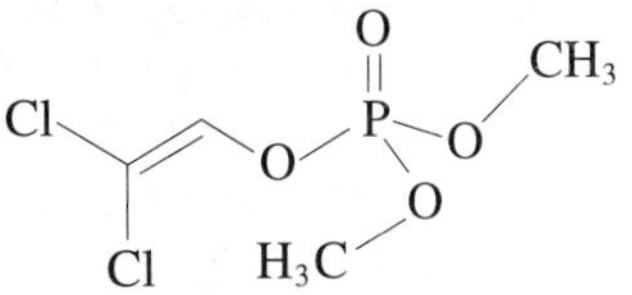

图 2-64　敌敌畏

表 2-14　胆碱能神经系统激动药和阻断药

类别	事例
乙酰胆碱 （激动药）	1869 年，施米德贝格（Schmiedeberg）首次从捕蝇蕈中分离出一种有毒的天然生物碱，这种生物碱被称为毒蕈碱。 1907 年，狄克逊（Dixon）注意到毒蕈碱的作用与刺激迷走神经引起的反应非常一致，于是他设想：迷走神经是通过释放毒蕈碱样的物质来传递其冲动的吧？ 1914 年，英国人 H. H. 戴尔（Henry Hallett Dale）（图 2-51）研究乙酰胆碱（图 2-54）的药理性质，并且证明它具有毒蕈碱样作用和烟碱样作用。乙酰胆碱能复制出副交感神经的刺激反应，乙酰胆碱引发人体出现的反应与刺激副交感神经所发生的反应是类似的。于是 H. H. 戴尔就以"拟副交感神经"这一术语来体现乙酰胆碱的作用特点，并且推测组织中有一种酯酶能够将乙酰胆碱迅速分解成胆碱和乙酸，终止其作用，这种酶后来被证实就是乙酰胆碱酯酶。 1929 年，H. H. 戴尔在牛、马的脾脏中发现高浓度的乙酰胆碱——乙酰胆碱真的存在于动物的组织器官中。 1930 年，H. H. 戴尔及其合作者又通过实验证实副交感神经的兴奋是由它所释放的乙酰胆碱引起的。而且所有副交感神经节后纤维末梢都能释放乙酰胆碱，乙酰胆碱释放出来后，副交感神经支配的心肌、平滑肌、腺体等就出现相应的效应。 1936 年，奥托·洛伊维和伦道夫·梅杰、克莱因（J. Cline）合成一系列胆碱衍生物，并在临床上进行试验。他们发现多一个甲基的乙酰胆碱类似物与代谢敏感的酯酶分子结合后，能够抑制酶的降解，该酶称为胆碱酯酶。 1937 年，H. H. 戴尔等人陆续发现，不仅是副交感神经的节后纤维，所有的交感神经、副交感神经的节前纤维以及运动神经，其末梢释放的神经递质都是乙酰胆碱。 1952 年，英国人伯恩哈德·卡茨（Bernhard Katz）对此进行深入的研究。卡茨在骨骼肌运动终板处观察和记录到极小的（0.1～3.0 mV）自发去极化。它以大约每秒钟一次的频率随机发生。这种电变化除了振幅小、"自发"发生以外，在形状、持续时间和对药物的反应性方面都与终板电位相似，因此被称为"小终板电位"。伯恩哈德·卡茨提出乙酰胆碱的"量子式释放"学说，即小终板电位是乙酰胆碱以"量子式"自发随机释放的结果。 1955 年，戴·罗伯底斯（De Robertis）与班尼特（Bennett）通过电子显微镜观察发现，在神经肌肉接头的末梢中，存在大量直径约为 50 nm 的突触囊泡。据估计，每个囊泡含有 1000～50000 个乙酰胆碱分子，而一个运动神经纤维末梢则含有 300000 个以上的囊泡。这样算下来，哪怕每个囊泡仅仅含有 1000 个乙酰胆碱分子，对于形成小终板电位来说，也绰绰有余
烟碱	根据考古发现，人类尚处于原始社会时，烟草就进入美洲居民的生活。 1492 年，哥伦布的两个船员杰雷兹和托瑞斯发现古巴土人点燃干烟并吸其冒出的烟，杰雷兹试着吸了起来，他成为欧洲第一个吸烟者。 1518 年，西班牙探险家发现阿兹特克人和玛雅人用空芦苇吸烟草，西班牙人也学着吸起来，第一支卷烟就此产生。 1560 年，法国驻葡萄牙大使 J. N. 德维尔曼（Jean Nicot de Villemain）将烟草运往巴黎，赠送给法国国王。当时认为吸烟可以预防疾病，特别是瘟疫。 1559 年至 17 世纪，烟草不仅用于吸烟，也用于制备杀虫剂。 1828 年，德国人 W. H. 波塞尔特（Wilhelm Heinrich Posselt）和 K. L. 莱曼（Karl Ludwig Reimann）从烟草中分离出烟碱（即尼古丁）（图 2-55），他们认为烟碱是一种毒药。 1843 年，比利时人 L. H. F. 梅尔桑（Louis-Henri-Frédéric Melsens）提出尼古丁的分子式。 1893 年，德国人阿道夫·皮纳（Adolf Pinner）和理查德·沃尔芬斯泰因（Richard Wolffenstein）确认尼古丁的结构。 1904 年，瑞士人皮克特（图 2-52）和罗茨奇（A. Rotschy）合成尼古丁

类别	事例
烟碱受体	20 世纪 90 年代,法国神经学家 J. P. 尚热(Jean-Pierre Changeux)在烟碱受体的鉴定方面作出突出的贡献。他与同事对含有丰富胆碱能突触的鳗鱼电组织进行实验,将分离获得的电组织膜微米大小的碎片封闭起来形成微囊,微囊内可充填放射性 Na^+ 和 K^+,加入乙酰胆碱可使进出这些微囊的离子明显增加,非常像肌膜对乙酰胆碱的反应,从而发现烟碱受体
毛果芸香碱(激动药)	在南美洲的丛林里,有一种灌木植物,叫毛果芸香。当地人很早就知道咀嚼这种植物的叶子会引起唾液分泌,可以生津止渴。 1874 年,巴西医生古汀哈(Coutinhou)从毛果芸香的叶子中提取出一种生物碱,并将其分离出来,这就是毛果芸香碱(图 2-56)
莨菪碱,东莨菪碱,山莨菪碱(阻断药)	曼陀罗又名风茄儿、山茄子、大颠茄、颠茄、闷陀罗等。曼陀罗花又名洋金花、押不芦、山茄花、胡茄花、风茄花、天茄花等,为茄科植物白花曼陀罗或毛曼陀罗的干燥花。蒙汗药相传就是用曼陀罗花的花朵晾干后,磨成细粉而制成。洋金花的主要成分有东莨菪碱、莨菪碱、阿托品等。古希腊神话中有命运三女神,大姐克洛索(Clotho)掌管未来,并纺织生命之线;二姐拉切西斯(Lachésis)决定生命之线的长短;三妹阿特洛波斯(Atropos)掌管死亡,负责切断生命之线。植物分类学家林奈以 Atropos 对颠茄(*Atropa belladonna*)这一植物进行命名。在意大利文中,"Belladonna"中的"Bella"是美丽的意思,而"donna"则是女郎。 我国古代将莨菪的种子入药,称为"天仙子",因误食后中毒者的表现颇为狂浪放荡,故名之为"莨菪"。《神农本草经》言天仙子"多食令人狂走,久服轻身,走及奔马,强志,益力,通神"。《雷公炮炙论》云:"勿误食,冲人心,大烦闷,眼生星火。"阿拉伯的《天方夜谭》曾将莨菪子描述为巫师酿造的饮料,人饮用之后会出现狂乱及疯癫的行为。 文艺复兴时期,妇女因为用煮过颠茄根的水来滴眼睛,可以使瞳孔扩大,眼睛就会显得很漂亮,而将其作为化妆品使用。其外用毒性较弱,内服毒性极强,以至于中世纪的谋杀者常用颠茄作为毒药来杀人。 1831 年,德国人 H. F. G. 米恩(Heinrich F. G. Mein)从颠茄的根中分离得到阿托品(Atropine),其命名也是由命运女神阿特洛波斯而来。 19 世纪 60 年代,英国人斯夸尔斯(P. Squires)推荐用颠茄搽剂进行神经阻断试验,用于人体浅表部肿瘤手术麻醉。布克海姆(R. Buchheim)从莨菪的种子(天仙子)中发现东莨菪碱,并指出其为镇痛作用的活性成分。 1879—1884 年,拉登堡(A. Ladenburg)研究颠茄科植物的活性成分,得到纯东莨菪碱,并推测其化学性质与阿托品相似。 公元前 4 世纪,据记载,曼陀罗具有治疗痛风、止痛和失眠的作用。 宋代,司马光在《涑水记闻》中记载:"杜杞字伟长,为湖南转运副使。五溪蛮反,杞以金帛、官爵诱出之,因为设宴,饮以曼陀罗酒,昏醉,尽杀之。" 宋代,周密所著《癸辛杂识》中提到押不芦:"汉北回回地方有草,名押不芦(即曼陀罗花),土人以少许磨酒饮,即通身麻痹而死,加以刀斧亦不知,至三日,则以少药投之即活。" 明代魏浚的《岭南琐记》和清代吴其浚的《植物名实图考》中有同样记载:"用风茄为末,投酒中,饮之,即睡去,须酒气尽而寤。" 19 世纪,美国人用这种植物的种子提取物制成敷剂和搽剂,用来治疗昆虫叮咬;也可用植物的干燥叶子制成烟草后吸食,以治疗气喘。 1901 年,德国人 R. M. 维尔斯泰特(图 2-53)首次合成阿托品(图 2-57)。 1965 年,中国医学科学院药物研究所从茄科唐古特莨菪的茎叶中提取出山莨菪碱。其作用类似于阿托品,同时有镇痛作用,但扩瞳及抑制腺体作用较弱。山莨菪碱用于抢救中毒性菌痢、爆发性流脑导致的感染性休克及微循环障碍,取得良好效果。

类别	事例
莨菪碱，东莨菪碱，山莨菪碱（阻断药）	1982 年,中国人修瑞娟撰写"关于山莨菪碱抑制血栓素合成,抑制粒细胞聚集,抑制血小板聚集"的论文,即海涛式灌注理论,被命名为"修氏理论":人体微循环并不像大循环那样只是简单地灌溉式灌注,而是一种节律运动,如同大海的海浪一样,一浪接着一浪,而对组织器官的最后一浪,才是至为关键的。而山莨菪碱恰好可以使微血管管袢中的血流由静止变为流动,流速由慢变快,大大抑制微血管痉挛,改善灌流效果,从而达到治疗目的
箭毒，琥珀胆碱（阻断药）	箭毒,也称狩猎毒,是南美洲和非洲各种箭毒的总称,源自南美洲的印第安部落。印第安人和非洲人使用涂有箭毒的弓弩射杀野兽已有数百年的历史。 1536 年,意大利人安东尼奥·皮加费塔(Autonio Pigafetta)在威尼斯出版的一本书中记载一名战士被当地土著人射来的毒箭所杀。 1844 年,法国人克洛德·贝尔纳(Claude Bernard)通过实验证明箭毒能使肌肉松弛。 1847 年,科学家研究证明人工呼吸可救活箭毒中毒者。 1856 年,德国人克洛德·贝尔纳用青蛙证明筒箭毒箭作用于神经肌接头。 1857 年,维尔皮安(Vulpian)宣布箭毒是一种马钱子碱。 1906 年,亨特(Hunt)和塔沃(Taveau)合成琥珀胆碱(图 2-59)。 1925 年,法国和英国科学家用箭毒治疗肌肉张力亢进症、痉挛症和其他强直性痉挛症。 1935 年,英国人亨利·金(Henry King)分离出一种季铵型箭毒碱,并确定其分子式。 1942 年,加拿大人格里菲斯(Griffith)和 G. E. 约翰逊(G. Enid Johnson)利用箭毒使手术病人肌肉松弛。 1949 年,艾森·博韦(Ethenne Bovet)发现琥珀胆碱具有神经肌肉阻断作用,没有严重的副作用,后被应用于临床
毒扁豆碱（阻断药）	在非洲尼日利亚的旧加拉巴地区生长着一种毒扁豆(或称裁判豆),是多年生的木本攀援植物。 1846 年,英国人丹尼尔(W. Daniell)发现西非民间团体在执行犯人审判和定罪时,强迫犯人喝毒扁豆水提液,如果犯人出现中毒症状,就宣布其有罪,并假托说,这是神道的审判。据说,无罪的人不怕神的裁判吞食很快,刺激胃引起呕吐,起保护作用,不会中毒;有罪的人因害怕审判服食慢,不引起呕吐而吸收中毒。 1855 年,英国人罗伯特·克里斯蒂森(Robert Christison)通过动物实验证明毒扁豆提取物能使实验动物心脏停止跳动而引起死亡。他又在自己身上进行试验,服食一定量的提取物,亲身经历身体极度虚弱的中毒症状,并侥幸活了下来。 1862 年,罗伯特·克里斯蒂森的学生 T. R. 弗雷泽(Thomas Richard Fraser)发现毒扁豆浸出液可引起瞳孔收缩,其博士论文获得爱丁堡大学金质奖章。次年,他从加拉巴豆中分离得到毒扁豆碱,命名为"依色林(eserine)"(图 2-58)。 1864 年,化学家乔布斯特(Jobst)和海塞(Hesse)从毒扁豆提取物中分离出毒扁豆碱。罗伯逊(D. Robertson)将毒扁豆碱用于眼科试验。结果表明毒扁豆碱能拮抗阿托品对瞳孔的作用。 1876 年,路德维格·拉克尔(Ludwig Laqueur)将毒扁豆碱应用于青光眼的治疗,其本人也是青光眼患者。 20 世纪 20 年代,奥托·洛伊维阐明毒扁豆碱对人体的作用机制。 1925 年,英国人斯特德曼(E. Stedman)和巴吉尔(G. Barger)阐明毒扁豆碱的化学结构。 1931 年,巴斯尔罗克研究室埃斯克林曼(J. Aoschliman)根据毒扁豆碱的母核合成新斯的明,其缩瞳作用比毒扁豆碱好。 1934 年,伦敦阿尔芬格医院中,沃克(Walker)医生用毒扁豆碱治疗重症肌无力瘫痪病人并获得成功。 1935 年,美国人 P. L. 朱利安(Percy Lavon Julian)和约瑟夫·皮克(Josef Pikl)合成毒扁豆碱

续表

类别	事例
农药与毒气	1763 年,法国人用烟草及石灰粉防治蚜虫,这是世界上首次报道的杀虫剂。 1854 年,法国人菲利普·克莱蒙特(Philippe de Clermont)合成第一种有机磷乙酰胆碱酯酶抑制剂焦磷酸四乙酯(TEPP)。 1936 年,德国人格哈德·施拉德(Gerhard Schrader)在拜耳实验室合成有机磷农药,总共合成 2000 多种化合物。 1937 年,格哈德·施拉德由于一次偶然的事故而发现塔朋(tabun)(图 2-60)毒气:在实验中有一滴塔朋不慎滴到实验台上,短短数分钟内他和他的实验助手就感觉到瞳孔缩小、头晕以及极度呼吸困难。他们用了 3 个星期才完全恢复健康。格哈德·施拉德又先后合成沙林(图 2-61)、梭曼(图 2-62)和环沙林(图 2-63)毒气。 1939 年,纳粹德军建造了专门生产塔朋的工厂,当时有超过 3000 人受雇于该工厂,全部配备呼吸面罩和防护衣。即使如此,在开工后的 2 年半内至少有 10 人死于生产事故引起的塔朋中毒。 第二次世界大战后,全球使用 2500 吨尼古丁作为杀虫剂。 1943 年,格哈德·施拉德的第一个有机磷杀虫剂进入德国市场。 20 世纪 50 年代,根据毒扁豆碱的结构制备类似物,即 N-甲基氨基甲酸酯类杀虫剂,如涕灭威、克百威、抗蚜威等。 1955 年,受神经毒气启发,科学家合成敌敌畏(图 2-64)。 1957 年,天津农药厂投产了我国第一种有机磷农药——对硫磷

知识链接

吃毒蘑菇为什么会中毒?

　　毒蕈,亦称毒菌,即俗语"毒蘑菇"。有的人误食毒蘑菇后会出现皮肤潮红、多汗、流涎、流泪、脉搏缓慢、瞳孔缩小等症状,继而出现视物模糊、头晕目眩、呕吐、腹泻,最后死于虚脱。也有的人在食用后几小时会出现剧烈腹痛、呕吐、腹泻,两三天后出现溶血表现,而且有严重肝损害,出现黄疸,昏迷而死亡。古时候的谋杀者常利用毒蘑菇下毒。据说古希腊著名哲学家苏格拉底就是被毒蘑菇中提取的致幻剂毒死的。墨西哥的原始民族将毒蘑菇称为"神仙吃的肉",就是因为它能引发幻觉。其原因是毒蘑菇中的毒蕈碱与毒蕈碱型受体(muscarinic receptor,即 M 受体)结合,M 受体是心肌、骨骼肌、平滑肌和腺体细胞上存在的一种蛋白质,可以和天然植物中的毒蕈碱结合,产生一系列副交感神经末梢兴奋效应。

箭毒的来源

	名称	主要成分	记载
植物	毛莨科乌头属乌头	生物碱	《本草纲目拾遗》记载的《白猿经》中以草乌为原料,制造"射图膏法",砂糖样挑起取用,上箭快。古彝文《毒的起源经》中记载,先民使用川乌、草乌毒草,熬水,浓缩,制成箭毒用于射猎
	桑科见血封喉属见血封喉	强心苷	爪哇土著人取该树树皮乳液制箭毒。传说在两个世纪前,爪哇有个酋长用涂有一种树的乳汁的针,刺扎犯人的胸部,引起犯人窒息而死
	防己科植物锡生藤	生物碱	分布于热带南美洲,提取自根茎,主要成分为筒箭毒碱
	豆科相思子属相思子	蛋白质	在印度曾作为试罪刑毒。在马来西亚用于制箭毒,毒性较慢
	马钱科马钱属马钱	生物碱	其种子被土著人制成浸膏,制作箭毒
动物	棘树蛙科棘树蛙	生物碱	印第安人将其放在明火上烤,生成一种乳白色的液体,可用于制作箭毒
	牛角蜂和七里蜂	蛋白质、肽类、组胺等	工蜂尾部螫针在自卫时放出的毒汁
混合毒	由多种蜘蛛毒、蝙蝠毒、毒蛇毒、植物毒等组成		

二、心血管系统药物

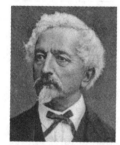
图 2-65　阿斯卡尼奥·索布雷罗

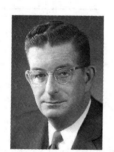
图 2-66　R. B. 伍德沃

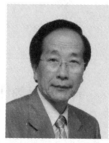
图 2-67　远藤章

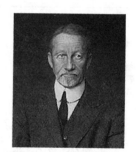
图 2-68　W. H. 豪厄尔

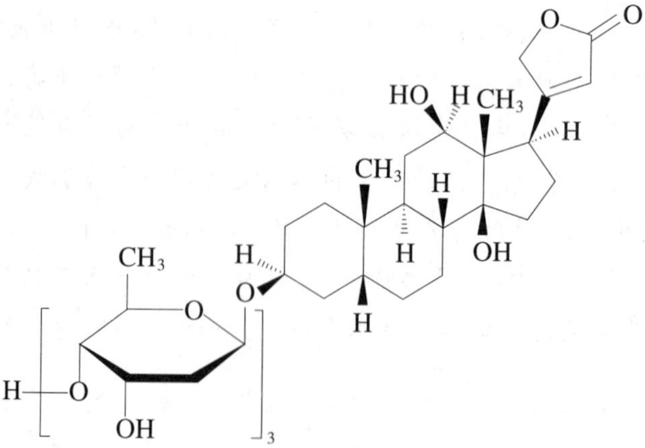

图 2-69　地高辛

图 2-70 硝酸甘油

图 2-71 地尔硫卓

图 2-72 硝苯地平

图 2-73 卡托普利

图 2-74 可乐定

图 2-75 利血平

图 2-76 氢氯噻嗪

图 2-77 美伐他汀

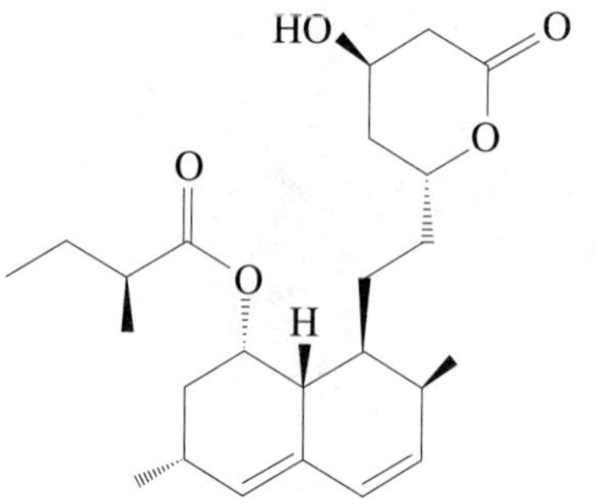

图 2-78　洛伐他汀

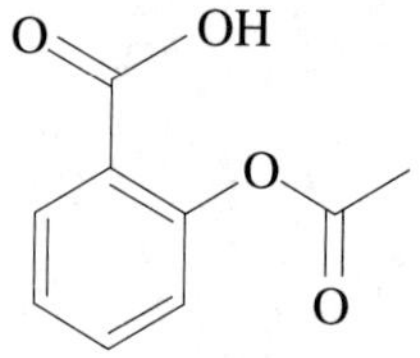

图 2-79　阿司匹林

1.抗充血性心力衰竭药

心力衰竭是心功能不全的一种障碍性疾病,表现为心肌收缩功能降低或障碍,导致心排出量降低和机体组织供氧和代谢的血液供应减少,从而引起心脏功能的衰竭。

表 2-15　抗充血性心力衰竭药

类别	事例
强心苷	洋地黄(*Digitalis purpurea*),其名来自拉丁文"digitus",意为"手指",因其花冠呈指套状;"purpurea"意为紫色,表示其花冠的颜色为紫色。洋地黄在欧洲作为观赏花而普遍种植,10 世纪就流传为家庭良药,13 世纪用作外科治疗药物,16 世纪在草药书中记载其叶有毒性。 1775 年,英国人威廉·维瑟林(William Withering)治疗一位水肿患者,但很久不见好转。他告诉那个病人她活不了多久。几个月后,那个病人奇迹般恢复,原来是从一个吉卜赛女人赫顿(Hutton)手里得到一种草药茶进行了治疗。威廉·维瑟林以三块金币购买了草药茶的配方,最终发现是可以有效治疗浮肿的植物洋地黄。 1785 年,通过近 10 年的研究,威廉·维瑟林出版《毛地黄的说明及其医药用途:浮肿病以及其他疾病的实用评价》,总结自己大量的临床实验结果,描述洋地黄的毒性。 1871 年,法国人纳蒂韦勒(Nativelle)发现洋地黄中的有效成分洋地黄苷。 1875 年,德国人施米德贝格分离出洋地黄毒苷纯品,后来法国人纳蒂韦勒将洋地黄毒苷应用于临床。 1930 年,宝来·威廉(Burroughs Wellcome)制药公司研究人员西德尼·史密斯(Sydney Smith)从洋地黄中分离出另一有效成分地高辛(图 2-69),地高辛成为治疗心力衰竭的常用药物

2.抗心绞痛药

心绞痛是冠状动脉供血不足引起的心肌急剧的、暂时性缺血缺氧的临床综合征,其典型症状为阵发性的胸骨后压榨性疼痛,可从胸部放射至下颌、颈部及左上肢等部位。

表 2-16 抗心绞痛药

类别	事例
硝酸甘油	早期心绞痛主要采用白兰地酒、鸦片、乙醚或氯仿来治疗,这些麻醉剂可暂时产生局部麻木状态,以减轻疼痛。人们还采用去除部分甲状腺的手术来减轻心绞痛。 1846—1847 年,意大利人阿斯卡尼奥·索布雷罗(Ascanio Sobrero)(图 2-65)最初采用硝酸处理棉花的方法得到多糖产物,后用硝酸和硫酸冷的混合液对甘油进行硝基化,首次合成硝酸甘油(图 2-70)。索布雷罗发现口尝硝酸甘油可引起剧烈头痛。 1847 年,德国人康斯坦丁·赫林(Constantine Hering)提供硝酸甘油治疗多种疾病的合理剂量。 1851 年,瑞典人 A. B. 诺贝尔(Alfred Bernhard Nobel)用多孔硅胶吸收不稳定的硝酸甘油并最终制备出炸药。 1878 年,受托马斯·布兰顿(Thomas Brunton)发现亚硝酸异戊酯可治疗胸痛的启发,英国人威廉·默雷尔(William Murrell)尝试用硝酸甘油缓解心绞痛和降低血压,证明头痛发生的原因是使用过量。 1879 年,威廉·默雷尔在《柳叶刀》上发表其研究成果。 1896 年,诺贝尔心绞痛很厉害,医生开出硝酸甘油为其治疗,为不让化学家和大众感到害怕,改名"Trinitrin(三硝酸甘油酯)"。但为时已晚,7 个星期后他死于心绞痛和心脏病 1986 年,美国人费瑞·慕拉德(Ferid Murad)和 R. F. 弗奇戈特(Robert F. Furchgott)、路易斯·路伊格纳洛(Louis Ignarro)分别证明硝酸甘油通过产生一氧化氮气体而发挥作用。
地尔硫卓	20 世纪 70 年代,地尔硫卓(图 2-71)在日本田边制药(Tanabe Seiyaku)实验室中产生。日本研究人员原本想用苯并噻唑类化合物制造一种抗抑郁症药,然而在第一次检测时却发现,这些合成化合物能够扩张血管。日本制药公司将许可证签发给美国杨森制药公司。1981 年,地尔硫卓在德国获得上市批准

3. 抗高血压药

高血压是不同原因或疾病所引起的临床表现,其发生发展的病理生理过程涉及多种因素,包括神经体液功能紊乱、心血管自身调节功能减弱、激素或局部活性物质异常及电解质失衡等。

表 2-17 抗高血压药

类别	事例
普萘洛尔	1958—1964 年,英国人 J. W. 布拉克发现普萘洛尔,可用于心脏病和高血压的治疗
硝苯地平	1969 年,德国拜耳药业开发出硝苯地平(图 2-72),发现硝苯地平明可以改善心脏冠状血管中的血液流动,作用快,持续久。将 1 mg 制剂送到一条狗舌黏膜上,2～3 min 后其心脏冠状血管血流量会提高,10～25 min 后血流量是开始时的 2 倍,这种作用会延续数小时之久。 1972 年,硝苯地平被发现不仅可以扩大心脏冠状血管,也可以扩大肌体较远部分的血管。 1973 年秋,在东京举行第一届国际硝苯地平学术研究会。钙离子通道阻滞剂发现者阿尔布雷希特·弗莱肯泰因(Albrecht Fleckenstein)展示了硝苯地平。 1981 年,硝苯地平在美国上市,用于高血压的治疗

类别	事例
卡托普利	1898 年,芬兰人罗伯特·蒂格斯泰特(Robert Tigerstedt)和他的学生 P. G. 伯格曼(Per Gunnar Bergman)发现肾脏的提取液中含有长效增压物,称之为"肝素"。100 多年后,肾素—血管紧张素系统被阐明,血管紧张素Ⅰ在血管紧张素转化酶的作用下转化为血管紧张素Ⅱ,后者引起血管收缩,造成血压升高。 1965 年,英国人约翰·万(John Vane)的学生塞尔吉奥·费雷拉(Sergio Ferreira)带给他一些巴西毒蛇的蛇毒提取物,塞尔吉奥·费雷拉观察到人被该毒蛇咬中后会血压下降,后来从蛇毒中分离出含有 9 个氨基酸的多肽替普罗肽。 1967 年,约翰·万说服同事米克·巴克(Mick Bakhle)用巴西蛇毒提取液与体外制备的血管紧张素转化酶反应,发现蛇毒是一种有效的血管紧张素转化酶抑制剂。但由于蛇毒有剧毒,故无法直接应用。 1970 年,大卫·库什曼(David Cushman)和 M. A. 奥特梯(Miguel A. Ondetti)受施贵宝(Squibb)公司 5 万美元的支持合成 1 kg 替普罗肽,并证明其在人身上有降压作用。 1975 年,施贵宝公司(现在百时美施贵宝前身)M. A. 奥特梯、伯纳德·鲁宾(Bernard Rubin)和大卫·库什曼将替普罗肽分子切成碎片,并将其中一个羧基换成巯基,处理后的物质对血管紧张素转化酶的抑制作用提高 2000 倍,得到第一种口服药物卡托普利(图 2-73)。 1977 年,卡托普利被授予专利号 4046889。 1981 年,卡托普利获美国食品药品监督管理局批准上市
可乐定	20 世纪 60 年代,德国勃林格殷格翰(Boehringer-Ingelheim)制药公司合成能消除感冒引起的鼻黏膜炎症的咪唑衍生物,首先合成"ST91",后因头皮发痒或皮肤发痒等太大的副作用而被迫放弃。后合成"ST155",可使黏膜消肿。不久,一位女秘书尼克尔患严重感冒,她愿意服用 0.3‰ ST155 溶液。她往两个鼻孔里滴了 10～15 滴这种溶液。10～15 min 后,尼克尔小姐就困倦了,她令同事们惊诧不已地在两把排在一起的软垫椅子上酣然入睡。这时引人注目的是她的瞳孔缩小和 1 分钟跳 48 次的缓慢脉搏。3 h 后,该下班了,她才被人叫醒。尼克尔小姐在家里睡了整整一夜,直到第二天中午 12 点才醒。 1962 年,尼克尔小姐的主任马丁·沃尔夫又做一次自身试验。沃尔夫在 0 点 15 分上床睡觉前滴大约 10 滴 ST155,睡约 20 h,显现每分钟 40～48 次的低脉搏,血压 90～60,脸色苍白,困倦。结论就是:ST155 可强烈地降低血压。ST155 后被称作可乐定(clonidine)(图 2-74)
利血平	早期,"蛇根木(Sarpagandha)"在印度用于治疗精神病,同时具有解热、镇静和治疗毒蛇咬伤的作用,使用了几千年。 1950 年,美国人 R. W. 威尔金斯将抗精神病和降压药利血平引入美国。 1952 年,从植物萝芙木中分离出利血平(图 2-75)。 1953 年,利血平的分子式和自然形态被阐明。 1958 年,利血平由 R. B. 伍德沃(Robert Burns Woodward)(图 2-66)首次合成
氢氯噻嗪	1959 年,默克(Merck)和汽巴(Ciba)公司宣布它们发现氢氯噻嗪(图 2-76)商业化应用的可行性。 2008 年,美国医师开具 4780 万张氢氯噻嗪的单药处方和 8710 万张含有氢氯噻嗪的联用处方
螺内酯	1957 年,螺内酯被首次合成。 1958—1961 年,螺内酯获得专利授权。 1959 年,螺内酯作为盐皮质激素抑制剂应用于临床,早期用于降压,后用于治疗水肿和利尿。 1968—1969 年,螺内酯被发现具有抗雄激素作用,可引起男性乳房发育,用于女性多毛症。 20 世纪七八十年代,螺内酯应用于男女祛痘

4.调血脂药和抗凝血药

血脂异常是血液脂质代谢异常的总称,按照病因分为原发性血脂异常和继发性血脂异常。其主要表现为易致动脉粥样硬化的脂蛋白(如 LDL、VLDL)及其载脂蛋白(如 apoB)含量过高,或抗动脉粥样硬化的脂蛋白(如 HDL)及其载脂蛋白(如 apoA)含量过低。血液中凝血和抗凝血、纤溶和抗纤溶系统保持动态平衡,共同维持血液的流动性,一旦平衡失调,可导致血管内凝血,形成血栓栓塞性疾病,或引起出血性疾病。

表 2-18　调血脂药和抗动脉粥样硬化药

类别	事例
曲帕拉醇 (调血脂药)	胆固醇是人类生命所必需的物质,其在人脑中含量较多,并可进一步合成激素。胆固醇可以通过食物补充或在肝脏或肠道内产生。 20 世纪 50—60 年代,波士顿大学研究人员在位于附近的弗雷明汉(Framingham)镇组织心脏病研究小组进行研究,结果表明胆固醇是引发冠状动脉疾病的主要危险因子。 1961 年,理查森·梅里尔(Richardson-Merrell)推出抗胆固醇新药曲帕拉醇(triparanol),但其可以在猴子身上引起白内障和其他副作用,并且在人身上也有相关副作用。曲帕拉醇只抑制胆固醇生物合成反应的最后一步,且白内障的形成是由角膜内非可代谢类固醇的沉积引起的。其应用的失败使人提出一种假说,在合成胆固醇的早期对合成途径进行抑制是抑制胆固醇生物合成的一种安全方法
他汀类 (调血脂药)	1971 年,日本学者远藤章(Akira Endo)(图 2-67)开始对一种假说进行研究。因为许多微生物的生长都需要胆固醇,他用两年多的时间从 6000 多种菌中找到一种名为 *Penicllium citriumd* 的细菌,该菌能生成有效成分美伐他汀(图 2-77),后者可抑制 3-羟基-3-甲基戊二酰辅酶 A(HMG-CoA)还原酶,进而抑制胆固醇的生成。 1972—1974 年,美国人 M. S. 布朗(Michael S. Brown)和 J. L. 戈德斯坦(Joseph L. Goldstein)证明,肝脏处理胆固醇的过程是通过低密度脂蛋白(LDL)受体调节胆固醇,且与 HMG-CoA 有关,并阐明他汀类药物可以降低低密度脂蛋白。 1976 年,远藤章将美伐他汀用于下蛋母鸡,使鸡蛋中胆固醇含量下降了一半。后用于狗和猴子,也取得满意效果。但狗被发现患有肿瘤。 1978 年,默克药业罗伊·瓦格洛斯(Roy Vagelos)、A. W. 阿尔伯特(Alfred W. Alberts)和朱莉·陈(Julie Chen)用成千上万个土壤样品进行测试,发现洛伐他汀是一种有效的 HMG-CoA 还原酶抑制剂。3 个月后其结构被解析出来。 1985,华纳—兰伯特(Warner-Lambert)公司 B. D. 罗特(Bruce D. Roth)与同事合成阿托伐他汀,该物质在动物身上降低胆固醇的作用与洛伐他汀一样。但临床试验显示,立普妥的功效大大超过动物实验结果,对人体使用最低 10 mg 剂量就能降低 38% 胆固醇,远远超过同类药物最高剂量的水平。 1989 年,通过微生物修饰,日本三共公司和美国百时美施贵宝公司联合推出普伐他汀。 1997 年,阿托伐他汀被华纳—兰伯特公司及联合上市伙伴辉瑞公司共同推向市场。 2004 年,阿托伐他汀销售额达 109 亿美元,成为第一个销售额超过 100 亿美元的药物
链激酶 (抗凝血药)	1933 年,蒂耶(Tillet)等发现被 β 溶血性链球菌污染的血液竟然不凝固,由此发现 β 溶血性链球菌的培养滤液能够产生一种使人血凝块溶解的物质。 1945 年,克里斯滕森(Christensen)等发现这种物质能够激活纤维蛋白酶原,使之转化为纤维蛋白酶,故将其命名为"链激酶"

续表

类别	事例
肝素	1916 年,美国人杰伊·麦克林(Jay McLean)和 W. H. 豪厄尔(William Henry Howell)(图 2-68)从狗的脏器提取物中找到能够促进血液凝固的物质。麦克林发现,脑和心的提取物都有促进凝血的作用,可肝脏提取物不但不能促进凝血,反而会抗凝。于是,麦克林将这个发现报告给 W. H. 豪厄尔。因这种抗凝物质来自肝脏(肝脏的希腊文为"heper"),故 W. H. 豪厄尔将其命名为"肝素"(heparin)。 1937 年,科学家发现肺内也有肝素,甚至比肝脏中还要多。肝素在临床上首次用于预防血栓形成并获得成功。 1939 年,布林克豪斯(Brinkhous)和他的同事发现,肝素的抗凝作用是由血浆中的内源性物质介导的,这种内源性物质就是一种抗凝血酶。 1969 年后,抗凝血酶从血浆中被提纯
阿司匹林	20 世纪 40 年代,美国人劳伦斯·克莱文(Lawrence Craven)发现大量服用含阿司匹林(图 2-79)的咀嚼糖的病人在手术后伤口很难愈合。他推荐服用 325~650 mg 的阿司匹林给他的肥胖病人,结果 1465 例男性病人中没有一例患有冠状动脉阻塞或冠状动脉供血不足。 1952 年,劳伦斯·克莱文在《密西西比谷医学杂志》上发表自己的研究结果,但读者群太小,研究结果因缺乏严谨的科学论据而受到质疑。 20 世纪 80 年代,严谨的科学数据最终证实阿司匹林确实可以预防心肌梗死和脑血栓。 1985 年,美国人类健康服务部宣传:每天服用一粒(81 mg)阿司匹林可预防二次心脏病

三、解热镇痛抗炎药

解热镇痛抗炎药是一类具有解热、镇痛作用,绝大多数还具有抗炎、抗风湿作用的药物。

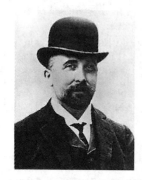 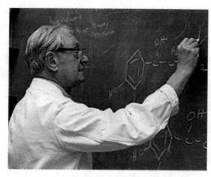 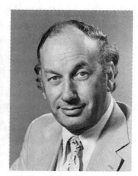

图 2-80　费利克斯·霍夫曼　　图 2-81　朱利叶斯·阿克塞尔罗德　　图 2-82　约翰·万

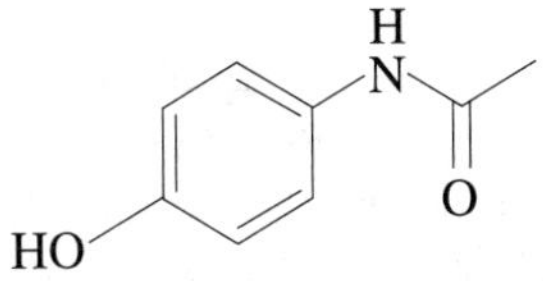

图 2-83 对乙酰氨基酚

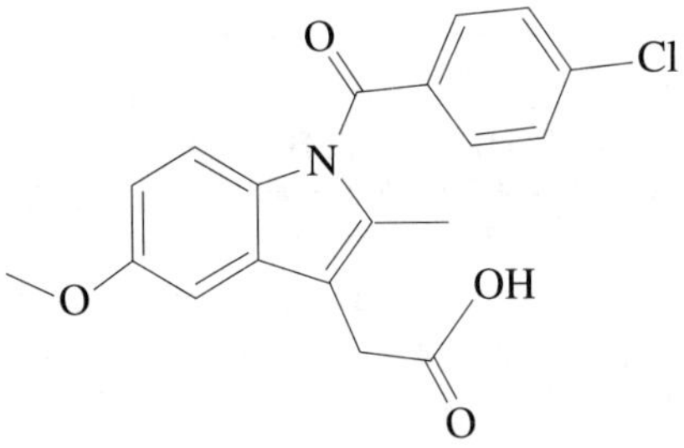

图 2-84 吲哚美辛

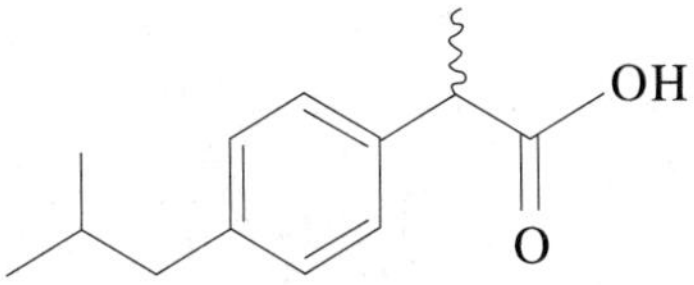

图 2-85 布洛芬

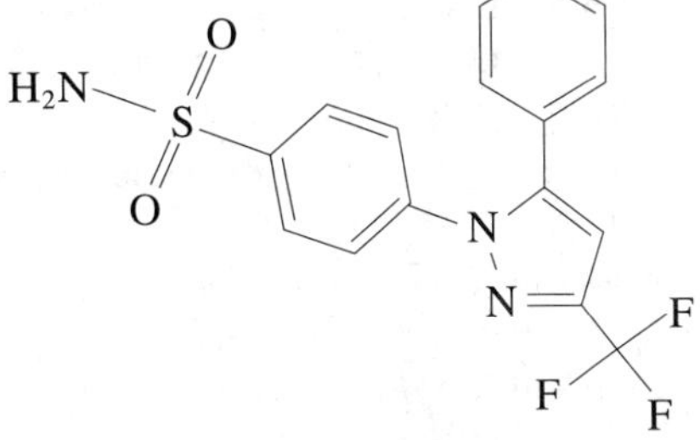

图 2-86 塞来西布

表 2-19 解热镇痛抗炎药

类别	事例
阿司匹林	1862 年,美国人埃德温·史密斯(Edwin Smith)从两个埃及盗墓人手中买下了两卷外观不佳的纸草书,作价 12 英镑。前一卷就以他自己的姓氏命名为《埃德温·史密斯莎草纸(Edwin Smith Papyrus)》,而后一卷则卖给一位德国教授,被这位教授命名为《埃伯斯莎草纸(Ebers Papyrus)》。人们将埃及医药的创始人伊姆霍提普(Imhotep)(约公元前 2600 年)看作该纸草书的原作者。其中《埃伯斯莎草纸》医书中有三处提到柳树,指出这种树可用于强身保健和消炎止痛。希波克拉底在《希波克拉底文集》中也提到用柳树皮给病人止痛的方法。时隔 1000 多年,古希腊的医师仍将"柳"作为一味药。 1758 年,英国人爱德华·斯通(Edward Stone)在伦敦皇家协会发布自己的研究报告:将磨碎的柳树皮加入水或啤酒里给 50 名因疟疾发烧的病人服用,发现效果出奇地好。 1828 年,德国人 J. A. 毕希纳(Johann Andreas Buchner)首先纯化出黄色的物质,并命名为"柳苷"(salicin)。 1838 年,意大人拉菲勒·皮里亚(Raffaele Piria)从上述柳苷中制备出水杨酸,于是慢慢有人将这种由酚类的羟甲基氧化的物质拿来治病,该物质逐渐成为治疗关节炎和退烧的新宠。但是水杨酸在服用之后,常有肠胃不适、腹泻的情形出现,服用高剂量才能止痛,有人因此出现胃出血,甚至死亡。 1853 年,法国人查尔斯·盖哈特(Charles Gerhardt)首次用水杨酸钠和乙酰氯合成乙酰水杨酸,但产品不纯。 1859 年,德国人赫尔曼·科尔贝(Hermann Kolbe)在高压下将苯酚和二氧化碳反应合成乙酰水杨酸。 1869 年,德国人 K. J. 克罗特(Karl Johann Kraut)用类似的方法合成乙酰水杨酸。 1894 年,德国拜耳药业费利克斯·霍夫曼(图 2-80)发现自己深受风湿性关节炎所苦的父亲,无法承受水杨酸的治疗,屡次出现肠胃不适的现象。

类别	事例
阿司匹林	1897年,在阿瑟·格林(Arthur Eichengrün)的指导下,费利克斯·霍夫曼利用改进的合成路线合成纯度更高的乙酰水杨酸,霍夫曼给他父亲服用后,发现抗炎镇痛效果好,无严重的胃肠副作用。 1897年,德国人海因里希·德莱塞发现乙酰水杨酸是水杨酸的前体。他用活金鱼的鳃做实验,证明乙酰水杨酸的局部刺激作用,并证明其可用于治疗关节疼痛。海因里希·德莱塞将乙酰水杨酸改名为阿司匹林。水杨酸最初是从绣线菊中提取出来的,德语为acetylspirsäure。当时大多数药物都以"in"结尾,故命名为阿司匹林(aspirin)。 1904年,拜耳药业为消除药剂水溶性差的缺点,把乙酰水杨酸压缩成药片。 1971年,英国人约翰·万揭示阿司匹林通过抑制体内前列腺素的合成而发挥作用。 1998年,全球消费400亿片阿司匹林
对乙酰氨基酚	1877年,美国人H. N. 莫尔斯在约翰霍普金斯大学用锡在冰醋酸中还原对硝基苯酚来获得对乙酰氨基酚(图2-83)。 1884年,法国斯特拉斯堡(Strasbourg)地区卡恩(A. Cahn)和赫普(P. Hepp)为一名寄生虫感染发热的病人发愁。他们请教诊所里著名的阿道夫·库斯莫尔(Adolf Kussmaul)教授,决定尝试用乙酰苯胺这种肠道杀菌剂来治疗这名患者,但治疗效果却令人失望,寄生虫并没有被清除。然而,在治疗过程中,两位医师发现病人在用药后体温很快下降。这种现象引起他们的注意,因为之前并无这种药物有退热作用的记载。卡恩和赫普随后在兔子和狗的身上试了乙酰苯胺,欣喜地发现它虽然作用时间短,但却有可靠的退热效果,并且没有观察到急性毒性反应。于是,两位年轻的医师又尝试将乙酰苯胺用于24名病人,发现它与安替比林同样有效,并且大多数病人耐受性良好。在使用中唯一发现的问题是病人的皮肤会变蓝,但这一现象起初并没有引起重视。之后,斯特拉斯堡地区附近的一家卡勒(Kalle)公司为两位医师生产大量乙酰苯胺,随着药物的广泛应用,出现越来越多"蓝色皮肤"患者。后经证实,这种现象源自苯胺类药物的血红蛋白毒性——"高铁血红蛋白血症"。 1887年,德国人J. 梅林对对乙酰氨基酚进行临床实验。 1887年,德国拜耳药业埃伯菲尔德(Elberfeld)实验室合成对乙酰氨基酚。 1893年,J. 梅林发表关于"对乙酰氨基酚的临床实验结果"的论文,指出与非那西丁相比,对乙酰氨基酚几乎不会产生高铁血红蛋白血症。 20世纪50年代前,阿司匹林、安替比林和非那西丁主导了镇痛药市场。当时瑞士的一些老年女性在咖啡店享用咖啡时,会习惯性地从服务员那里直接获取头痛药片,与咖啡一起饮用。头痛药片的主要成分通常为非那西丁(或安替比林、异丙安替比林)、阿司匹林和咖啡因。这些习惯也加剧了镇痛药的滥用。镇痛药的滥用最终导致瑞士巴塞尔及附近地区的人们间质性肾炎的发病率逐渐增加。 1957年,默施林(S. Moeschlin)最先指出散利痛(复方对乙酰氨基酚片)滥用与肾衰之间的关系,也就是在这之后不久,镇痛药肾病才引起人们的注意,报道也越来越多。 1947年,大卫·莱斯特和列昂·格林伯格证明对乙酰氨基酚是乙酰苯胺的主要代谢产物。后续实验表明,大剂量的对乙酰氨基酚不会引起大白鼠的高铁血红蛋白血症。 1948年,由伯纳德·布罗迪(Bernard Brodie)、朱利叶斯·阿克塞尔罗德(图2-81)和弗雷德里克·弗林(Frederick Flinn)撰写的三篇论文陆续发表在《药理学及实验治疗学杂志(Journal of Pharmacology and Experimental Therapeutics)》,应用特殊方法再次证明对乙酰氨基酚是乙酰苯胺的代谢产物。 1949年,伯纳德·布罗迪和朱利叶斯·阿克塞尔罗德证明乙酰苯胺可以代谢为对乙酰氨基酚,促成其再次开发。 1953年,对乙酰氨基酚由斯特林—温思罗普(Sterling-Winthrop)公司推入市场,名为"扑热息痛"。 1955年,对乙酰氨基酚因安全性高,由麦克尼尔(McNeil)实验室推入儿童市场。 1956年,由弗雷德里克—斯特恩斯(Frederick Stearns)公司生产的500 mg对乙酰氨基酚片进入英国市场,名为"扑热息痛"

续表

类别	事例
吲哚美辛	1961年,默克药业沈宗瀛等为合成植物生长调节剂而得到吲哚美辛(图2-84)。 1964年,默克公司利用默沙东公司查尔斯·温特(Charles Winter)发明的一种棉线状肉芽胚作为检验抗炎效果的模型。以此方法筛选350个吲哚化合物,最终确定吲哚美辛为有效的抗炎药物
布洛芬	1958年,美国帕克—戴维斯公司(Parke-Davis)史蒂夫·温德尔(Steve Winder)报道紫外线红斑技术用来检测抗炎药物疗效的论文。应用此技术,该公司鉴定一系列芬那酸化合物。 1952年,英国博兹(Boots)公司S.S.亚当斯(Stewart S. Adams)也在进行类似研究。 1960年,英国博兹公司约翰·尼科尔森(John Nicholson)合成叔丁基苯乙酸,并证明其治疗风湿性关节炎很有效,但因引起皮疹而被放弃。后合成异丁卡因(异丁基苯乙酸),长期服用对肝脏有害,在英国停止使用,但在日本很盛行,因为日本人中没有产生肝脏损伤。 20世纪60年代,博兹公司在日本销售38吨异丁卡因。同时证明异丁基苯丙酸(布洛芬)是安全性最高的药物。 1969年,博兹公司把异丁基苯丙酸打入英国市场,给予商品名"布洛芬"(图2-85)
塞来西布	20世纪70年代,约翰·万(图2-82)和同事证明非甾体抗炎药是通过抑制环氧酶而发挥活性的。 20世纪80年代,美国人菲利普·尼德尔曼(Philip Needleman)、D. L. 西蒙斯(Daniel L. Simmons)、H. R. 赫希曼(Harvey R. Herschman)和唐纳德·扬(Donald Young)联合阐明环氧酶COX-1和COX-2的基因和对炎症反应的调节作用。 1993年,在菲利普·尼德尔曼带领下,美国塞尔(Searle)公司(即后来的辉瑞)合成第一种COX-2选择性抑制剂——塞来西布(图2-86)。 1999年,塞尔公司和辉瑞公司合作,以商品名"西乐葆"将其推向市场

四、抗恶性肿瘤药

一个正常的细胞因暴露在病毒或致癌物质中产生一个或多个DNA突变而成为肿瘤细胞,这些改变可以被遗传或经后天获得。目前,已发现大约30个抑癌基因和100个癌基因,由病毒或化学致癌物质引起DNA点突变。

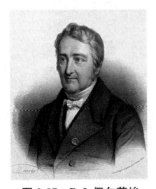

图2-87　P.J.佩尔蒂埃

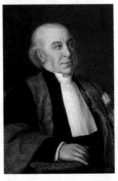

图2-88　吉恩·布莱梅

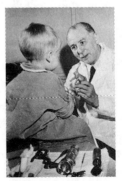

图2-89　西德尼·法伯

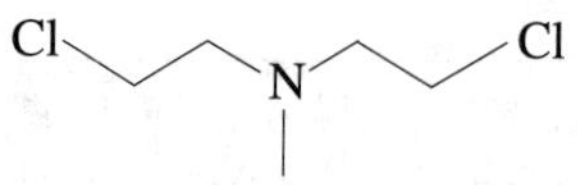

图 2-90　氮　芥

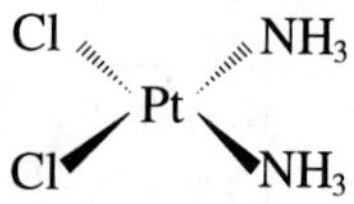

图 2-91　顺　铂

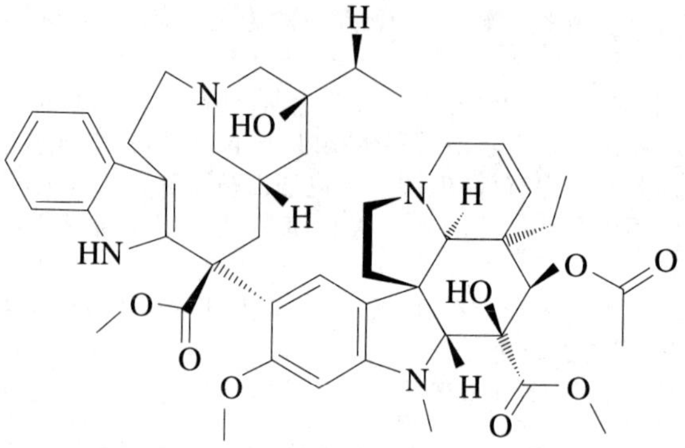

图 2-92　长春碱

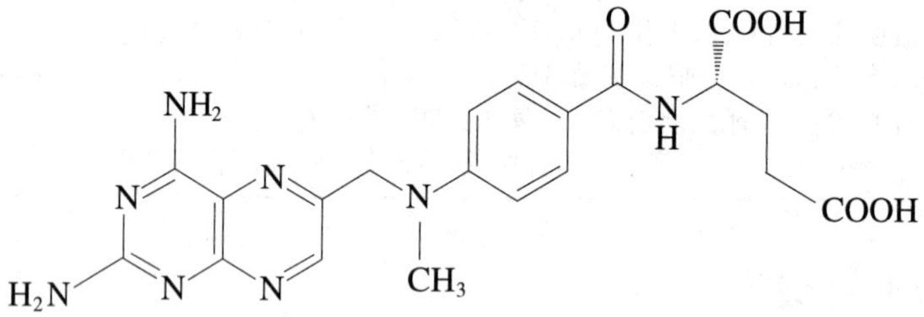

图 2-93　甲氨蝶呤

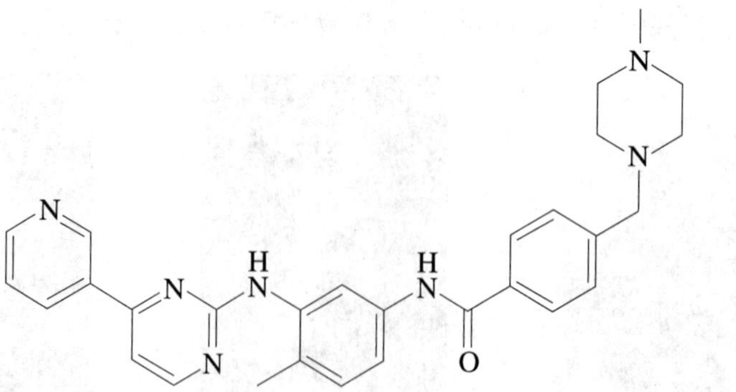

图 2-94　伊马替尼

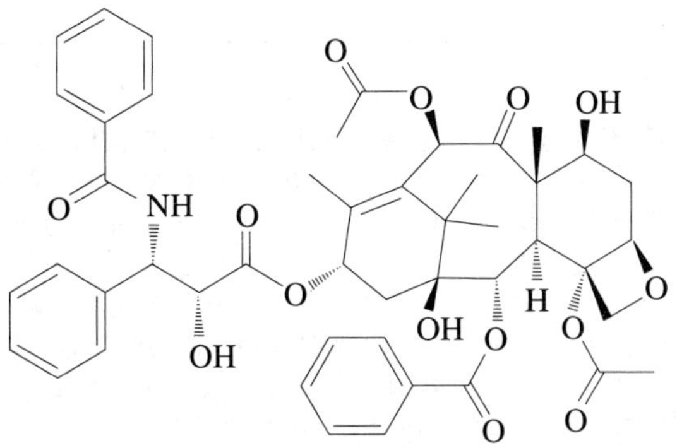

图 2-95　紫杉醇

表 2-20　抗恶性肿瘤药

类别	事例
癌的描述	希波克拉底创造希腊文"καρκινωμα"，这是一个医学术语，特指上皮细胞变化而成的恶性肿瘤，中文翻译成"癌"。 塞尔苏斯将 carcinos 翻译成英文 cancer，也就是"螃蟹"的意思，中文翻译成"癌症"，有无限向外扩散、浸润之意。正常细胞癌变后，就像一匹脱缰的野马，人体无法约束它，产生"异常增生"。这种无止境的增生，导致人体营养物质被大量消耗，身体组织遭受癌细胞释放毒素的毒害，并扩散到人体各个脏器，导致死亡。 盖伦则使用"oncos"描述所有种类的肿瘤，而这也是现代肿瘤学（oncology）命名的由来。19 世纪起日本人将现代癌症翻译为"癌肿"。20 世纪起中国开始使用这个词。 中国古代癌字从嵒，嵒即山岩，指质地坚硬、表面凹凸不平、形如岩石的肿物，是以形象命名的，例如乳岩、肾岩、舌岩，多归类于外科。 1775 年，英国人珀西瓦尔·波特（Percival Pott）进行流行疾病观察，注意到做烟囱清扫工的英国年轻男孩更容易患阴囊皮癌，推测是清扫结束后洗澡，长时间接触煤焦油所致。 1815 年，日本人山极胜三郎和市川通过将煤焦油涂抹在 137 只兔子耳朵上，发现有 7 只兔子耳朵上患皮肤癌，验证了珀西瓦尔·波特的推断。 第二次世界大战期间，德国人因发现烟草可致肺癌，开展禁烟运动。 1909 年，美国长岛农民带一只普利茅斯洛克鸡去找洛克菲勒研究所的佩顿·劳斯（Peyton Rous），该鸡右胸长了一个很大的肌肉肿瘤。佩顿·劳斯切除肿瘤后，鸡死亡。他将肿瘤研碎并将其提取物接种到另一只鸡上，这只鸡也长出同样的肿瘤。后来，该病毒被称为佩顿·劳斯肉瘤病毒。 1964 年，因吸烟与肺癌关系的确立，美国卫生局将警告写在了香烟盒上。 1970 年，美国人 H. T. 艾贝尔森（Herbert T. Abelson）在儿童白血病期间，将患儿组织提取液注射到老鼠体内，产生骨髓癌。后来，该病毒被称为 H. T. 艾贝尔森病毒。 20 世纪 70 年代，美国人布鲁斯·艾姆斯（Bruce Ames）在大量实验数据的基础上，提出"致癌物质＝诱导剂"的理论，即致癌物质如 X 光和化学药品通过破坏 DNA 起作用，产生基因变体。 1975 年，美国人 J. M. 比舍普（J. Michael Bishop）和 H. E. 瓦尔姆斯（Harold E. Varmus）发现 src 病毒基因可使细胞生癌。 1980 年，美国人 R. A. 温伯格（Robert A. Weinberg）分离白鼠肉瘤病毒时发现第一例人类致癌白鼠肉瘤病毒

类别	事例
氮芥	第二次世界大战期间,罗斯福总统收到轴心国很快要使用化学武器的报告后,下令美国要储备这些武器。1943年12月2日夜晚,在意大利巴里镇,满载100吨芥子气、分装在2000个重100磅的M46A1炸弹箱中的S. S. John. E. Harvey号和其他16艘邮轮被德国Ju-88轰炸机击沉,芥子气喷到海港和巴里镇。有1000多名同盟国船员和港口工作人员丧命,628名人员受到芥子气烧伤。美国海军陆战队中校S. F. 亚历山大(Stewart F. Alexander)对617名受害者进行调查时发现,芥子气破坏了他们的大部分白细胞。S. F. 亚历山大想到如果芥子气能影响白细胞的分裂,也可能减慢癌细胞的分裂,建议将芥子类化合物用于治疗某些癌症。 1942年,美国人路易斯•古德曼和阿尔弗雷德•吉尔曼(Alfred Gilman)证明二氯甲基二乙胺(氮芥)(图2-90)可以杀死淋巴癌细胞,对正常细胞影响较小。同年,氮芥进入临床实验
顺铂	1845年,意大利人米歇尔•派伦(Michele Peyrone)合成顺铂(图2-91),并描述其性状。 1893年,瑞士人阿尔弗雷德•维尔纳(Alfred Werner)推导出顺铂的结构。 20世纪60年代,美国人巴尼特•罗森博格(Barnett Rosenberg)和同事研究改变电磁场力是否对细胞分裂有所影响。1964年,他们发现铂电极产生的电流阻碍悬浮的致病性大肠杆菌的细胞分裂。 1967年,巴尼特•罗森博格测试顺铂治疗肠细菌及肿瘤的效果,显示抗肿瘤效果良好,但有毒性。 1978年,美国食品药品监督管理局批准顺铂进入临床应用
长春碱	1820年,从金鸡纳树皮中发现奎宁的法国人P. J. 佩尔蒂埃(Pierre Joseph Pelletier)(图2-87)和吉恩•布莱梅(Jean Bienaime)(图2-88)从秋水仙中分离出秋水仙碱。 1938年,科学家发现秋水仙碱有很强的细胞毒性,但抗癌活性较低。这引起了人们从植物中寻找抗癌药物的兴趣。 1957年,美国人G. H. 斯沃博达(Gordon H. Svoboda)用长春花提取物使感染P-1534白血病的老鼠寿命延长60%～80%。 1958年,为寻找抗糖尿病药物,加拿大人诺布尔(R. L. Noble)和比尔(C. T. Beer)从非洲马达加斯加长春花中分离出两个重要的抗癌药物:长春新碱和长春碱(图2-92)。早在1949年,诺布尔就听说牙买加人利用长春花叶子治疗糖尿病。他们找了叶子及提取物,对4只兔子进行实验,结果对其血糖水平没有任何影响,但注射提取物使兔子白细胞数量急剧减少。后用到肿瘤动物身上,肿瘤明显缩小。 1964年,美国礼来公司开始销售治疗急性儿童白血病的长春新碱,以及治疗晚期睾丸癌、乳腺癌的长春碱
甲氨蝶呤	1944年,美国人理查德•纽森(Richard Lewesohn)用移植了肿瘤的老鼠作为动物模型来寻找抗癌药物。他发现叶酸有很好的抗癌活性。 1947年,美国人西德尼•法伯(Sidney Farber)(图2-89)用叶酸和它的两个类似物治疗急性白血病。结果显示叶酸并没有阻止癌细胞的增长,反而加速其生长并导致死亡。于是西德尼•法伯用其类似物4-氨基叶酸治疗,使白细胞降到了正常的水平。 1950年,科学家用叶酸类似物合成甲氨蝶呤(图2-93)。 1951年,J. C. 怀特(Jane C. Wright)在实体瘤中使用甲氨蝶呤,可使乳腺癌得到缓解。 1956年,发现甲氨蝶呤的治疗效果优于4-氨基叶酸,毒性较低。 1953年,美国食品药品监督管理局批准比4-氨基叶酸毒性更低的甲氨蝶呤用于治疗急性淋巴细胞白血病

续表

类别	事例
激素疗法	20 世纪 30 年代,美国人 C. B. 哈金斯(Charles B. Huggins)提出前列腺癌与睾丸酮激素有关。C. B. 哈金斯将一个临近死亡的前列腺癌患者进行阉割并给他注射雌激素,结果根治了前列腺癌。 1939 年,英国人罗伯特·罗宾逊合成非甾体雌激素二乙基己烯雌酚二甲醚,可用作流产药物。 20 世纪 60 年代,避孕药物特别是很多三苯基乙烯的衍生物被合成。其中阿瑟·沃波尔(Arthur Walpole)和 M. J. K. 哈珀(Michael J. K. Harper)、D. M. 理查森(Dora M. Richardson)一起开发 ICI-147741,即后来的他莫昔芬,该药具有雌激素拮抗和促进排卵作用。 1973 年和 1975 年,阿瑟·沃波尔说服皇家化学制药公司将他莫昔芬推向市场,用于治疗乳腺癌和用作排卵促进剂。 1974 年,V. C. 乔丹(V. Craig Jordan)证明长时间使用他莫昔芬在阻止和控制白鼠的乳腺癌中是必需的。 1978 年,美国食品药品监督管理局批准他莫昔芬作为治疗雌激素受体阳性的转移性乳腺癌的药物
伊马替尼	1973 年,有报道将慢性骨髓性白血病和肿瘤基因 *bcr-abl* 的蛋白联系起来。 1986—1987 年,大卫·巴尔的摩(David Baltimore)和欧文·威特(Owen Witte)鉴定 Bcr-Abl 是一个酪氨酸激酶。该酶通过转移磷酸根到一些蛋白质的酪氨酸上传导信号。收到信号的细胞开始失控地分裂。 20 世纪 80 年代末,瑞士人亚历克斯·梅特(Alex Matter)和美国人布莱恩·德鲁克尔(Brian Druker)从事以激酶为靶标的肿瘤研究。 1992 年,优格·齐默尔曼(Jürg Zimmermann)合成 STI571(伊马替尼)(图 2-94)。 1993 年,布莱恩·德鲁克尔在蛋白质、细胞和动物模型上对伊马替尼进行测试,证明其可在不伤害正常细胞的情况下杀死慢性骨髓性白血病细胞。 1996 年,诺华公司对伊马替尼进行一期临床实验,但是发现其在狗和白鼠身上出现严重肝毒性,而猴子身上没有肝毒性。 1999 年,二期临床实验表明,伊马替尼对中晚期慢性骨髓性白血病有效。 2001 年,美国食品药品监督管理局破例批准伊马替尼上市销售

知识链接

紫杉醇的发现

红豆杉[*Taxus chinensis* (Pilg.) Rehd.],又称紫杉或赤柏松,拉丁文名称为 *Taxus*,可能源于希腊文字,是"毒"(toxicon)的意思。红豆杉是远古第四纪冰川后遗留下来的 56 种濒危植物物种中最珍稀的药用植物之一,在地球上已有 250 万年的历史,被称为植物王国的"活化石"。

红豆杉枝叶有毒成分曾在 1856 年被分离得到,当时鉴定为一种白色的生物碱类成分,并将其命名为"taxine"。直到 100 多年以后才发现 taxine 包括 2~3 个主要成分以及若干微量成分,其中含量较大的几个化合物经鉴定发现均是紫杉烷类(taxanes)二萜类化合物,被分别命名为 taxine A、taxine B 等。

1962 年 8 月 21 日,就职于美国农业部的植物学家阿瑟·巴克利 (Arthur Barclay)博士和 3 个研究生在位于美国华盛顿的吉福德国家森林公园内发现太平洋红豆杉(*Taxus brevifolia Nutt.*)。

阿瑟·巴克利博士将采集的太平洋红豆杉植物样品送到美国威斯康星州某研究所进行有效成分的提取和活性筛选。1964 年 5 月 22 日,研究人员发现红豆杉树皮提取物(提取物标号:NSC670549)对 KB 细胞有毒性,重复实验证实该提取物具有抗癌活性。当其他研究所认为太平洋红豆杉树皮提取物由于对正常细胞毒性太大而不可能成为药物时,阿瑟·巴克利博士把红豆杉树皮送到美国北卡罗来纳州三角研究所的门罗·沃尔 (Monroe Wall) 博士那里,门罗·沃尔博士具有从中国喜树中分离出抗癌成分喜树碱(camptothecin)的经验。门罗·沃尔博士与曼苏赫·瓦尼 (Mansukh Wani)博士开始用活性追踪实验对太平洋红豆杉树皮进行有效成分的提取和分离工作。1966 年 9 月,从太平洋红豆杉树皮中发现并分离出有抗肿瘤作用的活性成分(标记为 K172),但收率仅有0.004%。1967 年 6 月,从太平洋红豆杉树皮中得到一种白色结晶,门罗·沃尔博士将其命名为紫杉醇(taxol)(图 2-95)。他们当时并不知道这个单体的化学结构而仅知道其含有醇羟基,名字中的"ol"即指醇类,而"tax"指来自红豆杉,即表明所来源植物的种类。

1971 年,门罗·沃尔和曼苏赫·瓦尼博士以及美国杜克大学的晶体学家 McPhail 博士利用核磁共振技术和单晶 X 衍射确定了紫杉醇的化学结构。1971 年 5 月,美国化学会杂志报道了这个初显抗肿瘤活性的天然化合物。

由于平均每棵树仅能提供 2 kg 左右的树皮,紫杉醇在红豆杉树皮中的量极低,而在当时需要至少 12 kg 的干树皮才能得到 0.5 g 左右的紫杉醇,因此,接下来的几年中对紫杉醇活性的进一步研究被束之高阁。随后,马修·萨福尼斯(Matthew Suffness)博士加入美国国立癌症研究院 (National Cancer Institute, NCI),并采用新引进的黑色素瘤等对紫杉醇重新进行活性筛选。1974 年,发现紫杉醇对黑色素瘤 B16 具有很好的活性。1977 年,在马修·萨福尼斯博士的建议下,美国国立癌症研究院将紫杉醇列入候选药物。1978 年 11 月,发现紫杉醇能够非常明显地使异种移植的乳房肿瘤变小。1979 年,美国爱因斯坦医学院的分子药理学家 S. B. 霍维茨(Susan Band Horwitz)博士阐明紫杉醇独特的抗肿瘤作用机制:紫杉醇可使微管蛋白和组成微管的微管蛋白二聚体失去动态平衡,诱导与促进微管蛋白聚合、微管装配、防止解聚,使微管稳定并抑制癌细胞的有丝分裂和防止诱导细胞凋亡,进而有效阻止癌细胞的增殖,起到抗癌作用。

1980 年,对紫杉醇进行毒理学实验,并于 1982 年完成毒理学研究,同年美国国立癌症研究院批准紫杉醇申报新药研究。1983 年,美国国立癌症研究院向美国食品药品监督管理局申请临床试验。1984 年,紫杉醇作为新药用于卵巢癌 I 期临床试验。1985 年,进行 II 期临床试验。

1989 年 8 月,美国国家卫生研究所(NIH)通过公开招标寻找开发紫杉醇的公司,结果施贵宝公司以提供 17 kg 紫杉醇的代价获得药品研究与开发专有权。1989 年完成紫杉醇 I、II 期临床试验,1990 年开始进行 III 期临床试验。1992 年,施贵宝公司向美国食品药品监督管理局递交紫杉醇针剂的新药申请,6 个月后美国食品药品监督管理局批准其上市,主要用于晚期卵巢癌 II 期治疗。

1993 年,施贵宝将其注册为商品名 Taxol®,获得紫杉醇生产与临床研究等方面 10 年的专利权。1994 年,紫杉醇销售额即达 4 亿美元,2000 年销售额达 16 亿美元,创下单一抗癌药销量之最。紫杉醇因此被称为"重磅炸弹",价格非常昂贵,最高时市场售价为 4800 美元/克。并且它的来源植物红豆杉和东非罗汉松(1999 年测知含紫杉醇)都生长得十分缓慢,数量有限且有效成分含量非常低。最初,用于治疗的紫杉醇都来源于太平洋红豆杉,治疗一个病人需要 6 棵百年树龄红豆杉。现在紫杉醇以及它的抗癌同源衍生物可以通过其前体进行化学半合成制得。这些前体包括 10-脱酰基巴卡丁 III、巴卡丁 III、10-脱酰基紫杉醇、10-脱酰基三尖杉宁碱、7-戊醛基-10-脱酰基紫杉醇等。所有这些前体都可从红豆杉中分离得到。此间,另一种对卵巢癌有更好治疗作用的化学半合成产物紫杉醇烯由罗纳—普朗克—罗勒公司(Rhone-Poulenc Rorer)制得,也被美国食品药品监督管理局批准为治疗顽固性恶性卵巢癌的药物。

五、抗菌药

抗菌药是指具有抑制或杀灭病原菌能力的化学物质,包括存在于自然界中的抗生素和人工合成的化合物。

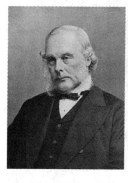 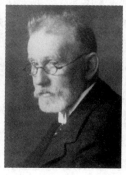 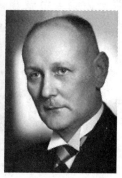 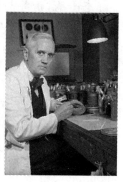

图 2-96　约瑟夫·李斯特　　图 2-97　保罗·埃尔利希　　图 2-98　格哈德·多马克　　图 2-99　亚历山大·弗莱明

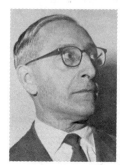 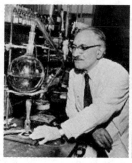 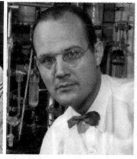 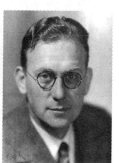

图 2-100　杰赛普·布罗楚　　图 2-101　S. A. 瓦克斯曼　　图 2-102　艾德蒙德·　　图 2-103　尤尔根·雷曼
　　　　　　　　　　　　　　　　　　　　　　　　　　　　　　科恩菲尔德

图 2-104　砷凡纳明

图 2-105　百浪多息

图 2-106　青霉素　　　　图 2-107　异烟肼　　　　图 2-108　头孢菌素

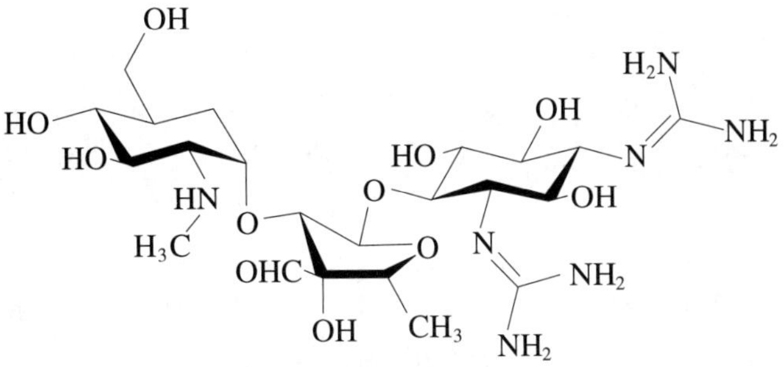

图 2-109 链霉素

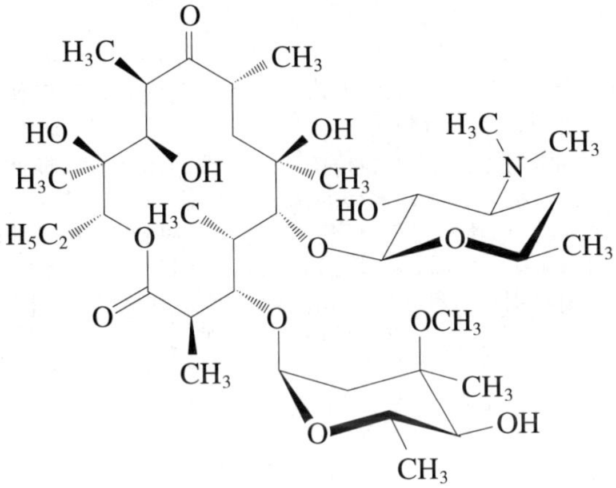

图 2-110 红霉素

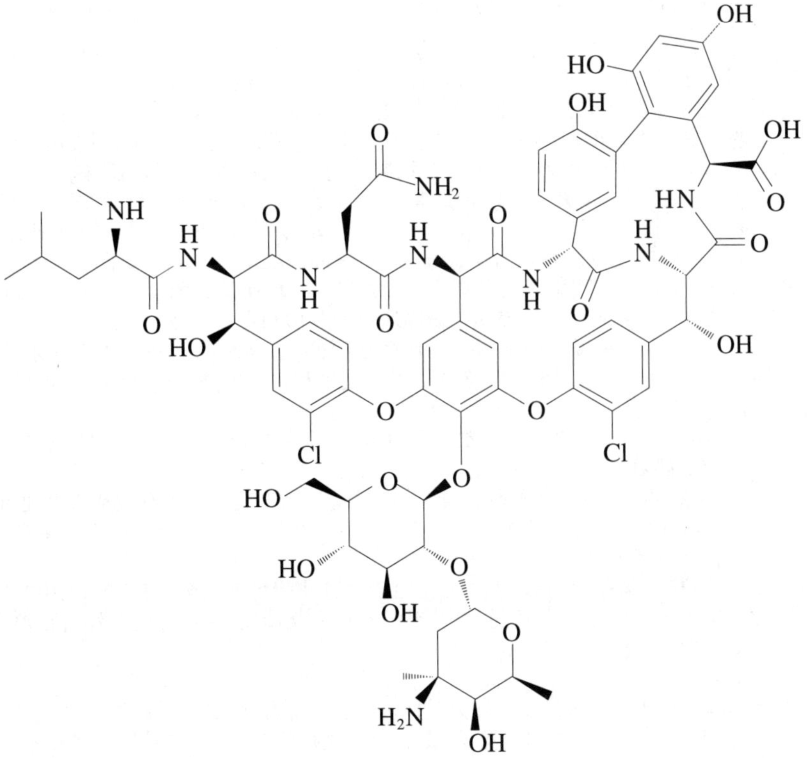

图 2-111 万古霉素

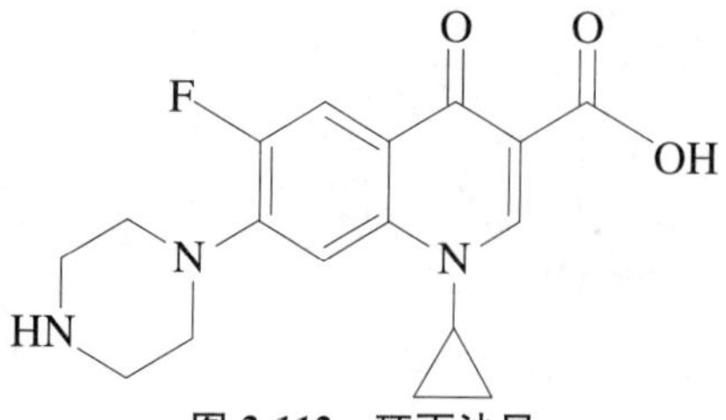

图 2-112　环丙沙星

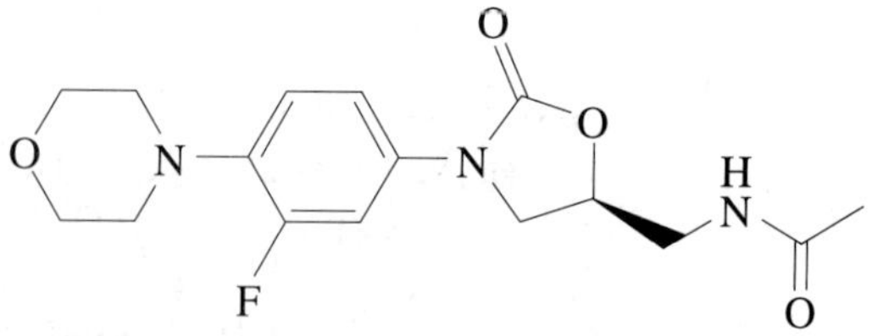

图 2-113　利奈唑胺

表 2-21　抗菌药

类别	事例
苯酚	在抗菌药被发现之前,外科手术死亡率为 40%~60%。 1867 年,英国人约瑟夫·李斯特(Joseph Lister)(图 2-96)向手术室的空中喷洒石炭酸(苯酚),用石炭酸浸泡的辅料来覆盖伤口,用来防腐。因覆盖伤口引起对人皮肤和肺部的腐蚀,后改用硼酸进行防腐。
砷凡纳明	15 世纪末,欧洲遭受梅毒的大肆传染。梅毒螺旋体感染后期使人中枢神经系统受到损伤,引起麻痹性痴呆。比较典型的例子是俄国 16 世纪第一位沙皇伊凡四世受梅毒的影响,变得疯狂、偏执和残暴,导致成千上万人被屠杀,包括他的儿子和继承人。 16 世纪,瑞士人帕拉塞尔苏斯(T. Paracelsus)用硫化汞治疗梅毒获得成功。但仅仅是控制症状,副作用也有很多,包括流口水、严重消化不良、牙齿松动和脱落、体重减轻、情绪不稳、死亡等。当时有句谚语:"一夜维纳斯,一生硫化汞。" 1910 年,德国人保罗·埃尔利希(Paul Ehrlich)(图 2-97)和其助手日本人秦佐八郎(Sachachio Hata)合作进行抗梅毒实验,最终在第 606 个化合物(砷凡纳明,图2-104)上获得成功。 1911 年,德国赫希斯特(Hoechst)公司对砷凡纳明进行专利保护,后以商品名 Salvarsan 上市。 1912 年,砷凡纳明被保罗·埃尔利希测试过的第 904 号化合物新砷凡纳明所取代。
百浪多息	19 世纪 80 年代,英国人 W. H. 珀金(William Henry Perkin)在合成抗疟疾药物奎宁的过程中,发现煤焦油染料苯胺,从而开启合成染料的时代。 19 世纪末,匈牙利的许多葡萄庄园因遭受鼠害而被毁坏,酒商们转而销售一种添加自然染料的人造葡萄酒,即在酒精里加入酚酞变成紫红色。结果,引发腹泻流行。 1899 年,法本法布里克—拜耳公司用染料中间体水杨酸合成阿司匹林。 1904 年,德国法本沃克—赫希斯特(Farbenwerke Hoechst)和法本沃克—卡塞拉(Farbwerke Cassella)公司合并。1925 年,法本法布里克—拜耳(Farbenfabriken Bayer)与巴斯夫股份公司(Badische Anilin-und-Soda-Fabrik,BASF)和阿克发(Agfa-Gevaert,AGFA)苯胺染料公司联手,成立染料工业利益集团(Interessen-Gemeinschaft Farbenindustrie AG)。它控制了德国所有的药房和化学工业。 1927 年,小共同利益联盟染料公司任命格哈德·多马克(图 2-98)担任埃尔伯费尔德研究实验室的主任。格哈德·多马克沿着埃尔利希的思路结合染料产品的开发,对抗菌药物进行全面、系统的研究。 1932 年,法本法布里克—拜耳公司的约瑟夫·克莱尔合成一种鲜艳的橙红色染料 2′,4′-二氨基偶氮苯-4-磺酰胺。 1932 年,格哈德·多马克发现 2′,4′-二氨基偶氮苯-4-磺酰胺可有效地杀灭细菌而无毒副作用,后以"百浪多息"命名(图 2-105)。同年,弗里茨·米奇合成百浪多息盐,制成注射液。 1932 年,格哈德·多马克六岁的女儿由于被链球菌污染的刺绣针刺伤而引起感染,感染扩散至淋巴结,引发败血症,医生建议截肢。格哈德·多马克为其注射百浪多息后,其女儿获得痊愈。 1935 年,法国人雅克·特雷富埃(Jacques Tréfouël)和夫人特里萨·特雷富埃(Thérèse Tréfouël)发现百浪多息在体外无活性,真正的抗菌活性部位是磺胺。 后续 10 年,受百浪多息的启发,超过 5000 种类似物被合成,在二战期间发挥了巨大作用。1936 年,磺胺挽救美国总统罗斯福儿子的生命。后又帮助丘吉尔从肺炎中恢复

类别	事例
青霉素	1922 年,英国人亚历山大·弗莱明(Alexander Fleming)(图 2-99)发现溶菌酶,该酶可以从感冒流鼻涕的黏液或眼泪、鼻涕中分离得到。溶菌酶是一种细菌溶解剂,通过作用于细菌的糖部分来溶解并分解细菌。 1928 年,亚历山大·弗莱明休假 2 周,期间忘了用消毒水冲洗和清洁培养皿,忘了关窗户。他回来后,发现霉菌可溶解培养液中的葡萄球菌,原来这种霉菌是楼下的教授做实验时被吹到楼上的培养皿中的。他进一步培养这种霉菌,分离出抑菌物质青霉素(图 2-106)。 1929 年,亚历山大·弗莱明在《英国实验病理学杂志》和《柳叶刀》上发表相关论文,他这样写道:"盘尼西林可能会成为一种有效的、抗菌的药物,能被用来涂敷或注射在对盘尼西林敏感的微生物感染的区域。"他最后停止相关课题研究。一是因为亚历山大·弗莱明不懂生化技术,无法把青霉素提取出来。二是他的导师阿尔姆罗思·怀特(Almroth Wright)因埃尔利希发现砷凡纳明的抗菌活性而对青霉素不太感兴趣。 1932 年,英国人 H. D. 雷斯特里克(Harold D. Raistrick)研究发现,青霉素的性质相当的不稳定。 1935 年,澳大利亚人霍华德·弗洛里在牛津大学从事溶菌酶研究。 1937 年,霍华德·弗洛里雇用德国人 E. B. 钱恩加入他的研究小组。钱恩精力旺盛,容易兴奋,大胆直率。 1938 年,E. B. 钱恩针对 H. D. 雷斯特里克的研究,坚信一定能使青霉素的稳定性提高。他从弗莱明处取得青霉菌。钱恩主要针对青霉素的分离、化学性质进行研究,而霍华德·弗洛里对其生物学性质进行研究。钱恩发现 pH 5~8 可使青霉素以盐的形式稳定存在,而在酸性或碱性下,青霉素容易分解。他与诺尔曼·希特利(Norman Heatley)创新青霉素逆萃取工艺、冷冻干燥工艺。 1941 年,德国空军持续轰炸英国,在洛克菲勒基金会 5000 美元的资助下,霍华德·弗洛里和诺尔曼·希特利携带青霉菌飞往美国,在美国农业部伊利诺州沛欧瑞亚市的北方研究实验室,尝试使用玉米浆和腐烂的西瓜来制备青霉素。钱恩因没有受到邀请而非常生气。 1943 年,弗莱明访问弗洛里所在的牛津大学邓恩病理学院青霉素研究组,并对弗洛里说:"我来这里看看你们用我的青霉素在做什么。" 1944 年,辉瑞公司利用生产柠檬酸中积累的发酵技术,投资 300 万美元建造 14 个 1 万加仑的发酵罐,生产当时 90% 的青霉素,运往诺曼底海滩。由于没有著名生产商的许可和销售人员,只好卖给礼来等公司进行销售。 1945 年,英国人 D. C. 霍奇金(Dorothy Crowfoot Hodgkin)以 X-单晶衍射确认青霉素的结构。 1957 年,美国人 J. C. 希恩(John C. Sheehan)首次合成青霉素 V
头孢菌素	1948 年,意大利人杰赛普·布罗楚(Giuseppe Brotzu)(图 2-100)从真菌株冠头孢菌中分离出头孢菌素(图 2-108)
链霉素	公元前 3700 年的古埃及木乃伊上发现有肺结核损伤部位。 19 世纪,德国人罗伯特·科赫(Robert Koch)利用染料给细菌染色,发现结核杆菌。 1939 年,美国人 S. A. 瓦克斯曼(图 2-101)51 岁时开始将研究方向集中到从土壤中发现抗生素,分离出放射菌素、链丝菌素,它们能杀灭革兰阴性菌,但毒性太大。 1943 年,S. A. 瓦克斯曼的学生阿尔伯特·斯卡兹(Albert Schatz)从灰色链霉菌体中分离得到链霉素(图 2-109),该菌体由同事多丽丝·琼斯(Doris Jones)从健康的鸡喉里所吸取的液体中获得

续表

类别	事例
红霉素	1949 年，菲律宾人 A. B. 阿圭勒（Abelardo B. Aguilar）将一些土壤样品送给礼来公司。 1970 年，由 J. M. 麦奎尔（J. M. McGuire）领导的团队从红霉素链霉菌（后改为糖多孢红霉菌）中分离出红霉素（图 2-110）。 1981 年，美国人 R. B. 伍德沃和其同事报道红霉素 A 的立体不对称合成方法
万古霉素	1953 年，美国礼来制药公司艾德蒙德·科恩菲尔德（Edmund Kornfeld）（图 2-102）从婆罗洲的土壤样品中分离出万古霉素（图 2-111）。万古霉素（vancomycin）的名字来自"vanquish（征服）"。 1958 年，美国食品药品监督管理局同意万古霉素用于耐青霉素金黄色葡萄球菌感染的治疗
对氨基水杨酸	1943 年，瑞典人尤尔根·雷曼（Jörgen Lehmann）（图 2-103）发现对氨基水杨酸可以治疗肺结核
异烟肼	1951 年，瑞士霍夫曼—罗氏公司、美国施贵宝医学研究所及德国拜耳药业几乎同时引入抗肺结核药物异烟肼（图 2-107）
四环素	1940 年，美国氰氨公司莱德利（Lederle）实验室开始从各类土壤中寻找比链霉素更安全的治疗肺结核的药物。 1945 年，美国人 B. M. 达格尔（Benjamin M. Duggar）从密苏里大学的一个土壤样品中分离出氯四环素。 1948 年，莱德利实验室以"金霉素"名称出售氯四环素。 20 世纪 40 年代后期，当青霉素价格直线下跌时，辉瑞公司非常担心竞争者在抗生素领域的复苏，于是便投入到新一代抗生素研究中，他们采集 10 万多种土壤样品，这些样品来自巴西丛林、山顶、矿井、墓地、沙漠、海洋等。 1949 年，从辉瑞在印第安纳州的坦勒豪特工厂采集的标签为 PA-76（PA 代表辉瑞抗生部）的链霉菌土壤样品中分离出氧四环素，该物质对 100 多种感染性疾病有效。科学家以"土霉素"（terramysin）对氧四环素进行命名。 1952 年，辉瑞公司和 R. B. 伍德沃教授联合报道氧四环素的化学结构
喹诺酮类	1946 年，斯特林·怀舒洛帕研究院的 G. Y. 莱舍（George Y. Lesher）等在合成氯奎宁时得到副产物萘啶酮酸，通过筛选发现萘啶酮酸有抗菌活性。 1962 年，G. Y. 莱舍将萘啶酮酸用于肾感染的临床实验。 1979 年，杏林制药株式会社（Kyorin Seiyaku Kabushiki Kaisha）公布诺氟沙星的发现成果。 1983 年，受诺氟沙星研究成果的鼓舞，德国拜耳公司在组建喹诺酮药物计划项目的前提下合成出环丙沙星（图 2-112）。 1986 年和 1987 年，美国食品药品监督管理局分别批准诺氟沙星、环丙沙星在美国上市。 2001 年美国 911 事件后，恐怖主义威胁肆虐美国。华盛顿哥伦比亚地区邮件分发中心的两名工作人员死于炭疽感染。环丙沙星被批准用于炭疽感染的治疗
利奈唑胺	1978 年，美国杜邦公司申请一些噁唑烷酮类化合物的专利，该化合物可用来控制细菌和真菌病原体。 1987 年，杜邦公司在第 27 届美国抗微生物药物和化疗学科会议上公布噁唑烷酮类化合物 DuP721 和 DuP，引起美国密歇根州卡拉马佐市普强公司 S. J. 布里克纳（Steven J. Brickner）的注意，他启动探索性的噁唑烷酮课题。 1993 年，普强公司 M. R. 芭芭希恩（Michael R. Barbachyn）和 D. K. 哈金森（Douglas K. Hutchinson）领导的两个小组合成爱帕唑胺和利奈唑胺（图 2-113）。 1995 年，对爱帕唑胺和利奈唑胺开展临床实验，因利奈唑胺仅需一天两次用药的优势而使实验得以继续开展。 2000 年，利奈唑胺获得美国食品药品监督管理局批准上市，成为目前新型抗菌药物

六、降血糖药

糖尿病是一种在遗传和环境因素长期共同作用下,由于胰岛素分泌绝对不足或相对不足,引起渐进性糖、脂肪、蛋白质、水和电解质代谢紊乱的疾病,以高血糖为主要标志。糖尿病分为两类:一种是胰岛素依赖型(Ⅰ型),胰岛 β 细胞受损,胰岛素分泌绝对不足,需要给予外源性胰岛素进行治疗,口服降糖药无效;另一种是非胰岛素依赖型(Ⅱ型),β 细胞功能低下,胰岛素相对缺乏,存在胰岛素抵抗。

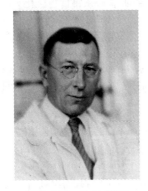
图 2-114 F. G. 班廷

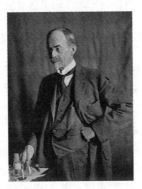
图 2-115 J. J. 艾贝儿

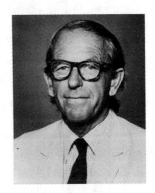
图 2-116 弗雷德里克·桑格

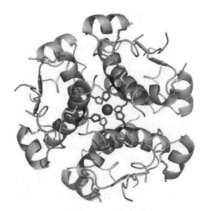
图 2-117 胰岛素

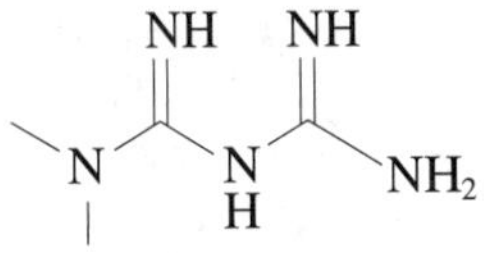

图 2-118 二甲双胍

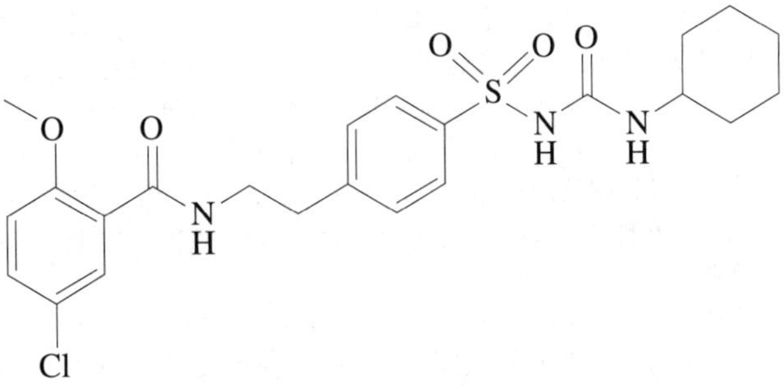

图 2-119 格列本脲

表 2-22　降血糖药

类别	事例
胰岛素	公元前 1500 年,《埃伯斯莎草纸》记载处方:"消除尿多的方法为往一个量杯里装满取自鸟塘的水、老樱桃、植物纤维、鲜牛奶、啤酒、黄瓜花、绿枣,把这些搅在一起,滤后服用,连续服四天。" 19 世纪,法国人克洛德•贝尔纳阐明胰腺分泌物的消化作用。他发现一只禁食的狗不会产生胰液的分泌物,而对于一只饱食的狗,当酸式磷酸盐进入十二指肠时,会刺激胰液的产生,可使淀粉转化为糖。 1849 年,克洛德•贝尔纳发表论文,揭示胰液对脂肪代谢的关键作用,首次使用"内分泌"这个词。他证明糖是在一种酶的作用下在肝脏里产生的,胃必须将食物转化为糖以供胰液代谢。 1869 年,德国人保罗•朗格汉斯(Paul Langerhans)发现一个黏附于胰脏的岛(现在称为"胰岛")。 20 世纪早期,德国人 J. 梅林和其同事奥斯卡•闵可夫斯基(Oscar Minkowski)发现摘除胰脏可导致糖尿病。他们摘除一只狗的胰脏,一天后注意到一群苍蝇盘旋在这只狗所排泄的一滩尿上面,检测其中含糖量非常高。 1921 年,加拿大人 F. G. 班廷(Frederick Grant Banting)(图 2-114)在西渥太华大学执教,在准备糖的代谢课程时,在《外科与妇产科》杂志上读到一篇由摩西•巴伦(Moses Barron)撰写的关于糖尿病与胰腺之间关系的论文,随即酝酿出一个想法:"试着分离这些胰岛的内分泌物,可以减轻糖尿。"随后 F. G. 班廷负责摘除胰腺,C. H. 贝斯特(Charles H. Best)负责测定糖含量,最终分离出由 F. G. 班廷命名的具有降低糖尿病血糖的胰腺素(insletin)。 1922 年,C. F. 科里(Carl Ferdinand Cori)和 G. T. R. 科里(Gerty Theresa Radnitz Cori)夫妇阐述糖原的催化转化过程。 1922 年,多伦多科学家将"insletin"修改成"insulin(胰岛素)",该词源自拉丁语 insula(岛)。 20 世纪 20 年代,波兰人曼弗雷德•塞克尔使用"胰岛素昏迷疗法"治疗精神分裂症,这一方法被使用了 20 年。 1926 年,美国人 J. J. 艾贝儿(图 2-115)利用等电点沉淀方法从礼来制药公司牛胰腺中分离出胰岛素晶体。 1955 年,英国剑桥大学弗雷德里克•桑格(Frederick Sanger)(图 2-116)破译出牛胰岛素的 51 个氨基酸排列顺序。 1969 年,英国牛津大学 D. C. 霍奇金破译胰岛素的三维结构(图 2-117)。 1983 年,B. H. 弗兰克(B. H. Frank)和 R. E. 钱斯(R. E. Chance)通过克隆重组 DNA 在大肠杆菌中合成人胰岛素,取代从传统猪、马胰脏中得到的提取物
磺胺类	1932 年,格哈德•多马克发现偶氮磺胺,磺胺类药物开始大量使用。 1942 年,法国被纳粹军队占领。法国人简本(Janbon)给士兵使用一种磺胺类药物,以缓解他们因伤寒而引起的发热症状。一些人服药后感到疲惫和头晕,血糖下降,其中有 3 人死于低血糖。简本的学生奥古斯特•卢芭蒂莱斯(Auguste Loubatirères)以异丙基噻二唑进行动物实验,证明其可以治疗糖尿病。 1952 年,德国人 H. 克莱因佐格(H. Kleinsorge)发现氨磺丁脲在治疗细菌感染时引起患者血糖降低,出现震颤、出汗等低血糖反应,他把相关资料交给了冯•海顿(Von Heyden)药业公司。 1954 年,弗兰克(H. Franke)和福斯(J. Fuchs)在动物实验中验证氨磺丁脲的降血糖作用,后由法国药品企业塞尔维耶(Servier)推向市场。 1966 年,瑞士罗氏和赫希斯特公司(赛诺菲公司前身)合作开发出格列本脲(图 2-119)

类别	事例
二甲双胍	中世纪,原产于欧洲南部和西南亚的山羊豆(Galega officinalis)被用来治疗鼠疫、蛇咬、瘴气和排尿困难,并用于饲养牲畜以增加奶产量。其中"Galega"是希腊语"gala(牛奶)"和"aigos(山羊)"的组合。 1918年,山羊豆用于降血糖,但毒性太大。 1922年,埃米尔·维尔纳(Emil Werner)和詹姆斯·贝尔(James Bell)首先报道二甲双胍(图2-118)。 1923年,英国爱丁堡的一些研究者确定山羊豆碱(从芦荟中提取分离)的结构,而山羊豆碱的结构与二甲双胍相似。 1926年,E.弗兰克(E. Frank)在波兰布雷劳斯的奥斯卡·闵可夫斯基诊所工作,他用双胍类药物做降糖药的临床试验,而其中synthalin(癸烷双胍)引起他的兴趣。 1927年,加拿大蒙特利尔传出消息,用癸烷双胍治疗糖尿病有效。E. P.乔斯林(Elliott Proctor Joslin)也在美国发表文章说其降糖效果。同年,柏林的先灵AG药业把它推向市场,用于治疗轻度糖尿病。但它具有较大肝脏毒性和肾脏毒性。 1927年,乔治斯·唐累(Georges Tanret)公布自己对于山羊豆碱降糖的动物实验结果。穆勒(Müller)和赖因魏因(Reinwein)也在进行相关的研究和少量的临床试验。 1929年,斯洛塔(Slotta)和切舍(Tschesche)通过兔子模型研究缩二胍化合物的降糖作用,他们发现二甲双胍的作用最强。但对二甲双胍以及癸烷双胍等化合物的研究,很快被胰岛素研究热潮所淹没。癸烷双胍又因毒性大而退市,而二甲双胍则被遗忘20年之久。 1950年,菲律宾人E. Y.加西亚(Eusebio Y. Garcia)用二甲双胍治疗感冒,注明其具有降血糖的作用。 1957年,在美国维生素集团(US Vitamin Corporation)工作的昂加尔(G. Ungar)、L.弗里德曼(L. Freedman)和西摩·夏皮罗(Seymour Shapiro)发现苯乙双胍。1958年,临床试验显示苯乙双胍治疗糖尿病有效,但有一定的消化道不良反应。 1957年,法国人让·斯特恩(Jean Sterne)发表关于山羊豆碱和二甲双胍降血糖的研究成果,证实其有优异的降血糖效果。他为二甲双胍起名为"glucophage",意为"葡萄糖吞噬者"。 2010年,美国开出4800万个二甲双胍仿制药处方

七、性激素类药及避孕药

性激素是性腺分泌的一类甾体激素,包括雌激素、孕激素和雄激素。避孕药是多由雌激素和孕激素组成的复方制剂。卵巢分泌的天然雌激素主要是雌二醇,其代谢产物是雌酮、雌三醇等。天然雄激素主要是睾酮,其代谢产物是双氢睾酮。

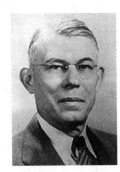 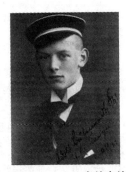 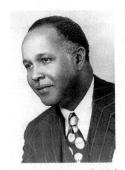 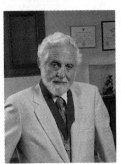

图2-120　E. A.多伊西　图2-121　A. F. J.布特南特　图2-122　P. L.朱利安　图2-123　卡尔·杰拉西

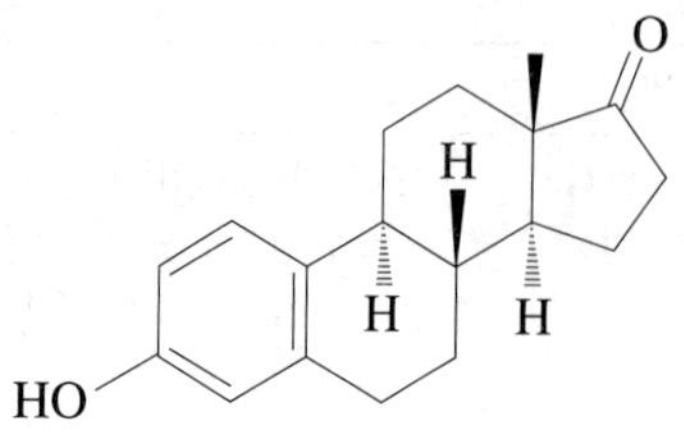

图 2-124　雌　酮

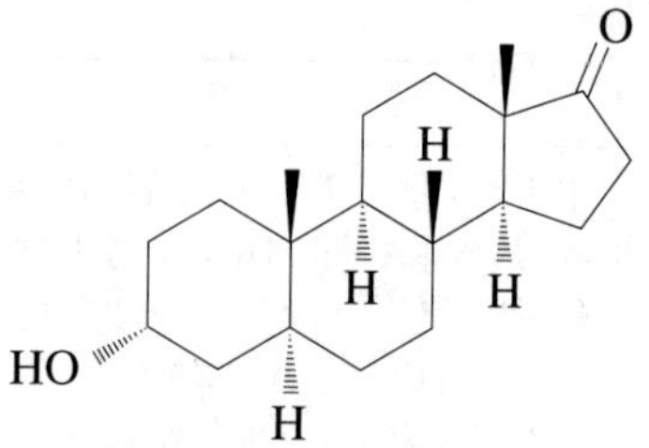

图 2-125　雄　酮

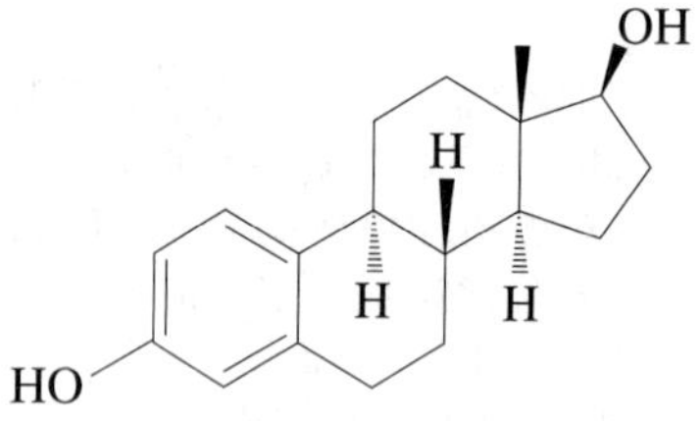

图 2-126　雌二醇

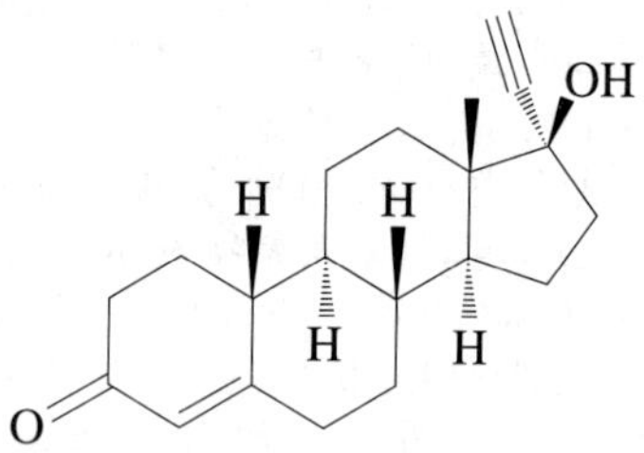

图 2-127　炔诺酮

表 2-23　性激素类药及避孕药

类别	事例
性激素	公元前 125 年,淮南王刘安将从人的尿液中分离出的激素命名为"秋石"。 19 世纪末,英国爱丁堡大学比尔德(Beard)和法国南锡大学普勒南(Prenant)相继观察到哺乳动物在妊娠期出现抑制排卵现象。普勒南提出是妊娠期间所产生的黄体对排卵产生抑制作用。 1898 年,苏黎世兽医专家斯考克(Zschokke)治疗母牛不孕症,其方法之一是用手指通过母牛直肠挤碎不孕母牛体内存留的黄体,使它们重新发情而恢复繁殖力。 20 世纪初,A. A. 伯特霍尔德把公鸡的生殖腺移植到它的颈项或后背,结果阉鸡又变成地道的公鸡。 1912 年,伊斯卡维斯可(Iscovesco)从动物卵巢中分离出雌酮(图 2-124)。 1929 年,美国人 E. A. 多伊西(Edward Adelbert Doisy)(图 2-120)与德国人 A. F. J. 布特南特(Adolf Friedrich Johann Butenandt)(图 2-121)从怀孕的母马尿中分离出雌酮结晶。 1930 年,A. F. J. 布特南特从雄性动物尿中分离出睾酮,1934 年确认其结构。 1930 年,克里普(Collip)和艾尔斯特(Ayerst)实验室开发"可口服的雌激素",商品名为"恩门宁(Emmenin)",来源是孕妇的尿液。因为尿液中含有可溶性的雌三醇葡萄糖醛酸,后者在体内分解后转变成雌激素。随后,一家德国公司推出一种与恩门宁相似的药物,用于妇女绝经引发的疾病。 1931 年,德国人 A. A. 伯特霍尔德(Arnold Adolph Berthold)从柏林警察营房的 1.5 万升男性尿中离析出一种男性生殖腺激素代谢物,取名"雄酮"(图 2-125)。 1932 年,盖斯特(Geist)和斯皮尔曼(Spielman)用雌激素治疗妇女绝经症。 1932 年,施文克(Schwenk)和希尔德布兰特(Hildebrandt)对雌酮氢化得到雌二醇(图 2-126)。 1934 年,A. F. J. 布特南特从 5 万头猪的 625 kg 卵巢中提取出 20 mg 孕酮。 1935 年,E. A. 多伊西从母猪的卵巢中分离出雌二醇。 1935—1941 年,奥尔布赖特(Albright)和赖芬斯坦(Reifenstein)提出雌激素可预防骨质疏松症。 1938 年,英国科学家研发出一种非甾体雌激素己烯雌酚,比起提取的雌激素,己烯雌酚既便宜,效力又好。这一药物同样可用来治疗妇科病,但因为有副作用,在 20 世纪 70 年代被撤市。 1938 年,德国科学家用天然雌激素雌二醇合成出炔雌醇和 3-甲基醚炔雌醇甲酯,并于 1940 年首次用于痛经治疗时的排卵抑制,虽然这些雌激素并不总是能成功地抑制排卵。 1941 年,美国食品药品监督管理局批准雌激素用于治疗女性绝经引起的疾病。 1971 年,约翰逊(Johnson)采用仿生合成方法完成孕甾酮的全合成。 1980 年,福尔哈特(Vollhardt)采用类似的合成方法合成雌甾酮

类别	事例
避孕药	避孕药的应用彻底改变了人类的生活,2000年以来影响人类进程的100项重大发明中,避孕药位列第2位。"pill"中p大写后的"Pill"指代避孕药。 1938年,美国人R.E.马克从植物菝葜中分离出菝葜皂苷元,从薯蓣中分离出薯蓣皂苷元,通过降解菝葜皂苷元或薯蓣皂苷元,可转换成孕甾烷骨架。 20世纪40年代,美国人P.L.朱利安(Percy Lavon Julian)(图2-122)从植物中提取最常见的甾体化合物谷甾醇和豆甾醇,通过化学转化方法大规模工业合成孕甾酮和睾丸酮,为避孕药的应用奠定了基础。 1944年,R.E.马克来到墨西哥,与他人共同组建起兴泰克(Syntex)公司,大量生产孕酮等激素。由于他的技术先进,使其产品价格降低到50美元/克。但是,R.E.马克于次年离开兴泰克,开办另一家Botanica-mex公司,继续用自己的技术生产激素产品。不过,几年之后他又再次离开这一公司。在他之后,美国半数以上的性激素由墨西哥生产。同时,墨西哥因为激素工业的兴旺,开始了长达30年的多花薯蓣贸易。 1951年,美国人卡尔·杰拉西(Carl Djerassi)(图2-123)加入兴泰克公司,其领导的团队成功研发口服避孕药炔诺酮(图2-127),其活性是黄体酮的8倍,成为世界上第一种避孕药。卡尔·杰拉西被称为"避孕药之父"。 1953年,玛格丽特·桑格(Margaret Sanger)与另一位女权主义者K.D.迈考米克(Katharine Dexter McCormick)进一步资助G.G.平卡斯(Gregory Goodwin Pincus)的研究,鼓励他们开发出一种女性避孕药,推向市场。美国人G.G.平卡斯、美籍华人张明觉和美国人罗克(Rock)通过对6万名女性的长期临床试验发现,羟炔诺酮中混入少量炔雌醇甲醚会变得更为有效。 1960年,美国食品药品监督管理局正式批准复方药物安无妊(英文名"Enovid",即炔雌醇甲醚＋异炔诺酮)作为避孕药进入市场

八、抗疟药

抗疟药是用于预防或治疗疟疾的药物。疟疾是由疟原虫引发的一种寄生虫传染病,分为间日疟、三日疟、卵形疟和恶性疟。

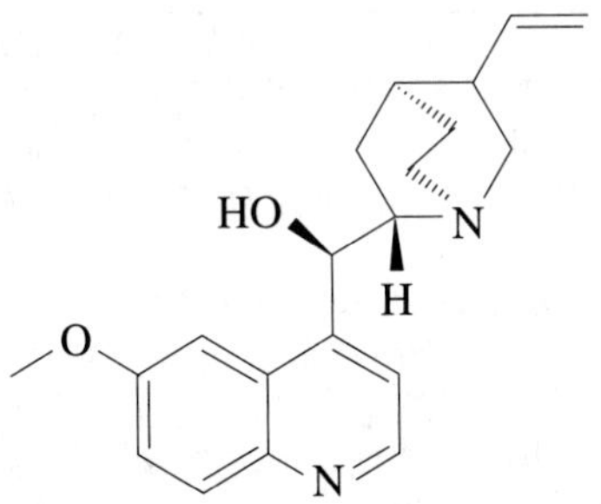

图 2-128　奎　宁

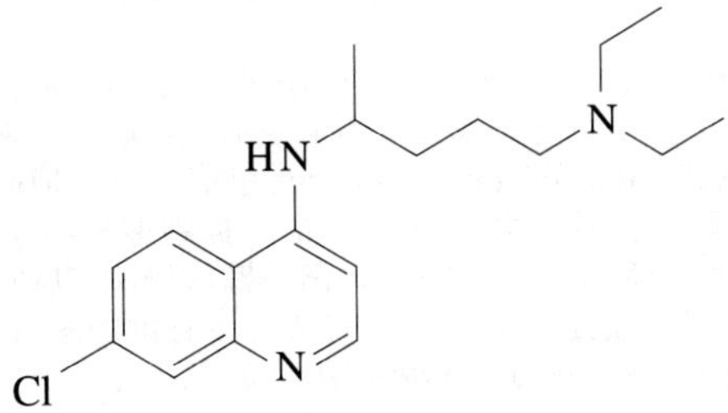

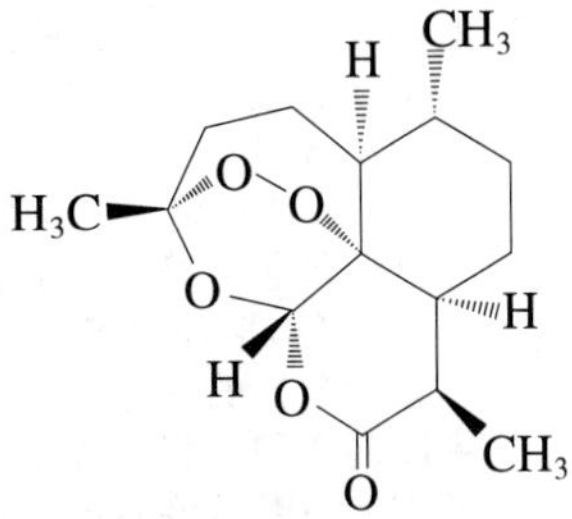

图 2-130　青蒿素

图 2-129　氯　喹

表 2-24　抗疟药

类别	事例
奎宁	在疟原虫被发现之前,无论我国还是西方国家,都认为疟疾是由"污浊空气"引起的。我国古代称它为"瘴气",外文为"malaria",这一词汇乃意大利文,由 mal(不良的)+aria(空气)所组成。可见,东西方对疟疾病因的误解是"不谋而合"的。 1638 年,印第安人用金鸡纳树皮泡水来治疗发热高烧。时任秘鲁总督的西班牙人辛可(Cinchon)伯爵的夫人安娜·辛可(Ana Cinchon)患严重的间日疟,她的印第安侍女卓玛照料她。出于好心,她在给夫人服用的汤药中加入树皮粉末。不料,辛可伯爵发现这一事情,误以为卓玛在汤药中下毒,便对她严加拷问。但卓玛不能说出真情,因为泄密会被族人杀死。于是,辛可伯爵手下的西班牙人因卓玛"对伯爵夫人下毒"而准备将她烧死。在千钧一发之际,安娜发现卓玛不见了,追问其他印第安仆人,才得知真情。她立即赶赴刑场,搭救卓玛。从此,西班牙人得知树皮的秘密,并将其带回欧洲,而且将这种树皮称为"秘鲁树皮"和"耶稣会树皮"。 1742 年,瑞典植物学家卡尔·林奈(Carl Linnaeus)将这种树以总督夫人的名字正式命名为 cinchona,即金鸡纳树。 1817 年,法国药剂师 J. B. 卡文图(Joseph Bienaimé Caventou)和 P. J. 佩尔蒂埃合作,首先从金鸡纳树皮中分离出奎宁单体(图 2-128),并尝试对疟疾进行治疗,后来奎宁被证实就是存在于金鸡纳树皮中的抗疟疾有效成分。 1856 年,W. H. 珀金进入伦敦皇家化学院,在那里他受教于德国有机化学家 A. W. 霍夫曼(August Wilhelm von Hofmann)。W. H. 珀金在实验室里做一些合成奎宁的试验。结果他发现用乙醇提取苯胺时,得到一种深紫色物质(苯胺紫)。他因喜欢绘画而对此很感兴趣。经过研究,他们发现这种新物质可以作为一种很好的染料。当时英国正值工业革命的发展期,纺织业的发展形势很好,可是几乎所有的衣物染料都是从天然植物中提取的,不但容易脱色,而且非常昂贵。尤其是紫色染料,非常稀缺,这也是紫色成为贵族衣服颜色的一个原因。于是 W. H. 珀金抓住商机,申请专利,开启染料工业的时代。 19 世纪末,奎宁由欧洲传入中国,被称为金鸡纳霜,在当时是非常罕见的药物
氯喹	1934 年,氯喹(图 2-129)由德国拜耳公司汉斯·安德赛格(Hans Andersag)与同事发现,由于认为其毒性太大,就没有进一步研究。 第二次世界大战期间,美国政府支持的科研团队发现氯喹对抗疟疾有效,并且使用安全。氯喹于 1946—1947 年开始被用于临床。
青蒿素	1964 年,越南内部发生战争,战争双方死于恶性疟病的士兵在数量上大大超过战争中的伤亡人数。抗氯喹的恶性疟原虫的出现更成为当时疟疾防治的主要难题,这促使作战双方政府在新抗疟药物的研发上大量投入。美国发现甲氟喹,使用单剂量的甲氟喹能治愈感染氯喹抗性疟原虫的患者。由于当时北越政府缺乏相应的研究机构和科研条件,便转而求助于中国。 1967 年,在毛泽东主席和周恩来总理的指示下,来自全国各地的科研人员聚集在北京,就疟疾防治药物和抗药性研究工作召开了一个协作会议,于是一项具有国家机密性质、代号为"523 项目"的计划启动。该项目组织来自 60 多个研究机构和单位的 500 多名研究人员参与。短期目标是研制出能在战场上有效控制疟疾的药物,长远目标是通过筛选合成化合物和中草药药方与民间疗法来研发出新的抗疟药物。 1969 年,屠呦呦被任命为北京中药研究所 523 课题组的组长,领导对传统中医药文献和配方的搜寻与整理。 在调查和收集过程中,课题组成员筛选了 2000 余个中草药方,整理出 640 种抗疟药方集。以鼠疟原虫为模型检测 200 多种中草药方和 380 多个中草药提取物。在研究中他们发现一种菊科艾属植物黄花蒿(Artemisia annua L.)对鼠疟原虫的抑制率可达 68%。但是后续的实验结果却显示,其提取物对鼠疟原虫的抑制率只有 12%～40%。通过翻阅古代文献,东晋葛洪《肘后备急方》中的"青蒿一握,以水二升渍,绞取汁,尽服之",屠呦呦意识到常用煎熬和高温提取的方法可能破坏了青蒿的有效成分,后改用乙醚低温提取出抗疟活性成分,但仍具毒性和副作用。于是又进一步去除青蒿提取物中不具抗疟效果的酸性部分,保留中性部分。

续表

类别	事例
青蒿素	1971 年,在鼠疟测试实验中他们发现,这种中性的青蒿提取物（编号 191）对鼠疟原虫的抑制率达 100%。 1972 年,在南京召开的 523 会议上,屠呦呦报告这一结果。她在会议上提供的一些关键的提炼参数也加快了提纯青蒿晶体的进程。云南药物研究所罗泽渊和山东省中医药研究所魏振兴等通过使用屠呦呦提供的信息和提取方法,从黄花蒿中提取青蒿素。在广州中医药大学李国桥小组主持的临床实验中,青蒿素显示极好的抗疟疗效。 1973 年,为确证青蒿素结构中的羰基,屠呦呦合成出双氢青蒿素。 1978 年,523 项目的科研成果鉴定会最终认定青蒿素的研制成功,按中药用药习惯,将中药青蒿抗疟成分定名为青蒿素。 1979 年,青蒿素(图 2-130)的 X-衍射晶体结构、药理学以及青蒿素抗非重症疟和抗重症脑型疟的研究成果以青蒿研究协作组的名义而记录。 1981 年,屠呦呦在北京代表 523 项目向到访的世界卫生组织研究人员汇报青蒿素治疗疟疾的成果。 1982—1984 年,李国桥等对青蒿素和甲氟喹进行抗疟活性比较研究。结果表明,与甲氟喹相比较,青蒿素具有高效、速效的特点,能在数小时内清除疟原虫。为防止疟疾复发和抗药性产生,弥补青蒿素半衰期短的不足,他们建议使用复方制剂。同时,开发出一种用于治疗脑型疟的含青蒿素的栓剂,目前这种栓剂已在非洲地区使用。英国人尼克·怀特(Nick White)在研究青蒿素的过程中,也不遗余力地倡导青蒿素及其衍生物与另外一种伴侣药物组合给药以彻底清除疟原虫。523 项目还研制出了多种可以与青蒿素组合的药物,其中包括本芴醇、哌喹和双喹哌等。目前常用青蒿素复方有蒿甲醚＋本芴醇、青蒿琥酯＋阿莫地喹、青蒿琥酯＋甲氟喹、双氢青蒿素＋哌喹和青蒿琥酯＋磺胺多辛＋乙胺嘧啶。 1992 年,"双氢青蒿素及其片剂"获一类新药证书(92 卫药证字 X-66、67 号)和"全国十大科技成就奖"。 2011 年 9 月,因发现青蒿素而挽救全球数百万人的生命,屠呦呦获得拉斯克奖和葛兰素史克中国研发中心"生命科学杰出成就奖"。 2015 年 10 月,屠呦呦获得诺贝尔生理学或医学奖,理由是她发现青蒿素,这种药品可以有效降低疟疾患者的死亡率。她成为首获科学类诺贝尔奖的中国人。

九、维生素类药物

维生素是维持人类机体正常代谢功能所必需的微量营养物质,绝大多数维生素是酶的辅酶或辅酶的组成部分,参与机体各种酶促反应。

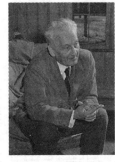 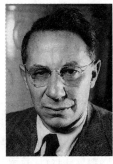 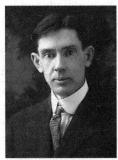

图 2-131　阿尔伯特·圣捷尔吉　　图 2-132　塔杰乌什·赖希斯坦　　图 2-133　E. V. 麦科勒姆　图 2-134　乔治·明诺特

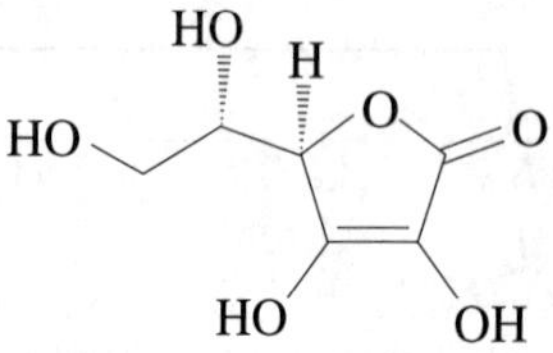

图 2-135　维生素 C

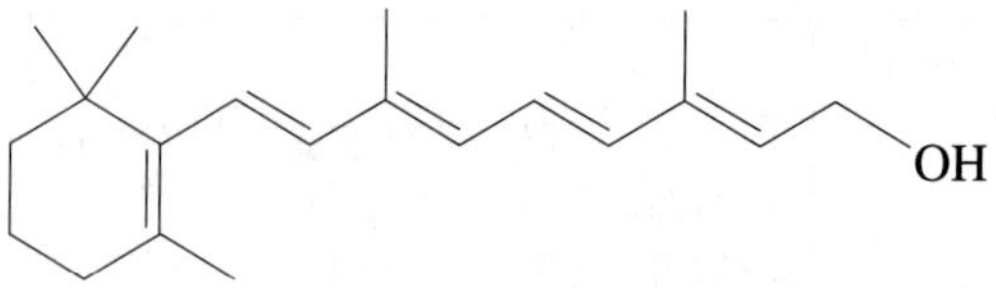

图 2-136　维生素 A_1

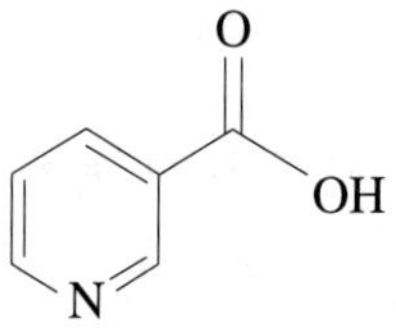

图 2-137　维生素 B_1

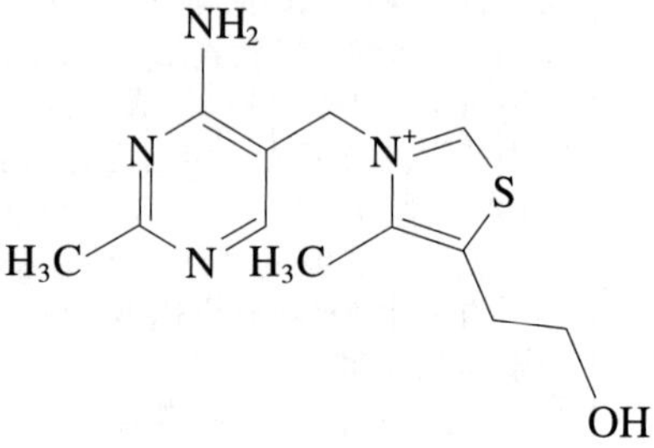

图 2-138　维生素 B_3

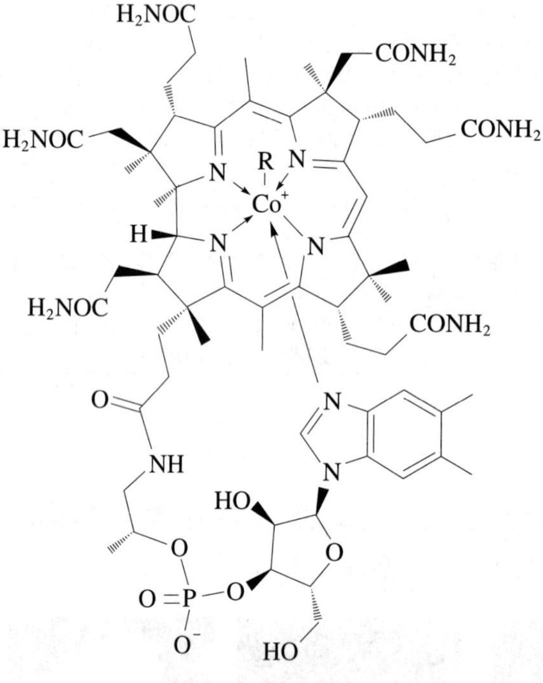

图 2-139　维生素 B_{12}

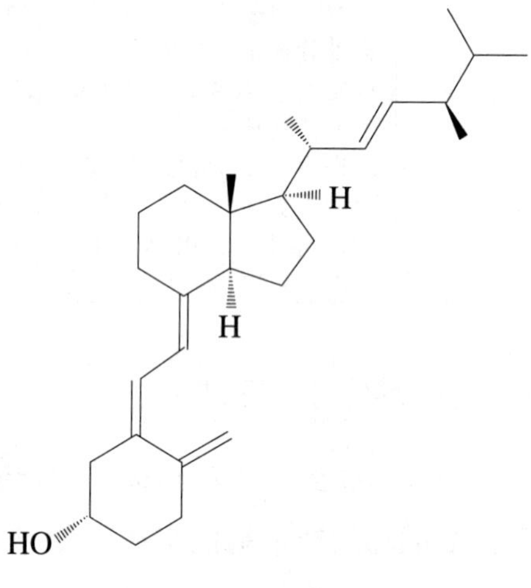

图 2-140　维生素 D_2

表 2-25　维生素类药物

类别	事例
维生素 C	坏血病在以前被称为不治之症,死亡率很高。开始的时候患者四肢无力、烦躁不安,皮肤易红肿,肌肉疼痛;然后出现脸部肿胀、牙龈出血、牙齿脱落、口臭等症状,皮肤下大片出血;最后是严重疲惫、腹泻、呼吸困难,因器官衰竭而死亡。坏血病主要发生于航海船员、海盗等人群。这种病首先被古希腊医学家希波克拉底描述。

续表

类别	事例
维生素 C	1536 年,法国人雅克•卡蒂埃(Jacques Cartier)从印第安人那里学到利用当地柏树叶(松针)煮茶饮用(每 100 g 柏树叶中含有 50 mg 维生素 C),成功救治许多船员。但这一应用没有被推广。 1740 年,英国人乔治•安森(George Anson)率领由 1854 人组成的舰队进行环球探险,结果只剩下 188 名船员,其余大多数死于坏血病。 18 世纪中叶,英国海军军医詹姆斯•林德(James Lind)发现坏血病与饮食有关,他以 12 位患有坏血病的船员为对象,设计并实施历史上第一个饮食与坏血病的临床试验,结果发现柠檬对坏血病有预防作用。 1753 年,詹姆斯•林德发表自己的实验结果。他还提取橘子汁,作为治疗坏血病的药物出售。但他自制的“药”因被氧化,使得其中维生素 C 失活,而效果甚微。 1768—1771 年,英国人詹姆斯•库克(James Cook)在环球探险中对船员下达严格的命令,禁止用铜锅煮食物(铜锅产生的一种铜的化合物可以加速食品中维生素的氧化),尽可能地更换新鲜食品。结果他的船员没有发生过坏血病。 18 世纪 90 年代,吉尔伯特•布莱恩(Gilbert Blane)坚持推广詹姆斯•林德的方法,强制海军船员吃新鲜的橘子和柠檬汁,至此英国海军才消除坏血病。因此,英国人被戏称为“lemon juice(柠檬汁)”,后改为“lime juice(青柠汁)”,后来演变为“limey(英国佬)”。 1907 年,挪威人阿克塞尔•霍尔斯特(Axel Holst)和特奥多尔•弗洛里奇(Theodor Frolich)在研究脚气病与维生素的关系时,希望建立一种小型动物模型,以取代通常用的鸽子模型,他们选择荷兰猪进行尝试。首先他们按照在鸽子上建立脚气病的方法,用同样的食物(经处理过的谷物和面粉)喂养荷兰猪,经过一段时间后,荷兰猪产生典型的坏血病的症状,于是坏血病的动物模型被建立起来。后来人们发现,这是因为人体与荷兰猪均不能自身合成维生素 C,而其他动物则可以,可以说这是一个极为巧合的发现。 1927 年,匈牙利人阿尔伯特•圣捷尔吉(Albert Szent-Gyorgyi)(图 2-131)在英国人弗雷德里克•高尔(Frederick Gowl)和霍普金斯(Hopkins)的实验室中成功地从牛的肾上腺中分离出 1 g 较纯的抗氧化物质,他根据经验,认为其化学式为 $C_6H_8O_6$,并命名为己糖醛酸。 1928 年,新鲜蔬菜、水果当中这种抗坏血病的因子被认为是一种维生素,并被命名为“水溶性因子 C”。 1929 年,阿尔伯特•圣捷尔吉到美国梅奥医院做研究,从牛肾上腺中分离出较多这种物质。他将一半提炼出的纯粹的这种物质送给英国伯明翰大学的糖类研究化学家沃尔特•霍沃思(Norman Haworth)进行分析。可是那时技术尚不成熟,由于量较少,沃尔特•霍沃思没能确定其结构。 1930 年,阿尔伯特•圣捷尔吉回到匈牙利,他的团队发现匈牙利的一种常见的辣椒中含有大量的这种物质。他成功地从中分离出 1 kg 己糖醛酸,并再送一批给沃尔特•霍沃思继续分析。沃尔特•霍沃思不负所望,成功确认维生素 C 的结构(图 2-135)并合成了维生素 C。 1932 年,美国人 C. G. 金(Charles Glen King)通过间接的方式,从阿尔伯特•圣捷尔吉实验室得到这种物质,他立即进行动物模型实验,发现己糖醛酸就是治疗坏血病的维生素。C. G. 金与阿尔伯特•圣捷尔吉先后在两个星期的间隔内发表了相关的文章。1937 年,阿尔伯特•圣捷尔吉因发现“与生物燃烧过程有关的发现,特别是关于维生素 C 和延胡索酸的催化作用”而获得诺贝尔生理学或医学奖。而沃尔特•霍沃思也因确定维生素 C 的化学结构及用不同的方法合成维生素 C,而获得同年的诺贝尔化学奖。阿尔伯特•圣捷尔吉和沃尔特•霍沃思还把维生素 C 命名为抗坏血酸(ascorbic acid)。

类别	事例
维生素 C	1933 年,瑞士人塔杰乌什·赖希斯坦(Tadeus Reichstein)(图 2-132)发明维生素 C 的新合成方法,该方法被命名为塔杰乌什·赖希斯坦反应。这是一个 6 步反应,其中包括微生物的发酵。1935 年,他将这一知识产权转让给罗氏公司。1942 年,库尔特·海恩斯(Kurt Heyns)对该技术作了修正,使之成为随后几十年工业生产维生素 C 的主要方法。世界上第一个作为药品上市的维生素 C 由默克公司推出,商品名为"Cebion",罗氏公司的商品名则是"Redoxon"。 1960 年,北京制药厂与中科院微生物研究所合作,从采集的 670 个土壤试样中分离得到 1615 株细菌,然后经过培养,得到一株优选菌株,从而开发二步发酵法生产维生素 C 中间体 2-酮基-L-古龙酸。其主要发明人为中科院微生物研究所尹光琳、陶增鑫、严自正,北京制药厂宁文珠、王长会和王书鼎。这项技术的知识产权(国际使用权)于 1985 年出售给瑞士罗氏公司,金额达 550 万美金
维生素 A	1816 年,F. 马让迪(F. Magendie)发现仅给狗喂水和糖,狗会发生眼角膜溃疡,并有很高的死亡率。 19 世纪末,邦奇(von Bunge)教授在德国大学曾让他的博士生使用小动物做过滤过的饮食试验,其中博士生卢宁(N. Lunin)于 1881 年发表一篇题为《饮食中的无机盐》的论文,该文称,使用固定成分饮食(含有蛋白质、糖、脂肪及盐)喂养小动物,小动物会在 16～36 天内死亡。但是,当加入一定量的牛奶后,它们会生存并生长 2.5 个月。于是他得出结论:牛奶中含有未知的营养关键物质,并建议研究人类的饮食中是否也含有这类关键物质。 1909 年,纳普(P. Knapp)重复上述实验,发现实验组的 9 个小动物在死亡前,都患上严重的结膜炎或者角膜溃疡,以至于小动物在后期无法睁开眼睛。 1908 年,德国人威廉·斯特普(Wilhelm Stepp)在斯特拉斯堡生理化学教授 F. 霍夫麦斯特(F. Hofmeister)实验室重复相应的结果,并开始研究关键营养因子。他猜想牛奶中的这种关键因子有可能是一种"类脂",即与脂肪相似,并可溶于乙醚和乙醇。威廉·斯特普首先用麦面粉和牛奶准备正常的饮食(即牛奶面包),后来又换成大米面粉与牛奶,再后来换成一种牛奶面团。使用这些正常饮食,小动物们生存得很好。他首先把牛奶面包放入热乙醇中提取 12 h,然后又将其放入热乙醚中提取 12 h。当他以提取后的牛奶面包喂食小动物时,小动物全部死亡,但添加乙醇、乙醚提取液(先把乙醚和乙醇除去)后,另一组小动物全部存活。于是他得出结论,这些关键的物质是可以被提取出来的。 1914 年,E. V. 麦科勒姆(Elmer Verner McCollum)(图 2-133)和玛格丽特·戴维斯(Marguerite Davis)一起,通过把黄油皂化,得到一种水溶性物质,相对于以前的因子 B,他把这一物质称为"因子 A"。这是对维生素家族命名方式的肇始。 1915 年,E. V. 麦科勒姆发表相关论文,并认为维生素 A 是一类物质,而非单一物质。 1920 年,脂溶性物质因子 A 被正式命名为维生素 A。 1931 年,瑞典化学家保罗·卡勒(Paul Karrer)确认维生素 A 的结构(图 2-136 所示为维生素 A_1)。 1932 年,美国人乔治·沃尔德(George Wald)前往柏林,在奥托·瓦尔堡(Otto Warburg)的实验室工作,他通过解剖动物,在动物的视网膜中得到一种光学敏感的物质——视紫质,并通过化学检测发现视网膜中有一定含量的维生素 A,他来到瑞士苏黎世大学,确证实验结果。然后他回到德国,在 1 个月的时间内通过研究 300 个青蛙的视网膜,发现视黄醛与视黄醇(维生素 A)的转化作用机制,这是视觉形成的生理化学机制。 1947 年,荷兰人 D. A. 多普(David Adriaan van Dorp)和 J. F. 阿伦斯(Jozef Ferdinand Arens)合成维生素 A

类别	事例
维生素 B₁₂	19 世纪 50 年代,英国生理学家托马斯·艾迪生(Thomas Addison)描述恶性贫血的症状,包括舌炎、感觉异常、步态异常等。他指出,恶性贫血可能与胃的病理变化有关,有可能是因为缺乏胃酸。 1907 年,R. C. 卡伯特(Richard Clarke Cabot)报告约 1200 名恶性贫血患者,死亡率非常高。 1920 年,惠普尔(Dr. Whipple)开始研究失血引起的贫血治疗。他用狗诱导失血贫血模型。他首先给狗放血,诱导出贫血症状,然后通过喂养不同的食物,观察哪种食物让狗恢复得更快。他发现,红肉与一些蔬菜有效,但新鲜的动物肝脏最好,可以治愈狗贫血。后来他又把肝脏用到恶性贫血患者身上,也有一定疗效。W. B. 卡斯尔(William Bosworth Castle)发现,一些胃切除的恶性贫血患者(食管与小肠相接)采用食用肝脏的疗法无效。他还做了一些临床试验,并推测胃黏膜上可能存在一种"内在的因子",吸收食物中"外在的因子",即后来发现的维生素 B₁₂。 1923 年,美国人乔治·明诺特(George Minot)(图 2-134)与威廉·墨菲(William Murphy)合作,把惠普尔的研究成果应用于临床,他们发现狗失血导致的贫血与肝脏中的铁有关,而恶性贫血与提取液中的一种特殊物质有关。进一步研究发现,狗失血导致的贫血与恶性贫血的发病机理不同。维生素 B₁₂ 恰可溶于水,因此给恶性贫血患者喝肝脏提取液是有效的。缺铁性贫血患者并不缺乏维生素,而是因为缺铁导致血红蛋白结合氧的能力下降,给缺铁性贫血的患者喝肝脏提取液完全无效(因为其中虽然含有维生素 B₁₂,但不含铁),但吃肝脏是有效的,因为肝脏中含有铁。于是他们提出全面的治疗方案,其中一种治疗方案是,患者每天至少吃半磅左右的肝脏,相当于半斤左右。1926 年的一次学会上,两人汇报了他们的成果:45 名食用新鲜肝脏的患者,全部治愈。因为这一成绩,惠普尔、乔治·明诺特与威廉·墨菲三人共享 1934 年的诺贝尔生理学或医学奖。 1928 年,生化学家埃德温·科恩(Edwin Cohn)得到一种肝脏提取物,使其中的特殊物质有效浓度提高 50～100 倍。后来这一方法用于临床,使患者不再天天吃大量的肝脏。这是临床疗法的一大进步。 20 世纪初,默克公司以福克斯(Folkers)为首的团队在 3 个月内分离出维生素 B₁₂。 1955 年,英国人 D. C. 霍奇金及其同事确定维生素 B₁₂(图 2-139)的化学结构
维生素 D	17 世纪中叶,英国出现佝偻病的区域性流行,医学工作者们开始用科学的方法观察和描述这种骨骼疾病。 1645 年和 1650 年,丹尼尔·惠斯勒(Daniel Whistler)与弗朗西斯·格利森(Francis Glisson)分别对这一疾病症状作了描述。 18 世纪晚期,尼尔斯·芬森(Niels Finsen)使用阳光治疗狼疮,利用人工光线作为治疗手段,结果引起科学界对阳光与健康关系的研究。 1824 年,肖尔特(D. Scheutte)为佝偻病患者开出鱼肝油这一处方。 19 世纪末,一些医学专家提出一种观点,认为高纬度地区的许多疾病包括佝偻病,是由阳光照射不足引起的。同时人们也意识到鱼肝油是一种很好的预防佝偻病的健康食品。另外也有试验表明,照射阳光与食用鱼肝油可以起到相同的治疗效果。A. F. 赫斯(Alfred Fabian Hess)进一步提出自己的见解:光等同于维生素。 1918 年,由于 E. V. 麦科勒姆在维生素 A 研究上的成功,儿科学教授约翰·霍兰德(John Holland)向他咨询是否有佝偻病的动物模型。E. V. 麦科勒姆向他展示几只患病的大鼠,并与他探讨佝偻病的机制。两位骨科学者爱德华·帕克(Edward Park)和保罗·希普利(Paul Shipley)也很快加入研究团队。在开始的几个钙和磷不平衡的膳食实验中,E. V. 麦科勒姆发现缺乏一定的动物脂肪会得佝偻病。他和团队成员谨慎地认为佝偻病可能是由于缺乏维生素 A 或缺钙引起的。

续表

类别	事例
维生素 D	1919 年,德国人库尔特·赫尔沙因斯基(Kurt Huldschinsky)提出,如果阳光可以治疗佝偻病,那么人工光线在理论上也能治疗这一疾病,他使用石英—汞灯发出的紫外线治疗佝偻病儿童,取得很大的成效。 1919—1920 年,英国医生爱德华·梅兰比(Edward Mellanby)在室内用低脂奶和面包喂养小狗,由于接触不到光照,狗身上出现佝偻病症状。即使给小狗吃含维生素 B、维生素 C 的食品,也不能在短期内改善症状。但他发现患病的狗被喂鱼肝油后,就会痊愈,并且鱼肝油还能预防佝偻病。于是他认为,维生素 A 或一种相关的物质(存在于鱼肝油中)可防止佝偻病的发生。 1921 年,A. F. 赫斯和 L. J. 昂格尔(Lester J. Unger)通过对佝偻病的流行病学观察,发现这一疾病与季节性的阳光变化有关系。 1922 年,E. V. 麦科勒姆进行另一组膳食试验。他首先把鱼肝油中的维生素 A 破坏掉,然后给患佝偻病的狗喂食,结果仍然可以治愈。这意味着其中含有另外一种脂溶性物质,这是一种不同于维生素 A 的物质,他把这一物质命名为维生素 D,因为这是第四个被命名的维生素。 1923 年,伦敦的休姆(Hume)和史密斯(Smith)团队及纽约的 A. F. 赫斯和温斯托克(Weinstock)团队分别发现被紫外线照射的食物可以治愈佝偻病。并且,由于饲养员不按方案操作,休姆和史密斯发现大鼠被照射紫外线与食用照射紫外线的食物对于佝偻病的治疗具有同样的效果。同期,戈德布拉特(Goldblatt)和索姆斯(Soames)团队发现照射紫外线的大鼠肝脏,可以治愈患佝偻病的大鼠。 1923 年,美国人哈利·斯廷博克(Harry Steenbock)发现,对食品或其他有机材料照射紫外线,会增加其中的维生素 D 含量。在对鼠、狗类动物的食品照射紫外线后,这类食品可以治疗动物的佝偻病。紫外照射技术在食品行业,尤其是奶制品行业流行起来。1945 年,美国的佝偻病几乎被全部消灭。 1935 年,阿道夫·温道斯(Adolf Windaus)以胆固醇为原料合成维生素 D_3 原(7-脱氢胆固醇)。 1936 年,维生素 D_2(钙化醇)的结构(图 2-140)被这一团队研究得到,它是麦角固醇的同分异构体,有 1 个羟基,3 个共轭键。 1937 年,阿道夫·温道斯和同事在多种动物和人体的皮肤内及一些食品中分离鉴定维生素 D_3 原(7-脱氢胆固醇),而它的紫外线照射后的产物也具有治疗佝偻病的疗效,于是他们分别把钙化醇和 7-脱氢胆固醇的紫外线照射物分别称为维生素 D_2 和维生素 D_3。 1955 年,韦吕(Velluz)等人完整地阐述麦角固醇如何在紫外线作用下转化为钙化醇。 1971—1972 年,M. F. 赫利克(Michael F. Holick)团队发现维生素 D 活性结构的代谢机制。在肝脏中,维生素 D 被转化成骨化二醇,部分骨化二醇又被肾脏转化为骨化三醇,产生维生素 D 的活性结构。骨化三醇作为一种激素在血液中循环,发挥调节体内钙、磷平衡的作用,从而促进骨骼正常生长
维生素 B_1、维生素 B_3	1803 年,托马斯·克里斯蒂(Thomas Christie)服役于驻扎在斯里兰卡的英国军队,他曾记录:治疗脚气病需要多样化的营养,虽然给予酸性水果可以治疗坏血病,但却不能治疗脚气病,它应当与另外一种复杂化合物有关。这一预见性诊断直到 100 年后才得以证实。

续表

类别	事例
维生素 B₁、维生素 B₃	1886 年,克里斯蒂安·艾克曼(Christian Eijkman)发现脚气病患者起初往往腿部不适,最后可能出现心脏衰竭直至死亡。A. C. 佩克尔哈林(A. C. Pekelharing)希望通过使用科赫法则来找到致病菌。经过 8 个月的工作,他分离培养出这种细菌,把培养物注射给兔子和狗,观察到类似脚气病的症状。为进一步开展实验,他把实验动物换成物美价廉的鸡。但一开始,不管是否接受注射,小鸡都不会患病,而过了一段时间,所有小鸡都出现一种多发性神经炎的症状,一段时间后,所有的小鸡都好转了。克里斯蒂安·艾克曼与助手发现,鸡饲料的变化与患病时间是一致的。鸡吃了医院的剩饭后,开始患病,改为原有饲料后,全部好转。于是他推断,当地大米含有一种引起脚气病的毒素,而大米壳(糙米有银皮,而精米没有)中含有对抗这种毒素的物质。克里斯蒂安·艾克曼发现了这种水溶性"抑菌物质"。 1896 年,克里斯蒂安·艾克曼把自己的发现与阿道夫·沃德曼(Adolphe Vorderman)交流,后者对各个监狱的伙食与脚气病之间的关系进行了流行病学研究。他发现吃粗大米的囚犯中,脚气病的发病率为 0.01%;而吃精制大米的囚犯中,发病率为 2.5%。而各个监狱的卫生环境基本一样,这就验证了克里斯蒂安·艾克曼的推断。 1896 年,克里斯蒂安·艾克曼实验室荷兰人格里特·格林斯(Gerrit Grijns)发现,如果只给鸡吃被高压蒸汽锅煮熟后的大米,那么它们也会发展出这种腿虚弱的疾病(多发性神经炎)。而如果给鸡吃大米壳或者豆类,那么疾病就会康复。于是他总结:一些物质存在于食品中,对于外周神经来说非常重要……这类物质很容易被破坏,很复杂。这是对于维生素最早的描述,但只用荷兰语记载,没能在短时间内传播到其他国家。格里特·格林斯与克里斯蒂安·艾克曼进行多次书信沟通,后者也认识到精米中缺少一种对健康来讲不可或缺的物质,缺乏此物质可致脚气病或多发性神经炎。 1911 年,荷兰人卡西米尔·冯克宣布从大米壳中提取出可以治疗脚气病的物质,他预言坏血病、糙皮病及脚气病等都与这一类物质有关,他给这类物质起名为"vitamine(维生素)",意为"重要的胺类(vital amines)",即维生素 B₁(图 2-137)。 1914 年,美国人 J. G. 伯杰(Joseph Gold Berger)接受政府的任务,研究糙皮病在南部地区发病的病因。糙皮病患者在日光照射下会产生严重的皮肤皲裂现象,并有腹泻和精神分裂现象,该病还有一定的死亡率。 1914 年,J. G. 伯杰亲自接触患者,证明糙皮病不是一种传染病。他发现在孤儿院中提供鸡蛋和牛奶,相关的发病会大大减少。 1926 年,荷兰人 B. C. P. 扬森(B. C. P. Jansen)和 W. F. 多纳特(W. F. Donath)从大米麸料中得到维生素 B 混合物结晶。只需 0.01 mg 就能治疗患病的鸽子。 1937 年,康拉德·埃尔维耶姆(Conrad Elvehjem)从肝脏中提取出烟酸,即维生素 B₃(图 2-138),也称维生素 PP。PP 来自英文"pellagra-preventive factor(抗糙皮病因子)"。

十、海洋药物

海洋占地球表面积的 7/10,海洋生物估计有 1000 万种,海洋生物总量占地球生物量的 87%。20 世纪 60—70 年代,海洋天然药物研究逐步兴起,成为寻找、研究和开发新药的重要来源。

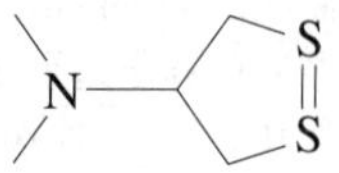

图 2-141　沙蚕毒素

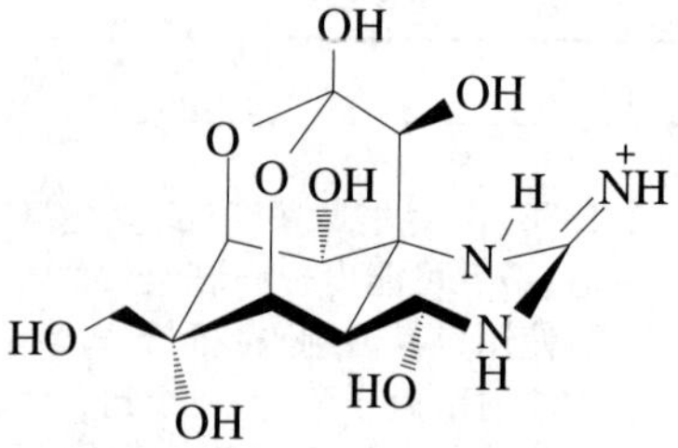

图 2-142　河豚毒素

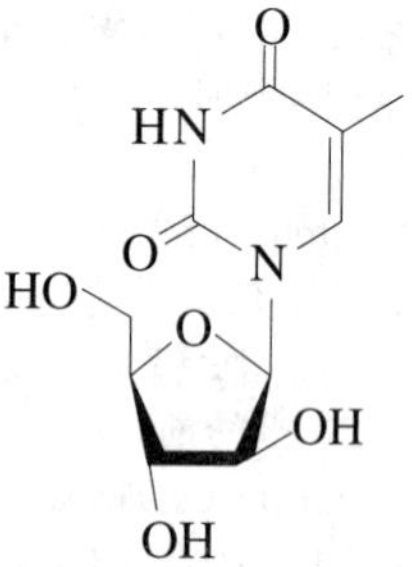

图 2-143　海绵阿糖核苷 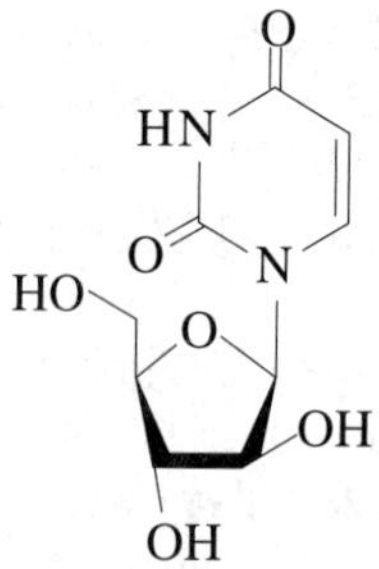　图 2-144　海绵阿糖尿苷 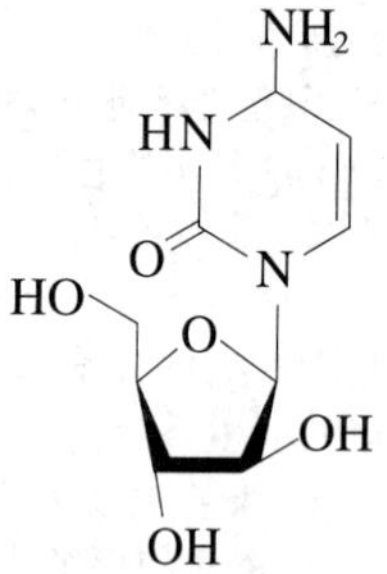　图 2-145　阿糖胞苷 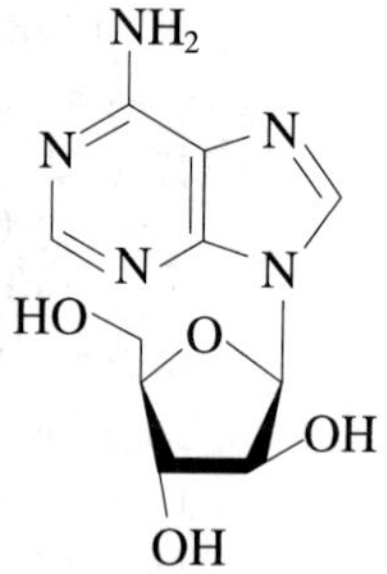　图 2-146　阿糖腺苷

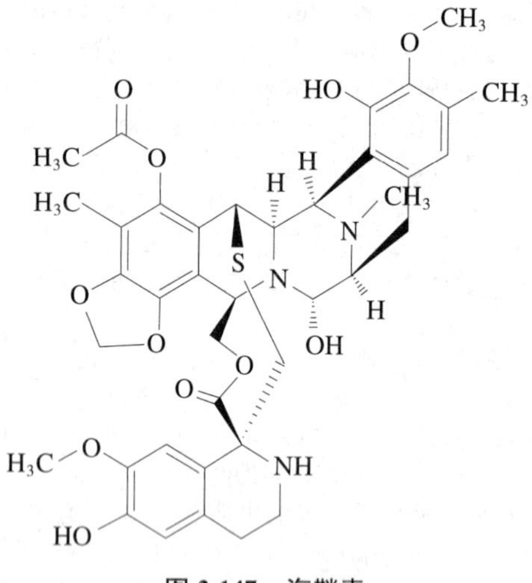

图 2-147　海鞘素

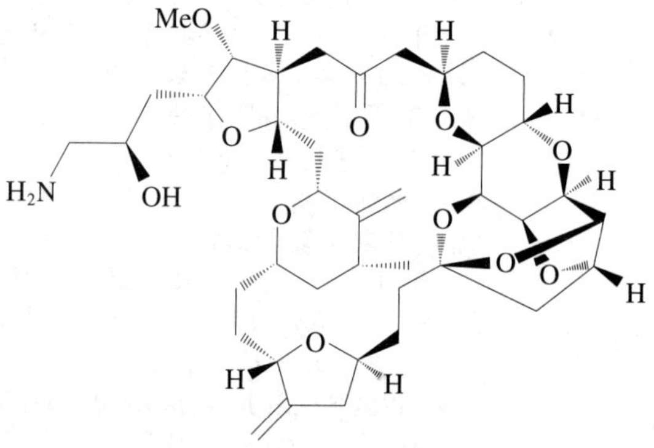

图 2-148　艾日布林

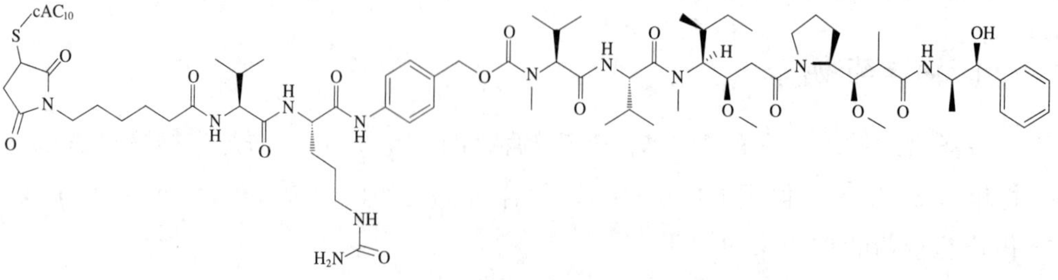

图 2-149　色瑞替尼

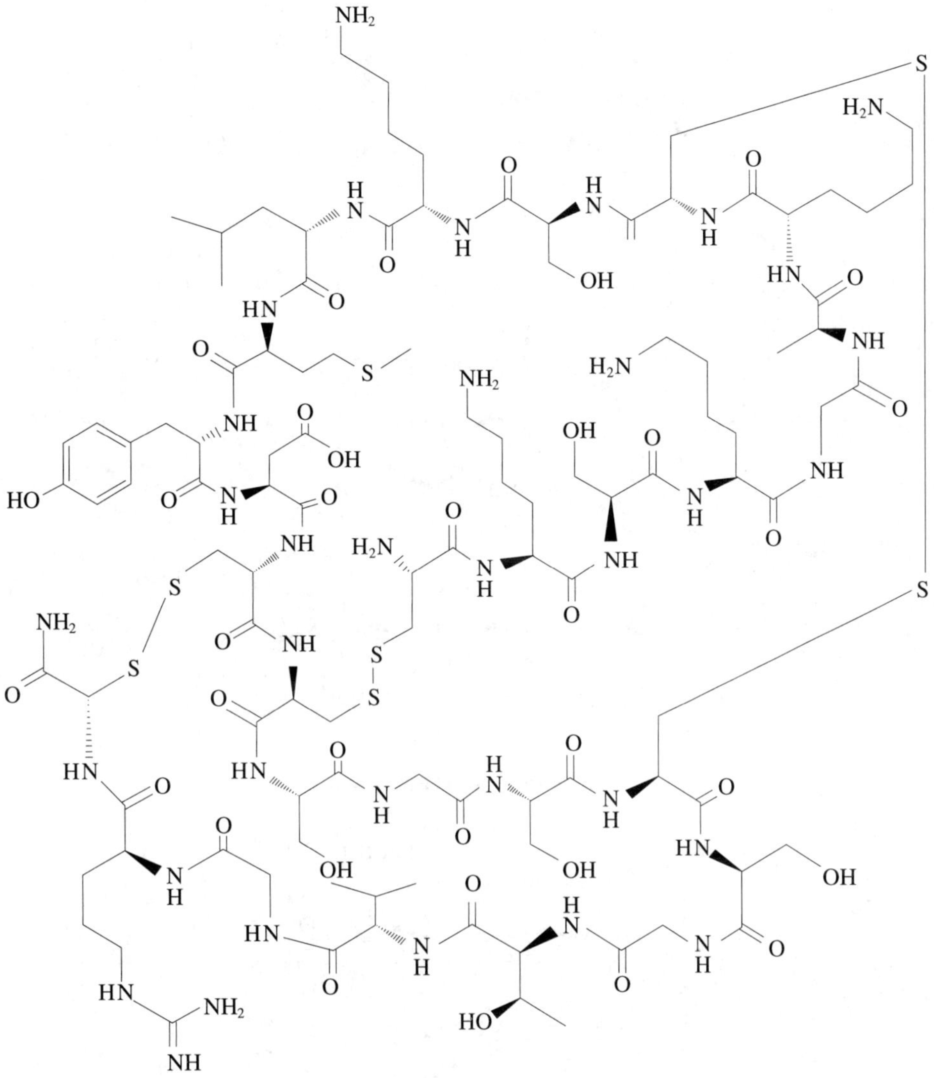

图 2-150 齐考诺肽

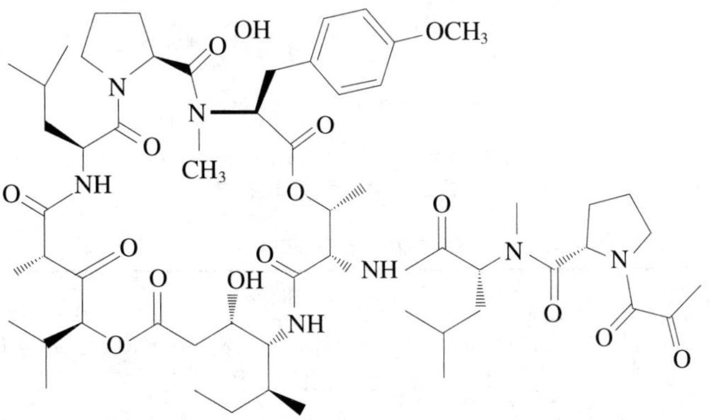

图 2-151 脱氢膜海鞘素 B

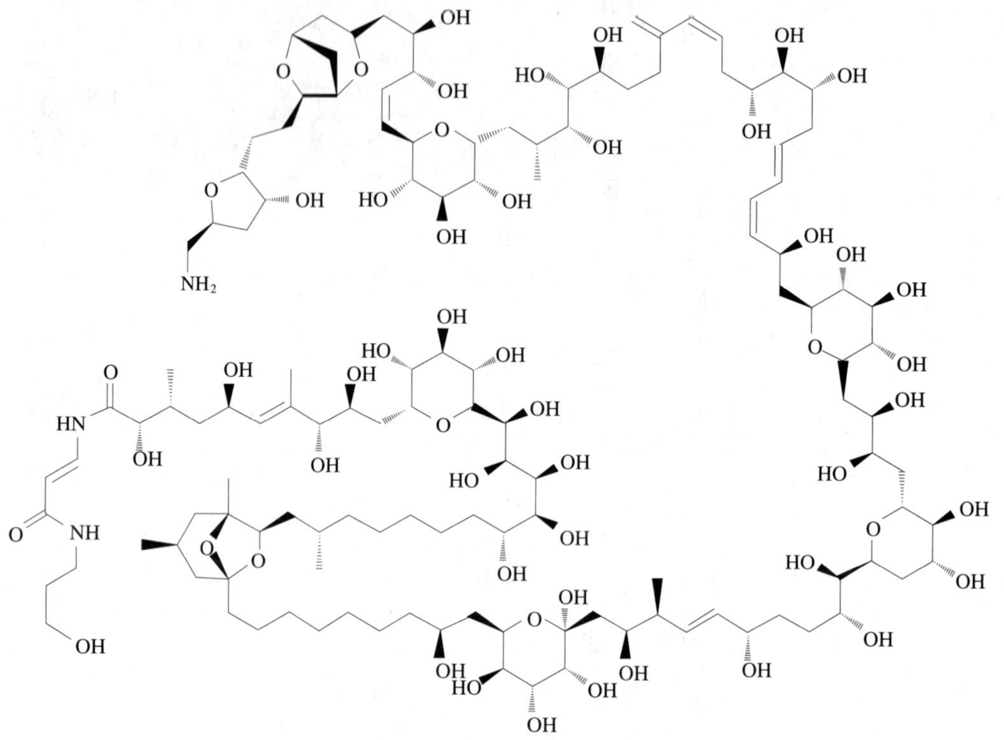

图 2-152 岩沙海葵毒素

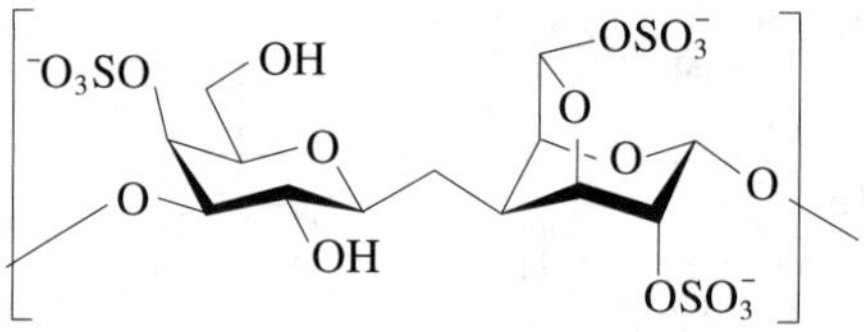

图 2-153 卡拉胶

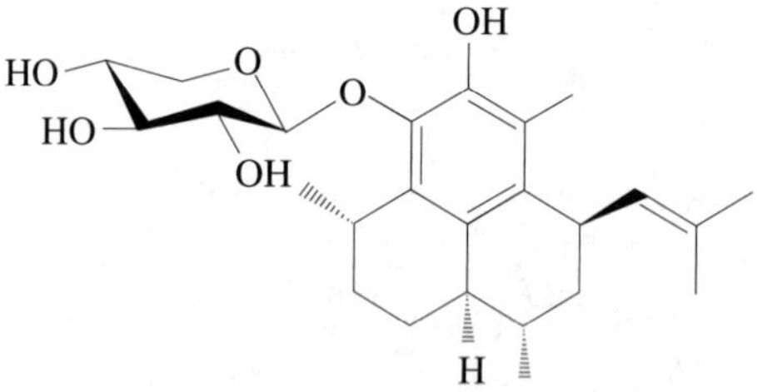

图 2-154 假蕨素 A

表 2-26 海洋药物

类别	事例
沙蚕毒素	1922 年,日本学者从浅海泥沙中异足索沙蚕体内分离出沙蚕毒素(图 2-141),后开发为杀虫剂巴丹、杀虫双、杀螟丹、杀虫环,对害虫有触杀和胃毒作用
头孢菌素	1945 年,意大利人杰赛普·布罗楚从撒丁岛海洋污泥里的海洋顶头孢霉菌中发现顶头孢分泌的物质,该物质可抗伤寒杆菌、葡萄球菌和布鲁氏杆菌

续表

类别	事例
头孢菌素	1948 年,意大利人杰赛普·布罗楚发表关于头孢菌的研究结果,但未能引起人们的注意。杰赛普·布罗楚将头孢制剂和相关说明送给撒丁岛上的盟军军医布莱思·布鲁克(Blyth Brooke)。布莱思·布鲁克咨询英国医学研究委员会,委员会中的一位学者将其推荐给弗洛里。 1948 年,弗洛里联系杰赛普·布罗楚并得到菌株,然后组织牛津大学的盖伊·牛顿(Guy Newton)和爱德华·亚伯拉罕(Edward Abraham)等人开始研究。 1954 年,他们发现三种头孢类化合物:头孢菌素 P、N、C,其中头孢菌素 C 成为合成头孢菌素钠的原料。 1957 年,B. K. 凯莉(B. K. Kelly)和同事得到一种突变菌株,可以大量产生头孢菌素 C。 1959 年,盖伊·牛顿和爱德华·亚伯拉罕采用 X 射线晶体学方法对头孢菌素 C 的化学结构进行鉴定,确认其核心结构为 7-氨基头孢烯酸(简称 7-ACA),并申请了专利。 1964 年,第一种头孢菌素头孢噻吩(cephalothin)由礼来公司研制上市,商品名为"Keflin(开弗林)"
河豚毒素	河豚泛指鲀形目中东方鲀属鱼类,河豚毒素是其主要毒性成分,各器官和组织的毒性排名为卵巢>肝脏>脾脏>血液>腮>皮>精巢。中毒症状先是感觉神经麻痹、血压下降、脉搏迟缓、呼吸困难,继而因中枢麻痹导致呼吸停止而死亡。 1909 年,日本人石野良纯(Yoshizumi Tahara)分离出河豚毒素(图 2-142)。 1955 年,日本人平田义正(Hirata Yoshimasa)从河豚中分离出纯品河豚毒素。 1964 年,日本召开第 3 届 IUPAC 国际天然产物化学大会,日本人平田义正、津田恭介(Tsuda Kyosuke)和美国人 R. B. 伍德沃相继报道河豚毒素的结构。 1964 年,科学家发现河豚毒素通过关闭钠离子通道 h 闸门而选择性抑制钠离子通过神经细胞膜,阻断神经—肌肉兴奋和传导过程,导致出现肌肉活动障碍、呼吸中枢麻痹、血压下降等症状。河豚毒素的麻醉作用是普鲁卡因的 4000 倍,可代替吗啡和杜冷丁起到镇痛作用。 1972 年,日本人岸义仁和福山透(Tohru Fukuyama)完成河豚毒素外消旋体的全合成。 2003 年,美国人杜·波依斯(Du Bois)和日本人矶部稔(Minoru Isobe)采用不同路线完成河豚毒素的不对称合成
岩沙海葵毒素	1971 年,《科学》杂志首次报道从美国夏威夷海洋生物软体珊瑚中分离得到的岩沙海葵毒素(图 2-152)。 1981 年,摩尔(Moor)教授和平田(Hirata)教授团队报道岩沙海葵毒素的结构。岩沙海葵毒素是目前最强的冠脉收缩剂,其作用比血管紧张素强 100 倍。 1994 年,岸信介(Yishito Kishi)教授领导的团队完成岩沙海葵毒素的合成
阿糖腺苷、阿糖胞苷	1945 年,美国人伯格曼(Bergmann)和同事从佛罗里达海域隐南瓜海绵中分离出非甾体含氮化合物——海绵阿糖核苷(图 2-143)。1951 年,又从其中分离出海绵阿糖尿苷(图 2-144)。 1959 年,美国人理查德·瓦尔维克(Richard Walwick)、沃尔登·罗伯茨(Walden Roberts)和查尔斯·德克尔(Charles Dekker)以两个化合物为先导化合物合成阿糖胞苷(图 2-145),后证实其可用于治疗成人和儿童急性非淋巴细胞性白血病。 1960 年,斯坦福研究所 B. R. 贝克(Bernard Randall Baker)实验室合成阿糖腺苷(图 2-146)。 1964 年,M. P. 德加里耶(M. Privat de Garilhe)和德鲁德尔(J. De Rudder)描述阿糖腺苷的抗病毒活性。 1976 年,R. J. 惠特利(Richard J. Whitley)通过临床实验证明阿糖腺苷的抗病毒活性

续表

类别	事例
海鞘素	1975 年,美国人利希特尔(Lichter)报道加勒比海被囊动物海鞘具有抗癌活性。 1990 年,佛罗里达大西洋大学怀特和伊利诺伊大学香槟分校莱因哈特(Rinehart)同时从西印度群岛海鞘中分离出海鞘素(图 2-147),并确认其结构。 1996 年,美国人科里(Corey)完成海鞘素的合成,收率最高为 0.53%。 1998—2001 年,科学家发现海鞘素可与 DNA 双螺旋小沟结合,烃化 N-2 侧链上的鸟嘌呤,进而阻断 DNA 的复制与合成,具有抑制卵巢癌、胰腺癌、肺癌和大肠癌的作用。西班牙 PharmaMar 制药公司开发海鞘素时遇到难题,海鞘素的提取率极低,1 吨原料的提取量不到 1 g。 2001 年,远藤章研究小组完成海鞘素的合成,最高得率为 0.78%。2006 年,最高得率增加到 1.7%。 2001 年,欧洲药品评审委员会批准海鞘素进入临床实验,作为治疗软组织肉瘤的孤药。2003 年,海鞘素被批准为治疗卵巢癌的孤药。 2007 年,欧盟批准海鞘素上市,用于晚期软组织肉瘤的治疗,海鞘素成为第一种海洋药物。 2015 年,美国食品药品监督管理局批准海鞘素用于不可切除或晚期脂肪肉瘤和平滑肌肉瘤的治疗
齐考诺肽	1979 年,美国人奥利维拉(Olivera)研究小组的麦金托什(McIntosh)从海洋腹足纲软体动物芋螺的毒液管和毒囊内壁的毒腺中分离出芋螺毒素。 1987 年,合成芋螺毒素的等价肽类化合物齐考诺肽(图 2-150)。 2004 年,齐考诺肽被开发为镇痛药物。 2005 年,欧盟批准齐考诺肽作为上市药物。齐考诺肽通过阻断脊髓处的 N-型电敏感钙离子通道而抑制传出神经元的中心电端释放与疼痛有关的神经传导物质。通过鞘内注射,其镇痛效果是吗啡的 1000 倍,但没有吗啡的成瘾性
海绵素	1985 年,日本人平田义正实验室的上村大辅(Daisuke Uemura)从日本黑海绵中分离出大田软海绵素 A,该物质具有很强的细胞毒作用,可抗黑色素瘤 B_{16}。 1986 年,平田义正从 600 kg 日本海绵中分离出大田软海绵素 B,后者对黑色素瘤 B_{16} 作用最强。 1992 年,哈佛大学岸信介团队完成大田软海绵素 B 的全合成,发现 38 元大环内酯片段是抗肿瘤活性必需的,后用酮羰基取代不稳定的酯基,产生疗效更好的艾日布林(图 2-148),现用于治疗已经接受过至少 2 种化疗方案治疗的转移性乳腺癌患者,且化疗方案中应包括蒽环霉素或紫杉烷
色瑞替尼	20 世纪 70 年代,美国人佩蒂特(Pettit)发现印度洋无壳软体动物截尾海兔的提取物可延长 P388 白血病小鼠的寿命。 1987 年,从截尾海兔中分离出海兔毒素 10,其抗 P388 白血病作用最强,但毒副作用大。后对其衍生物进行研究,其中衍生物单甲基澳瑞他汀 E(monomethyl auristatin E)本身有毒性,不能用作药物,但可作为微观破坏剂。美国西雅图基因公司和日本武田制药公司把单甲基澳瑞他汀 E 与一个单克隆抗体连接,形成抗体偶联药物,指引其直接作用于癌细胞表面的抗原,从而成功开发出抗体药物结合物色瑞替尼(Brentuximab vedotin)(图 2-149)。 2011 年,美国食品药品监督管理局批准色瑞替尼可用于治疗霍奇金淋巴瘤和系统性间变性大细胞淋巴瘤

续表

类别	事例
膜海鞘素	1981年,美国伊利诺伊州立大学莱因哈特教授小组从加勒比海域一种原索动物 *Didemnum solidum* 体内发现膜海鞘素A和B,这两种物质具有较强的抗癌活性。 1984年,膜海鞘素B进入美国Ⅰ期临床实验,实验发现其对白血病细胞具有显著抑制作用。药理实验表明,其心脏和神经毒性较大,后被放弃。 1991年,从地中海的一种原索动物 *Aplidium albicans* Milne-Edwards 中发现脱氢膜海鞘素B(dehydrodidemnin B),其结构比膜海鞘素B少2个氢原子,但抗癌活性比膜海鞘素强6～10倍,毒性较弱。 2004年,美国食品药品监督管理局批准脱氢膜海鞘素B(图2-151)用于多发性骨髓瘤和急性淋巴细胞白血病Ⅱ期临床实验
卡拉胶	德国Marinomed公司从红藻科可食用红色海藻中分离出Ⅰ型卡拉胶(图2-153),开发出抗病毒鼻腔喷剂,用于治疗普通感冒
假蕨素A	1983年,美国斯克里普斯海洋研究所凡尼克(Fenical)研究小组从巴哈马海域一种加勒比柳珊瑚中提取出假蕨素A(图2-154)。生物活性实验表明,假蕨素A具有抗皮肤衰老作用,雅诗兰黛将其用于化妆品中

✳ 目标检测 ✳

一、选择题

(一)单项选择题(每个题干对应4个选项,只需选择1个最佳答案)

1. 染料工业兴起是化学药物的(　　)

　A. 萌芽时期　　　B. 发展时期　　　C. 全盛时期　　　D. 奠基时期

2. 扁鹊使用的麻醉药是(　　)

　A. 催眠　　　　　B. 针灸　　　　　C. 乙醚　　　　　D. 冷冻

3. 最早以麻沸散麻醉病人,进行手术的是(　　)

　A. 王惟一　　　　B. 唐慎微　　　　C. 华佗　　　　　D. 皇甫谧

4. "巴比妥酸"名词来源于(　　)的女友芭芭拉。

　A. 莱奥·施特恩巴赫　　　　　　　B. A. 贝耶尔

　C. J. F. 李比希　　　　　　　　　D. H. E. 费歇尔

5. 地西泮由(　　)公司合成。

　A. 罗氏　　　　　　　　　　　　　B. 普强

　C. 罗纳—普朗克公司　　　　　　　D. 沃尔特·辛德勒

6. 氯丙嗪的发现与(　　)有关。

　A. 吗啡　　　　　B. 异丙嗪　　　　C. 氢氯噻嗪　　　D. 肼屈嗪

7. 氟哌啶醇的发现者是(　　)

　A. 亨利·拉波希特　　　　　　　　B. 保罗·杨森

　C. 罗兰·库恩　　　　　　　　　　D. 布莱恩·莫洛伊

8. 氟西汀的结构来源于（   ）

    A. 苯海拉明   B. 新斯的明   C. 诺氟沙星   D. 普尼拉明

9. 丙咪嗪最早由（   ）公司开发。

    A. 罗氏   B. 辉瑞   C. 诺华   D. 葛兰素史克

10. 詹姆斯·帕金森最早描述了（   ）的症状。

    A. 艾滋病   B. 老年痴呆   C. 帕金森   D. 霍乱

11. 老年痴呆的较早发现者是（   ）

    A. 詹姆斯·帕金森   B. 爱罗斯·阿尔茨海默

    C. 埃米尔·克雷佩林   D. 加里·布莱斯特

12. 最早分离吗啡的是（   ）

    A. 罗伯特·罗宾逊   B. 亚历山大·伍德

    C. 埃德姆·卡斯坦   D. 弗里德里希·泽尔蒂纳

13. 可待因在希腊文"kodeia"中是（   ）之意。

    A. 罂粟的头   B. 梦神之花   C. 英雄式的发明   D. 非上瘾吗啡

14. 最早合成哌替啶的是（   ）

    A. 保罗·杨森   B. 奥托·艾斯莱博

    C. 皮埃尔·罗比凯   D. 卡尔·曼尼希

15. （   ）首次分离并命名肾上腺素。

    A. W. H. 贝茨   B. U. 奥伊勒

    C. 奥利弗   D. J. J. 艾贝儿

16. 与合成普萘洛尔有关的人是（   ）

    A. J. W. 布拉克   B. R. P. 奥奎斯特

    C. 路易斯·古德曼   D. 尼克森

17. 首次分离出阿托品的人是（   ）

    A. 斯夸尔斯   B. H. F. G. 米恩

    C. 拉登堡   D. R. M. 维尔斯泰特

18. 首次从洋地黄中分离出地高辛的是（   ）

    A. 纳蒂韦勒   B. 施米德贝格   C. 威廉·维瑟林   D. 西德尼·史密斯

19. 地尔硫卓最早来自（   ）

    A. 日本田边制药实验室   B. 宝来·威廉制药公司

    C. 巴斯尔罗克研究室   D. 拜耳实验室

20. 卡托普利的研发与（   ）有关。

    A. 吗啡   B. 巴西蛇毒提取物

    C. 蟾蜍   D. 海葱

(二)多项选择题(每个题干对应 4 个选项,可选 2~4 个选项)

1. 常用作人工冬眠合剂的药物有(   )

    A. 异丙嗪   B. 氯丙嗪   C. 哌替啶   D. 吗啡

2. 曾经作为麻醉药的有(   )

    A. 毒酒   B. 烈酒   C. 针灸   D. 川乌

3. 曾经作为治疗精神障碍的方法有(   )

    A. 发烧疗法   B. 催眠疗法   C. 癫痫疗法   D. 冰锥钻孔疗法

4. 利血平在作为降压药之前,有(   )作用。

    A. 镇静   B. 退烧   C. 抗过敏   D. 治疗毒蛇咬伤

5. 鸦片的别名有(   )

    A. 阿片   B. 阿扁   C. 忘忧草   D. 梦神之花

6. 与麻黄碱的发现有关的人有(   )

    A. 山梨   B. 长井长义   C. 久保田晴光   D. 陈克恢

7. 首次分离出烟碱的人是(   )

    A. W. H. 波塞尔特   B. K. L. 赖曼

    C. 皮克特   D. 罗茨奇

8. 颠茄(*Atropa belladonna*)的命名与下列(   )有关。

    A. 命运女神阿特洛波斯   B. 意大利文"Bella"为"美丽"之意

    C. "donna"为"女郎"之意   D. 以上都不对

9. 与硝酸甘油研究有关的人有(   )

    A. 阿斯卡尼奥·索布雷罗   B. 康斯坦丁·赫林

    C. A. B. 诺贝尔   D. 费瑞·慕拉德

10. 与他汀类药物研发有关的人有(   )

    A. 远藤章   B. 罗伊·瓦格洛斯

    C. B. D. 罗特   D. A. W. 阿尔伯特

11. 与阿司匹林发现有关的人有(   )

    A. 爱德华·斯通   B. J. A. 毕希纳

    C. 拉菲勒·皮里亚   D. 查尔斯·盖哈特

12. 下列关于对乙酰氨基酚的说法正确的是(   )

    A. 与乙酰苯胺有关   B. 最早由 H. N. 莫尔斯合成

    C. 会产生高蛋白血症   D. 对肾脏有损伤

二、填空题

1. 氮芥的发现最早来自_____气。

2. 1845 年,_____合成顺铂,并描述其性状。

3. 1820 年,从金鸡纳树皮中发现奎宁的法国人_____和_____从秋水仙中分离出秋水仙碱。

4.1958 年,为寻找抗糖尿病药物,加拿大人_____和_____从非洲马达加斯加长春花中分离出两种重要的抗癌药物——长春新碱和长春碱。

5.1910 年,德国人_____和其助手日本人_____合作对无数抗梅毒化学物质进行实验,最终在第 606 个化合物砷凡纳明上获得成功。

6.1932 年,格哈德·多马克发现 $2',4'$-二氨基偶氮苯-4-磺酰胺可有效杀灭细菌而无毒副作用,后以"_____"命名。

7.研究与开发青霉素的主要三个人是_____、_____和_____。

8.1953 年,美国礼来制药公司艾德蒙德·科恩菲尔德从婆罗洲带来的土壤样品中分离出_____。

9._____和_____、_____共同研究 DNA 分子双螺旋结构,并获得 1962 年的诺贝尔生理学或医学奖。

10.1922 年,埃米尔·维尔纳和詹姆斯·贝尔首先报道_____,他们通过合成 N,N-二甲基胍得到。

11."Pill"指代_____。

12.美国人_____加入兴泰克公司,其领导的团队成功研发口服避孕药炔诺酮(其活性是黄体酮的 8 倍,成为世界上第一个避孕药),被称为"避孕药之父"。

13.1817 年,法国药剂师_____和_____合作,首先从金鸡纳树皮中分离出奎宁单体,并尝试对疟疾进行治疗。

14.1981 年,_____在北京代表"523 项目"向到访的世界卫生组织研究人员汇报青蒿素治疗疟疾的成果。

15.1933 年,瑞士人_____发明维生素 C 的新合成方法,该方法被命名为塔杰乌什·赖希斯坦反应。

16.1947 年,荷兰人_____和_____合成维生素 A。

三、简答题

1.简述化学药物在药物发展史中的重要地位。

2.每一种上市药物或许都会经历探索—失败—成功的过程,甚至反反复复,试总结药物研究与开发的规律。

3.兴趣和好奇心是最好的老师,无数药物的发现与人类的兴趣和好奇心有关,谈谈个人对哪些药物有浓厚的兴趣。

第三章 中国医药简史

➡ **教学目的与要求**

1.熟悉中国古代医药学历史;熟悉中国传统药物剂型;熟悉中国药学家及其代表性成果。

2.了解中国古代在无机化学和有机化学上的历史成就;了解中国现代药品管理的法律法规。

第一节 中国古代医药学

一、原始社会时期医药学

根据现有的考古资料发现,人类约有300万年的历史。研究人员认为:"人类绝不是首先从天然环境优越的地区发展起来的……一种区域性的和异常严峻的自然选择力量,成为促使森林古猿种群分化并从中派生出人类的主要原因。"生态环境的剧变、严峻的自然选择力量,迫使人类从其起源开始,到以后的体质演化,都必须与自然展开艰巨的斗争。

1.古人类化石的发现

中华民族在历史上经历数十万年以上的原始社会时期。迄今为止,在中国境内发现的古人类化石遗址和考古学文化,其代表有元谋人、蓝田人、北京人、丁村人和山顶洞人。我国发现的旧石器时代的人类遗址还有马坝人、长阳人、资阳人、柳江人、河套人等,古人类化石遗存十分丰富。

新石器时代文化遗址从内蒙古到海南岛,从东海之滨到西藏高原,总计有6000处以上。具有代表性的有仰韶文化、龙山文化,此外还有甘肃、青海地区的大地湾文化、马家窑文化,山东的大汶口文化,湖北的大溪文化,长江中下游地区的崧泽文化、良渚文化,浙江宁绍平原的河姆渡文化,内蒙古东部和辽西的红山文化,云南、西藏的新石器文化等,反映我国新石器时代文化的遗迹非常多。

2.原始人类的演变

人类是由古猿逐渐进化形成的,其进化过程为:古猿→早期直立人→晚期直立人→早期智人→晚期智人→现代人。上述人类进化链条上的每一环节,在我国均已发现具有代表性的化石。

3.原始人类的疾病

通过考古发现,原始人类口腔疾病主要有牙周病、氟牙症、龋齿、齿槽脓肿以及磨耗等。口齿疾病在原始人群中普遍存在,当时的食物基本上是半生的禽兽肉、硬壳果、缺乏加工的谷物等,原始人主要靠牙齿使之粉碎,从而增加了口齿的负担,使牙齿磨损过度,甚至发生折齿。此外还有创伤性疾病、骨关节疾病、孕产和少儿疾病等。

4.药物的发现和使用

(1)植物药的发现和使用　《淮南子·修务训》:"神农……尝百草之滋味,水泉之甘苦,令民知所避就,当此之时,一日而遇七十毒。"皇甫谧《帝王世纪》:"伏义氏(伏羲氏)……选书契以代结绳之政,画八卦以通神明之德,以类万物之情,所以六气六腑六脏,五行阴阳,水火升降得以有象,万物之理得以类推,炎黄因斯乃尝味百药而制九针,以拯夭枉焉。"又说:"黄帝使岐伯尝味草木,典医疗疾,今经方、本草之书咸出焉。"以上文字记载对炎帝神农氏在药物的原始发现中所做的贡献予以肯定,这一论点为医学界公认,其他相关记载还有:《世本》有"神农和药济人";《通鉴外记》有"民有疾病,未知药石,炎帝始味草木之滋,尝一日而遇七十毒,神而化之,遂作方书,以疗民疾,而医道立矣";《搜神记》有"神农以赭鞭鞭百草,尽知其平毒寒温之性臭味所主";《史记补三皇本纪》也有"神农氏以赭鞭鞭草木,始尝百草,始有医药"。

原始人类对植物药的应用,开始当以单味药为主,也可能是少数几味药合用。鄂伦春族用"八股牛"草根、"那拉塔"小树熬水擦患处,或用"乌道光"树皮包患处,用来消肿。普米族用"挖耳草"泡酒,治疔疮;用黄芩研细加水,包患处,治痛;用羌活、独活、木通泡酒、口服,治腰肌劳损和风湿性关节炎。佤族用独子叶治肠胃病和便秘,用桂树皮健胃。景颇族用"嘴抱七"根,含口内治牙痛。彝族用石尾草治疟疾。所有这些运用植物药的生活经验,在各民族的口耳相传中,早已成为各民族医疗共同所有的知识,一直流传至今。

(2)动物药的发现和使用　动物药的发现与人类的狩猎和畜牧活动有密切联系。在未发明火之前,只能生啖肉,渴饮血;随着火的使用特别是人工取火的发明,很多动物肉类成为人们的主要食品来源,使人们更多地接触到动物的肉、脂肪、内脏、骨骼及骨髓等。

我国有的少数民族用药经验中,动物药的应用占较大的比例。彝族用麝香疗蛇毒、治痢疾;用豹子骨治疗关节炎。鄂伦春族用鹿心血拌红糖、黄酒口服,治疗心动过速;用熊胆拌温水,口服或擦患处,治眼疾;用鹿心脏晒干研磨,口服或擦患处,治咳嗽。佤族用熊胆泡酒,口服或擦患处,治咽喉痛或退高烧。

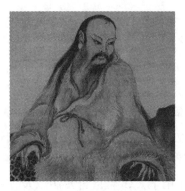

图 3-1　伏羲氏

5.先医传说

(1)伏羲氏　一作宓羲、庖牺、伏戏,亦称牺皇、皇羲。伏羲、神农与黄帝被尊为中华民族的人文始祖,其传说中形象如图 3-1所示。伏羲氏所处时代约为新石器时代中晚期,他发明“八卦”,成为中国古文字的发端,结束远古的“结绳记事”历史。他又结绳为网,以捕鸟打猎,并教会人们渔猎方法,发明瑟,创作曲子《驾辨》。传说正月十六为伏羲氏生日,我国甘肃天水市(伏羲故里)有伏羲文化节。

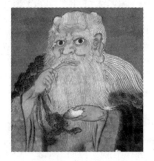

图 3-2　神农氏

《帝王世纪》称:“伏羲尝百药而制九针”,我国医界千余年来尊奉其为医药学、针灸学的始祖。

(2)神农氏　一说神农氏即炎帝,其传说中形象如图 3-2所示。神农氏是中国传说中农业和医药的发明者,所处时代为新石器时代晚期。古代文献记载神农氏尝百草而始有医药。《神农本草经》托神农之名而著,是我国第一部系统论述药物的著作,约成书于汉代。

(3)黄帝　黄帝是传说中我国各族人民的共同祖先,姓姬,一姓公孙,号轩辕氏、有熊氏,少典之子,其传说中形象如图 3-3所示。黄帝所处时代为原始社会末期,他是部落或部落联盟的领袖。传说他的发明创造很多,如养蚕、舟车、兵器、弓箭、文字、衣服、音律、算术等。皇甫谧《帝王世纪》说:“黄帝使岐伯尝味草木,典医疗疾,今经方、本草之书咸出焉”。《通鉴外记》亦说:“(黄)帝以人之生也,负阴而抱阳,食味而被色,寒暑荡之于外,喜怒攻之于内,天昏凶札,君民代有,乃上穷下际,察

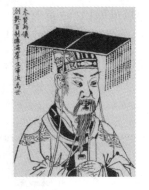

图 3-3　黄　帝

五色,立五运,洞性命,纪阴阳,咨于岐伯而作《内经》,夏命俞跗、岐伯、雷公察明

堂，究息脉；巫彭、桐君处方饵，而人得以尽年。"

《黄帝内经》又称《内经》，托黄帝之名而著，是我国现存医书中最早的典籍之一，成书于战国至秦汉时期，分《素问》和《灵枢》两部分。《素问》重点论述脏腑、经络、病因、病机、病症、诊法、治疗原则以及针灸等内容。《灵枢》论述脏腑功能、病因和病机，重点阐述经络腧穴、针具、刺法及治疗原则等，包括整体观念、阴阳五行、藏象经络、病因病机、诊法治则、预防养生和运气学说等。"整体观念"强调人体本身与自然界是一个整体，人体结构和各个部分彼此联系。"阴阳五行"是用来说明事物之间对立统一关系的理论。"藏象经络"主要研究人体五脏六腑、十二经脉、奇经八脉等生理功能、病理变化及相互关系。"病因病机"阐述各种致病因素作用于人体后是否发病以及疾病发生和变化的内在机理。"诊法治则"是中医认识和治疗疾病的基本原则。"预防养生"系统地阐述中医养生学说。"运气学说"研究自然界气候对人体生理、病理的影响，指导人们趋利避害。《黄帝内经》的问世，开创中医学独特的理论体系。

（4）僦贷季　上古医学家，为岐伯之师。《黄帝内经素问·移精变气论》中，岐伯在回答黄帝的有关问题时指出："色脉者，上帝（上古之帝）之所贵也，先师之所传也。上古使僦贷季，理色脉而通神明，合之金木水土，四时八风六合，不离其常，变比相移，以观其妙，以知其要，欲知其要，则色脉是矣。"

（5）岐伯　上古医学家。《庆阳县志·人物》记载："岐伯，北地人，生而精明，精医术脉理，黄帝以师事之，著《内经》行于世，为医书之祖。"《帝王世纪》："黄帝使岐伯尝味草木，典医疗疾，今经方、本草之书咸出焉。"宋代医学校勘学家林亿等在《重广补注黄帝内经素问·表》中强调："求民之瘼、恤民之隐者，上主之深仁，在昔黄帝之御极也……乃与岐伯上穷天纪，下极地理，远取诸物，近取诸身，更相问难，垂法以福万世，于是雷公之伦，授业传之，而《内经》作矣。"

岐黄是岐伯与黄帝二人的合称，《黄帝内经》以黄帝、岐伯问答的体裁写成，因而后世即以"岐黄"代称《黄帝内经》，其卷宗如图3-4所示。由此引申，岐黄专指正统中医、中医学，如"岐黄之术""岐黄之道"指中医学术或医术、中医理论；"岐黄家"指中医生、中医学家；"岐黄书"指中医书；"岐黄业"指中医行业。

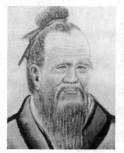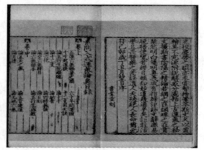

图3-4　岐伯与《黄帝内经》

(6)伯高 传说上古经脉学医家,黄帝臣。晋代皇甫谧《黄帝针灸甲乙经》记载:"黄帝咨访岐伯、伯高、少俞之徒,内考五脏六腑,外综经络、血气、色侯,参之天地,验之人物,本之性命,穷神极变,而针道生焉,其论至妙。"可知伯高之为医是以针灸之理论、临床和熨法等外治为特长,同时,对脉理亦多有论述。

(7)俞跗 上古医家,相传擅长外科手术,黄帝臣。史学家司马迁在《史记·扁鹊仓公列传》中指出:"医有俞跗,治病不以汤液醴洒,镵石桥引,案扤毒熨,一拨见病之应,因五脏之输,乃割皮解肌,诀脉结筋,搦髓脑,揲荒爪幕,湔浣肠胃,漱涤五脏,练精易形。"

(8)少俞 传说上古医家,黄帝臣,俞跗之弟,医术多与其兄同。

(9)鬼臾区 传说上古医家,黄帝臣,善于五行之说。鬼臾区是上古神医泰壹真人的门徒,又随事伏羲时代名医僦贷季,博学多能。黄帝拜鬼臾区为少师,又兼相国。黄帝共发八十一问岐伯,鬼臾区一一作答,记为《内经》。

(10)雷公 传说上古医家,黄帝臣,擅长教授医学之道、望色诊断与针灸医术等。"黄帝坐明堂,召雷公而问之曰:'子知医之道乎?' 雷公对曰:'诵而颇能解,解而未能别,别而未能明,明而未能彰,足以治群僚。'"

(11)桐君 传说上古药学家,黄帝臣,以擅长本草著称,如图 3-5 所示。梁代陶弘景《本草经集注》序中强调:"至于药性所主,当以识识相因,不尔何由得闻,至于桐雷,乃著在于编简,此书应与《素问》同类";"又有桐君《采药录》,说其花叶形色;《药对》四卷,论其佐使相识"。

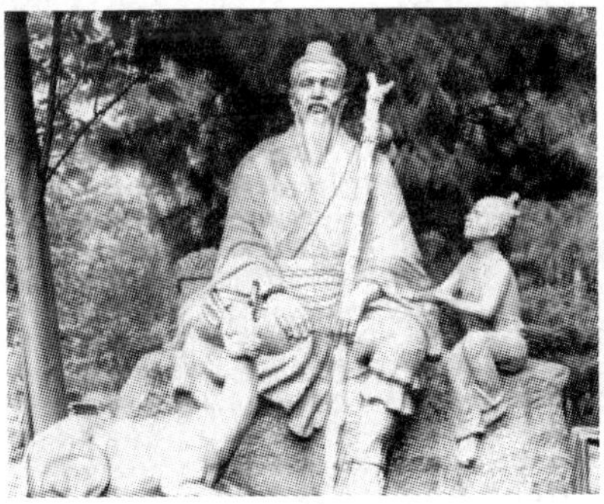

图 3-5 桐 君

(12)少师 传说上古医家,黄帝臣,以擅长人体体质之论而闻名流传于世。其传说中形象如图 3-6 所示。少师回答黄帝关于人有阴阳等问题时指出:"天地之间,六合之内,不离于五,人亦应之。"少师对五种人的体质、性格、行为特点等进行具体的叙述,少师的论点被朝鲜医学家发展为"四象医学"。

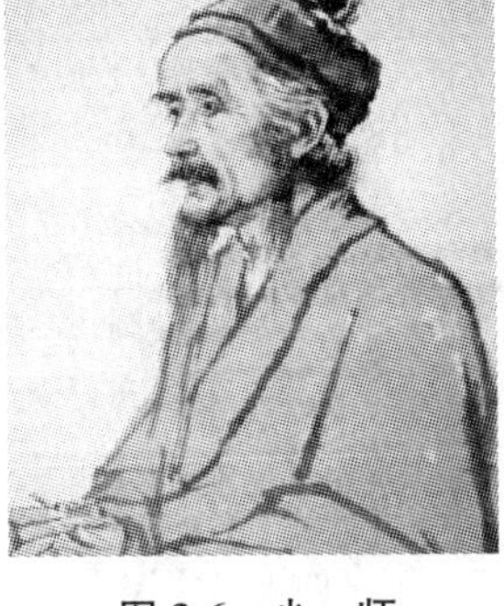

图 3-6 少 师

(13)巫彭 传说中的巫医,《山海经》有载。《说文》有"巫彭初作医"的记述。据考,巫彭乃黄帝臣,其医疗除用巫术治病外,还用药物治疗疾病。

(14)巫妨 传说中的巫医,判疾病死生,世所相传,有小儿方焉,为占卜小儿寿夭疾病的巫医。

(15)巫咸 一作巫戊,传说中的巫医。其传说中形象如图 3-7 所示。唐尧时臣，"以鸿术为尧之医，能祝延人之福，愈人之病，祝树树枯，祝鸟鸟坠"。《楚辞》记有"巫咸将夕降兮"。王逸注为"巫咸，古神巫也"。甲骨文中有"咸戊"二字，故有学者认为巫咸或即商王太戊的大臣。

（16）苗父　上古巫医，一称弟父。《韩诗外传》有："吾闻上古医曰弟父。弟父之为医者，以莞为席，以刍为狗，北面而祝之，发十言耳，诸扶舆而来者，皆平复如故。"

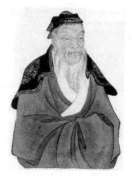

图 3-7　巫　咸

二、夏商西周时期医药学

大约从公元前 21 世纪开始，至公元前 771 年，在中国历史上相继出现夏、商、西周三个王朝，这是中国奴隶制社会由兴起到繁荣，最后逐渐衰落的时期。

1.卫生保健

随着生产的发展和生活实践的丰富，人们开始关注生命的价值。《尚书·洪范》记载："五福：一曰寿，二曰富，三曰康宁，四曰攸好德，五曰考终命。六极：一曰凶短折，二曰疾，三曰忧，四曰贫，五曰恶，六曰弱。"殷人思想中"五福"之"寿"，"六极"的"凶短折""疾""弱"等均与健康长寿有关。

到了西周，健康长寿的观念更为突出。金文中常见"万年眉寿""眉寿永年""眉寿无疆"等语。《诗经》中反映健康长寿的语句更多，如"馁我眉寿，黄耇无疆""东之君子，万寿无期"。

从对殷代卜辞的研究和出土的殷周盥洗用具可以看出，这一时期的人们已经养成扫地、洗手、洗面、洗头、洗脚等卫生习惯。如"盥""沐""浴""洗"等的甲骨文字，给人以生动的印象。

2.医学分科

《周礼》中宫廷医学的分科是我国最早的医学分科记载。《周礼·天宫》将宫廷医生进行了分类，见表 3-1、表 3-2。

表 3-1　《周礼·天宫》中对宫廷医生的分类

分类	名称及数量	主要职责	说明
1	食医，中士三人	掌合王之六食、六膳、百馐、百酱、八珍之齐	食医是管理饮食的专职医生，是宫廷内的营养医生，主管帝王膳食
2	疾医，中士八人	掌养万人之疾病	疾医相当于内科医生，不仅为王室服务，还施治万民疾病
3	疡医，下士八人	掌肿疡、溃疡、金疡、折疡之祝药刮杀之齐；凡疗疡，以五毒攻之，以五气养之，以五药疗之，以五味节之	疡医相当于外科医生，专管治疗各种脓疡、溃疡、金创、骨折等。其在宫廷医生中地位低于食医、疾医，属下士
4	兽医，下士四人	掌疗兽病，疗兽疡，凡疗兽病灌而行之	兽医主要治疗家畜的疾病或疮疡

表3-2　《周礼·天宫》中对巫医的分类

分类	名称	主要职责	说明
1	大卜、掌占卜	卜问疫病能否痊愈	大卜为众卜之长,由下大夫二人执掌其事;其下由卜师、卜人数十人组成
2	大祝	掌六祝之辞,以事鬼神示,祈福年,求永贞,除疠疫	为祝官之长,由下大夫二人执掌其事
3	司巫、群巫	掌疗兽病,疗兽疡,凡疗兽病灌而行之	司巫为群巫之长,掌群巫之政令。群巫中男巫、女巫均无数,男巫负责逐疫除疫病。女巫负责以草药熏浴,祛疫防病

从《周礼》中可以看出,西周后期医巫分离,专业医生出现,卜、祝、巫等神职人员失去对医药的控制,其地位下降。医学开始独立发展。

3.疾病诊疗

《周礼》记载:"疾医,掌养万民之疾病,四时皆有疠疾。春时有首疾,夏时有痒疥疾,秋时有疟寒疾,冬时有咳上气疾,以五味、五谷、五药养其病。"五药即草、木、虫、石、谷。西周时期食治、食养思想反映古代人民对实践经验的积累和总结。

4.药物应用

(1)天然药物应用　人类对药物的认识、选择和应用是从天然药物开始的。夏、商、西周三代已在植物药、动物药和矿物药的应用方面积累了经验。如河北省藁城县台西村商遗址曾出土30多种植物种仁,其中包括桃仁、杏仁、郁李仁等。在河南安阳商代妇好墓出土的玉杵臼、杵身和臼内存有朱砂痕迹,当为粉碎、研磨朱砂等矿物的器具。

(2)酿酒的发明与应用　晋人江统在《酒诰》里载有:"酒之所兴,肇自上皇……有饭不尽,委余空桑,郁积成味,久蓄气芳。本出于此,不由奇方。"说明煮熟的谷物,丢在野外,在一定自然条件下,可自行发酵成酒。人们受自然发酵成酒的启示,逐渐发明人工酿酒的方法。

酒有通血脉、养脾气、厚肠胃、润皮肤、去寒气、制药剂、消毒杀菌的功效。《黄帝内经》指出,古人作"汤液醪醴",其医疗作用是"邪气时至服之万全"。古代医生治病时常借助于酒力,使药物取效。"酒为百药之长"即反映这一事实。

从医的繁体字"醫"也可以看出古代医和酒的关系。汉代许慎《说文解字》说:"医,治病工也……从西。""一曰,殹,病声,酒所以治病也。"又说:"酉,八月黍成,可以酎酒。"在商代至周初的文字中,凡是"飨酒"之酒都用"酉",甲骨文"酉"表示以罐储粮,发酵成酒,形似酒坛,形象地反映当时的文化。从"醫"字的结构可以看出,"醫"字用病声和酒二者会意组成。

(3)汤液的创制及意义　汤液即汤剂,传说是由伊尹创制发明的。伊尹原是汤王的厨师,后被起用为宰相。《史记·殷本纪》:"伊尹以滋味说汤。"《黄帝针灸甲乙经·序》:"伊尹以亚圣之才,撰用《神农本草》以为汤液。"伊尹精烹调,被称为"厨祖",根据烹调饮食的经验以改进配制汤液的方法是很可能的。

汤液的创制发明,绝非是由伊尹一个人完成的。汤液的发明,是无数先民通过千百年的生活实践,在采药用药与烹调中长期积累经验的结果。

三、春秋战国时期医药学

公元前 770 年,周平王迁都洛邑,建立东周王朝。自东周建立至秦灭六国,历史上又分为春秋(公元前 770—前 476 年)和战国(公元前 475—前 221 年)两个时期。春秋战国是一个战争此起彼伏的时代,是中国社会由奴隶制过渡到封建制的大变革时代。

春秋后期,出现我国思想史上两位最著名的思想家——老子和孔子,他们分别开创道家和儒家两大流派。战国时期,形成"诸子蜂起,百家争鸣"的局面。儒、墨、道、法、阴阳、名、农、纵横、杂、兵等为当时代表性学派。

1. 医学基础理论的萌芽

(1)哲学向医学的渗透　春秋战国时期,哲学的发展不仅有力地促进医巫的分化,而且渗透到医学之中,促进医学理论的形成。所有名家的哲学思想几乎无不涉及生理、病理、养生、治疗等,形成各自的哲理性医学理论观点;医学著作也吸收和应用哲学概念和思想,如元气学说、阴阳学说、五行学说、天人相应论等思想。

(2)医学基础理论的形成　随着巫医的分流和医学研究的开展,春秋战国时期医学理论逐渐形成。如春秋时医和的阴、阳、风、雨、晦、明"六气"致病说,扁鹊论及"五脏""肠胃""血脉""血气""阴阳"等生理概念。

(3)临床经验的积累　春秋战国时期,医疗经验已积累到一定的程度,如《五十二病方》已普遍使用复方,医疗技术与方法有药敷、药浴、烟熏、蒸气熏、熨法、砭法、灸法、按摩、角法、外科手术等;书中记载,用狗膀胱套竹管插入肛门,吹胀以引出痔核加以割除,这种内痔割除法的设计十分巧妙。《汉书·艺文志》所载"经方",属内科的有《五脏六腑痹十二病方》30 卷;外伤科有《金疮瘛疭方》30 卷;妇儿科有《妇人婴儿方》19 卷。同时表明内科、外科和妇(产)儿科已独立成科。

2. 职业医生的出现

春秋时期,中国已出现专职的医生队伍。医缓、医和、扁鹊及其弟子子阳、子豹等都是当时著名的职业医生。同时,医学专著陆续问世,如长桑君授予扁鹊的《禁方书》,马王堆汉墓帛书《五十二病方》《足臂十一脉灸经》和《阴阳十一脉灸经》,以及《黄帝内经》所引用的《上经》《下经》《金匮》《揆度》等。

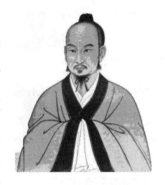

知识链接

扁 鹊

扁鹊是中医学开山鼻祖之一,如图 3-8 所示,其真实姓名是秦越人,又号卢医。据考证,扁鹊约生于周威烈王十九年(公元前 407 年),卒于赧王五年(公元前 310 年)。

为什么被称为"扁鹊"呢?这是他的绰号,可能与《禽经》中"灵鹊兆喜"的说法有关。因为医生治病救人,走到哪里,就为哪里带去安康,如同喜鹊,飞到哪里,就给哪里带来喜讯。扁鹊善于运用四诊,尤其是运用脉诊和望诊来诊断疾病。

图 3-8 扁 鹊

扁鹊精于内、外、妇、儿、五官等科,应用砭刺、针灸、按摩、汤液、热熨等法治疗疾病,被尊为医祖。扁鹊创造望、闻、问、切的诊断方法,奠定了中医临床诊断和治疗方法的基础。传说所著《黄帝八十一难经》,简称《难经》,对人体脏腑功能形态、诊法脉象、经脉针法等进行论述。

3.药物记载与方剂学萌芽

(1)药物记载 阜阳汉简《万物》共收载药物 70 多种,包括玉石类、木部类、兽部类、虫鱼部类、果部类、米谷部类、菜部类等。用法古朴,如"鱼与黄土之已痔也""姜叶使人忍寒也"。

马王堆帛书《五十二病方》共记载药物 247 种,涉及矿物药、草类药、菜类药、木类药、果类药、人部药、兽类药、鱼类药、虫类药等。此外,在马王堆一号汉墓的随葬物品中,还发现不少盛放在香炉或熏炉里的茅香、高良姜、姜、桂、蒽(蕙)、贲、花椒、辛夷、藁本、杜衡、佩兰等。

(2)方剂学萌芽 春秋战国时期,逐渐由使用单方过渡到使用复方,并且不断探索组方的原则和理论,方剂学开始萌芽。如《万物》记载"倍力者以羊与龟",认为龟羊合用,其强身健体之功效更显著。《五十二病方》收载医方 283 个,如治癃病方、治牡痔熏蒸方等;剂型既有内服,又有外用,洗浴、熏蒸、涂擦、外敷、充填诸剂齐备。

四、秦汉时期医药学

战国末期,秦国逐渐强盛,至公元前 221 年,相继剿灭六国,建立中国历史上第一个封建专制的中央集权国家,进一步统一文字、货币、车轨、度量衡等。西汉王朝(公元前 206—公元 8 年)沿袭秦制,崇尚黄老之学,实行所谓"无为之治",使人民"休养生息"，出现吏安其官、民乐其业、财富积累、人口大增的局面。其后，新莽王朝(公元 9—25 年)以"复古"为名挽救统治阶级的危机，结果招致改制失败，农民起义遍及全国。公元 25 年，刘秀称帝，定都洛阳，史称"东汉"(公元 25—220 年)。

1.医官的出现

(1)秦代医官　在秦朝的国家机构中，少府为九卿之一，在少府下设六丞。《通典·职官七》："秦有太医令丞，亦主医药，属少府。"秦始皇上朝，常有"侍医"捧药囊随行，侍奉于帝侧，以备急需。太医不但负责中央官员的疾病诊治，而且掌管地方郡县的医疗事宜。当时各地都设有医长，对太常、太医丞负责。药府中的药长主持药物之事，设有药藏府，用于储存药物。

(2)两汉医官　汉代的医官中职位最高者为太医令丞，隶属关系上分为太常和少府两个系统。

一是太常系统。"景帝中元六年(公元前 144 年)更名太常。属官有太乐、太祝、太宰、太史、太卜、太医令丞。"当时的太医令丞，相当于后世太医院使，其内部有分工，各司其职。管理方药者又有典领方药和本草侍诏之分，前者侧重于方剂的研制，以供宫廷方药之需；后者主要为皇家采集各种药材，这些人不如典领方药官员稳定，需要时被征诏上来，又随时可能被裁减。

二是少府系统。"少府，秦官，掌山海池泽之税，以给供养，有六丞。属官有尚书、符节、太医、太官、汤官、导官、乐府、若卢、考工室、左弋居室、甘泉居室、左右司空、东织西织、东园匠等令。"少府太医主要为宫廷提供医疗服务。在少府太医令丞下，属官和医药人员有太医监，多由有权势的医生充任，汉昭帝时权臣上官桀，其"妻父所幸充国为太医监"。汉代的侍医沿袭秦制，主要为帝王皇室和诸侯王诊治疾病，相当于后世的侍御医。女侍医、女医、乳医在宫中主要为皇后、公主等服务，诊治妇产科疾病。

2.医药名著

(1)《神农本草经》　《神农本草经》(以下简称《本经》，图 3-9)载药 365 种，主要反映东汉以前药物使用经验及其成就，是我国现存最早的药学专著，为现代中药学奠定了理论基础。

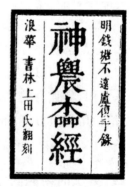

①创设药物分类法。《本经》首创上、中、下三品分类法。陶弘景在《神农本草经集注》中指出："上品药性，亦皆能遣疾，但其势力和厚，不为仓卒之效……中品药性，疗疾之辞渐深，轻身之说稍薄，於服之者，

图 3-9　神农本经(日本翻刻本)

祛患当速，而延龄为缓……下品药性，专主攻击，毒烈之气，倾损中和，不可常服，疾愈即止……"

②系统地提出中药基本理论。主要包括：a. 君臣佐使理论。《本经》云："药有君臣佐使，以相宣摄合和，宜用一君二臣五佐，又可一君三臣九佐也。"君药即主药，在方中起主导作用，臣、佐、使逐级以配合主药的作用。b. 七情合和理论。《本经》云："药有阴阳配合，子母兄弟，根叶华（花）实。草石骨肉，有单行者，有相须者，有相使者，有相畏者，有相恶者，有相反者，有相杀者。凡七情合和当视之，相须相使者良，勿用相恶相反者。若有毒宜制，可用相畏相杀。不尔，勿合。"c. 四气五味、采集、炮制、加工等理论。d. 药物制剂理论。这些论述对药物制剂产生重要的影响。

③阐述用药指导思想。《本经》指出："凡欲治病，先察其源，先候病机，五脏未虚，六腑未竭，血脉未乱，精神未散，食药必活。若病已成，可得半愈。病势已过，命将难全。""若毒药治病，先起如黍粟，病去即止，不去倍之，不去十之，取去为度。"即药物与临床治疗紧密联系，以免妄药。药物并非万能，贵在于可治之时尽早防治。使用毒性药物，宜根据病情从小剂量开始。

④科学分析中药功效。如《本经》所载：人参"主补五脏，安精神，定魂魄，止惊悸，除邪气，明目，开心，益智"。菊华（花）"主风头眩肿痛，目欲脱，泪出，皮肤死肌，恶风湿痹，久服利血气"。黄芩"主诸热黄疸……逐水下血闭，恶疮、疽蚀火疡"。黄连"主热气、目痛……明目，肠、腹痛下利，妇人腹中肿痛"，等等。其中许多药物的药理作用已为现代科学研究所证实，如人参补益、黄连止痢等。

（2）有关丹药、石药的医书　中国炼丹术起源于先秦，兴盛于秦汉时期，特别是东汉后期和魏晋时期。《神农本草经》中记载的炼丹原料有曾青、空青、石胆、朴硝、消石、石硫黄、铅丹、石钟乳及其提炼物等。《周易参同契》记载炼丹器具鼎炉和汞、铅、硫黄、胡粉、铜、金、云母、丹砂等炼丹原料。炼丹所得粉末，可作外疮用药。如武威汉简《治百病方》中载有用丹药治麻风病的方剂。

（3）《伤寒杂病论》　《伤寒杂病论》由东汉末年张仲景编撰。汉末建安年间，疫疠流行猖獗，死亡甚重，张仲景在论述自己编撰该书的背景、动机和依据时指出："余宗族素多，向徐二百，建安纪年以来，犹未十稔，其死亡者，三分有二，伤寒十居其七，感往昔之沦丧，伤横夭之莫救，乃勤求古训，博采众方，撰用素问、九卷、八十一难、阴阳大论、胎胪药录，并平脉辨证，为《伤寒杂病论》，合十六卷。"此书撰成未久，即遭战乱而散佚，后经太医令王叔和重新整理编次，得以流传。

《伤寒杂病论》分为《伤寒论》（图 3-10）与《金匮要略》（图 3-11）。《伤寒论》全书 10 卷，共 22 篇，列方 113 首，应用药物 82 种。其突出成就之一是确立六经辨证体系，分析阳热、表实和阴寒、里虚，即"三阳证"和"三阴证"；另一突出成就是对中医方剂学的重大贡献，介绍伤寒用汗、吐、下等治法，介绍桂枝汤、麻黄汤、大青龙汤、小青龙汤、白虎汤、麻杏石甘汤、葛根芩连汤、大承气汤、小承气汤、大柴胡汤、小柴胡汤等名方。后世誉之为"众方之祖",尊为"经方"。《金匮要略》所述病证以内科杂病为主,兼具外科、妇科等证。"金匮"是重要和珍贵之意,"要略"是简明扼要之意。共3卷25篇,列方262首,如泻心汤、酸枣仁汤、半夏厚朴汤、甘麦大枣汤、桂枝茯苓丸等。

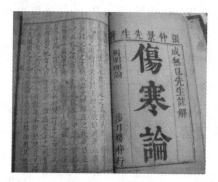

图3-10　《伤寒论》

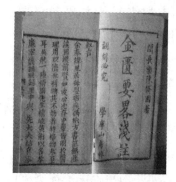

图3-11　《金匮要略》(清道光年刻本)

知识链接

《伤寒杂病论》

《伤寒杂病论》是我国最早的理论联系实际的临床诊疗专书。该书系统地分析伤寒的原因、症状、发展阶段和处理方法,奠定理、法、方、药的理论基础。名医华佗读了这本书,啧啧赞叹说:"此真活人书也。"明代医学家喻嘉言高度赞扬张仲景的《伤寒论》,说:"为众方之宗、群方之祖。""如日月之光华,旦而复旦,万古常明。"历代有关注释、阐发此书的著作很多,特别是注释、阐发《伤寒论》的著作,竟达三四百种之多。对亚洲各国,如日本、朝鲜、越南、蒙古等国的影响很大。直至今天,日本中医界还喜欢用张仲景方。日本一些著名中药制药公司如小太郎、内田、盛剂堂等出品的中成药(浸出剂)中,伤寒方占60%以上(其中有些是伤寒方的演化方)。

3.名医简介

(1)淳于意　淳于意(约公元前205—前150年),西汉临淄(今山东淄博)人,因曾任齐国的太仓长(一说太仓令),人称"仓公",如图3-12所示。淳于意年轻时喜钻研医术,拜公孙光为师。公孙光又将其推荐给公乘阳庆。当时公乘阳庆已年逾六十,收其为徒后,将自己珍藏的《黄帝内经》、扁鹊《脉书》及根据五色诊断疾病、判断病人预后的方法以及药方书籍传给他。淳于意的足迹遍及山东,曾为齐国的侍御史、中御府长、郎中令、中

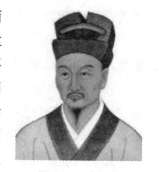

图3-12　淳于意

尉、中大夫和齐王的孙子、侍医遂等诊治过疾病。

齐文王（公元前178—前167年在位）患肥胖病，气喘、头痛、目不明、懒于行动。淳于意认为文王形气俱实，应当调节饮食，运动筋骨肌肉，开阔情怀，疏通血脉，以泻有余。但有一庸医施以灸法，使文王病情加重致死。于是王公贵族诬陷仓公"不为人治病，病家多怨之者"。加之赵王、胶西王、济南王请仓公为其治病而未至，官府听信诬告，把淳于意传到长安受刑。淳于意生有五女，当皇帝诏书进京问罪时，他感伤无男随行。于是小女儿坚持随父进京，并上书朝廷，申述父亲无罪，并愿意为奴以换取父亲自由。经汉文帝诏问，遂使淳于意被赦免而回故里。淳于意广授医术，因材施教，培养宋邑、高期、王禹、冯信、杜信、唐安等人。

（2）郭玉与程高、涪翁　郭玉（公元1—2世纪），东汉广汉郡（今四川新都县，一说广汉县）人，是汉和帝时最负盛名的医学家。程高是一位隐士医学家，广汉（今遂宁县东北，或今射洪县）人。郭玉年少时拜程高为师，"学方诊六征之技，阴阳不测之术"。郭玉的医术、医德和对针灸与诊法的贡献，为朝野所叹服。

郭玉的师祖是一位隐士医学家，在四川涪水附近以钓鱼为生，世人不知其名，称为"涪翁"。"涪翁避王莽乱隐居于涪，以渔钓老，工医，亡姓氏"。绵州人为纪念他，将其列入南山十贤堂，又有"涪翁山石刻""汉涪翁像碑"等胜迹。

知识链接

汉和帝试医

汉和帝（公元89—105年在位）时，郭玉为太医丞，治病多有效应，皇帝感到奇异，为试验郭玉诊脉技术，使一手腕肌肤似女人的男子，与女子杂处帷帐中，令郭玉各诊一手，问郭玉此人所患何病，郭玉诊脉与望形色相兼，诊出其中有故，说："左阴右阳，脉有男女，状若异人，臣疑其故。"皇帝为之赞叹不已。郭玉医术高明，医德高尚，为人诊病"仁爱不矜，虽贫贱厮养，必尽其心力"，但在为贵人治病时，往往疗效不很满意。皇帝派一个贵人患者，换上贫寒人的衣服，并变换居处，请郭玉诊疗，郭玉一针而愈。皇帝诏问郭玉，郭玉回答说："医之为言意也，腠理至微，随气用巧，针石之间，毫芒即乖，神存乎心手之际，可得解而不可碍言也。"

（3）壶翁与费长房　壶翁（约公元2世纪），不知其名，一称壶公，一说"壶公谢元，历阳人，卖药于市"。由于他在诊病卖药处常悬一壶作为医帜，所以人称"壶翁"。

壶翁曾将医术传授于费长房。壶公的故事留传很广，历代医学家行医开业，几乎无不以"悬壶之喜"等为贺，或于诊室悬葫芦为医作为标志，至今仍有不少药店、制药厂等沿以为用。相传壶翁的师傅戴公柏著有《太微黄书》10 余卷传世。

▶ 知识链接

费长房拜师

《后汉书》记载:"费长房者,汝南(今河南上蔡西南)人也,曾为市掾。市中有老翁卖药,悬一壶于肆头,及市罢,辄跳入壶中,市人莫之见,惟长房于楼上睹之,异焉,因往再拜,奉酒脯。翁知长房之意其神也,谓之曰:'子明日可更来。'长房旦日复诣翁,翁乃与俱入壶中。唯见玉堂严丽,旨酒甘肴,盈衍其中,其饮毕而出。翁约不听与人言之,复乃就楼上候长房曰:'我神仙之人,以过见责,今事毕当去,子宁能相随乎?楼下有少酒,与卿为别……'长房遂欲求道,随从入深山,翁抚之曰:'子可教也。'遂可医疗众疾。"

(4)张仲景　张仲景(约公元 150—219 年,图 3-13),名机,南阳郡涅阳(今河南省南阳市,一说涅阳故城,在今南阳市与邓县之间的稂东镇,地属邓县)人。张仲景生活于东汉末年。当时,除连年战乱外,疫疠流行,曹植曾有记述:"建安二十二年,疠气流行,家家有僵尸之痛,室室有号泣之哀,或阖门而殪,或覆族而丧。"张仲景称其宗族原有人丁二百余口,自建安以后不到 10 年间,死亡者有三分之二,而死于伤寒者

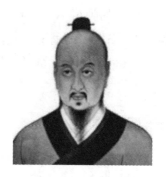

图 3-13　张仲景

竟占十分之七。张仲景有感于宗族的衰落和亲人的死亡,加之世俗之弊,医家之弊,医道日衰,促使他悉心研究医学,撰用前代医籍,如《素问》《九卷》《八十一难》《阴阳大论》《胎胪药录》等,又结合个人临证经验,编成《伤寒杂病论》。原书 16 卷,经汉末战乱兵火而散佚,复得后世医家整理,成为如今《伤寒论》和《金匮要略》二书。张仲景对后世医学的发展产生了巨大的影响,宋代之后的医学家多尊其为"亚圣""医圣"。其弟子有杜度、卫汛,俱为当时名医。

(5)华佗　华佗(公元 2—3 世纪,图 3-14),字元化,沛国谯(今安徽省亳州市)人。他在年轻时,曾到徐州一带访师求学,"兼通数经,晓养性之术"。

华佗在医药学术上兼通各科,涉及内、外、妇、产、儿、五官、针灸等科,尤以外科最负盛名。《后汉书·华佗传》记载,华佗"精于方药,处剂不过数种,心识分铢,不假称量,针灸不过数处。

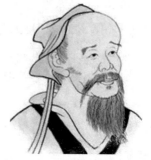

图 3-14　华　佗

若疾发结于内,针灸所不能及者,乃令先以酒服麻沸散,既醉无所觉,因刳破腹背,抽割聚积,若在肠胃,则断截湔洗,除去疾秽,既而缝合,傅以神膏,四五日创愈,一月之间皆平复"。

华佗对养生和预防保健尤为注重,并身体力行。他对弟子说:"人体欲得劳动,但不当使极耳。动摇则谷气得消,血脉流通,病不得生,譬如户枢,终不朽也。"他总结并创造了"五禽戏",仿鹿、熊、虎、猿、鹤的动作,时常操练,可强身健体。

▶ 知识链接

华佗之死

曹操听闻华佗医术精湛,征召他到许昌作为侍医。曹操常犯头风眩晕病,经华佗针刺治疗而痊愈。但华佗为人耿直,不愿侍奉曹操左右,于是托辞妻有病,以回家取方为由,一去不返回。曹操多次写信催促华佗,又令当地郡县将华佗遣还,后派人偷偷察看,才知华佗不愿为侍医,遂将华佗关入狱中。有人向曹操请求宽恕华佗,曹操不听劝说,竟残酷地杀害华佗。然而,曹冲病重时,曹操非常后悔杀了华佗,使儿子的病得不到治疗。

华佗生前著有医书,临死时拿出一卷交给狱吏,狱吏不敢接受,华佗将书焚毁。此乃千古憾事,历代托华佗之名而出的医书有数种,现存《中藏经》中,相传记载有华佗的一些学术经验、方术及药剂。

五、三国两晋南北朝时期医药学

公元 220 年,曹丕袭魏王位,当年废汉献帝自立,国号"魏"。公元 221 年,刘备在成都称帝,国号"汉"(史称"蜀汉"或"蜀")。公元 222 年,孙权在建业(今南京市)称吴王(公元 229 年称帝)。从此,魏、蜀、吴三国鼎立局面形成。三国连年征战,公元 263 年,魏灭蜀,公元 265 年,司马炎代魏立晋(史称"西晋"),公元 280 年,晋灭吴,全国复归一统。从公元 316 年匈奴贵族建立的政权灭西晋起,北方从此进入"五胡十六国"的战乱时期,前后出现 20 个割据政权。直到公元 439 年鲜卑族政权北魏统一中国北方,方获近百年的相对稳定。公元 534 年,北魏分裂为东魏和西魏,继之北齐代东魏,北周代西魏,公元 581 年,隋代北周。在南方,公元 317 年,西晋琅琊王司马睿在建康(今南京市)称帝,建立偏安江南的政权,史称"东晋"。公元 420 年以后又历经宋(公元 420—479 年)、齐(公元 479—502 年)、梁(公元 502—557 年)、陈(公元 557—589 年)四朝更迭。此四朝与北魏互相对峙,是为南北朝。公元 589 年,隋灭陈,结束割据局面,全国统一。

1.医官的发展

三国两晋南北朝时期,医官进一步发展,如图 3-15 所示。

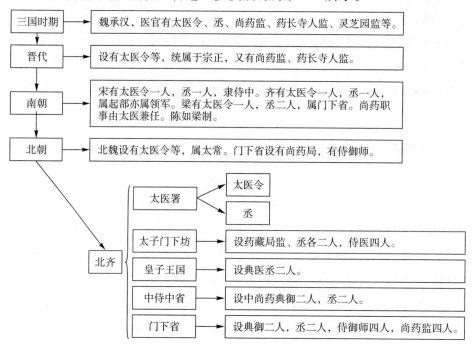

图 3-15   三国两晋南北朝时期的医官

2.医学教育

(1)师徒传授和家世相传   师徒传授和家世相传是中医学术教育的传统方式。三国时名医吴普、樊阿、李当之等都是名医华佗的弟子。

(2)官办医学教育的产生   师徒传授和家世相传的医学教育方式培养医学人才的数量和技术远不能适应实际需要,此时开始出现由政府举办的医学教育机构。

《唐六典》卷十四记载:"晋代以上,手医子弟代习者,令助教部教之。宋元嘉二十年,太医令秦承祖奏置医学,以广教授。至三十年省。"这说明早在晋代就已有医官教习之设。北魏太和元年(公元 477 年)九月,孝文帝"诏群臣定律令于太华殿",北魏设"太医博士""太医助教"之制。从此,政府举办医学教育开始形成制度,为隋唐时代医学教育的兴盛奠立了基础。

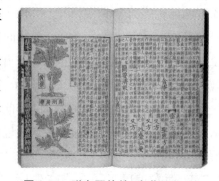

图 3-16   附有图片的《本草经集注》

3.医药名著

(1)《本草经集注》   自《神农本草经》问世以后,三国时代有不少医家都对该书进行研究注释。《本草经集注》(图 3-16)成为我国本草史上的第二个里程碑。

《本草经集注》为陶弘景所著。陶氏生活时代，本草学书籍多，记载内容杂，甚至互相矛盾。《本草经集注》就是为澄清这种混乱状态、统一认识而著成的，正如该书"序录"指出："冷热舛错，草石不分，虫兽无辨，且所主治，互有得失，医家不能备见，则识智有浅深。"

首先，《本草经集注》全书共载药物 730 种，其中包括《神农本草经》365 种和《神农本草经》所载以外药物 365 种，是对南北朝以前药物学的一次总结。

其次，《本草经集注》的编著体例，为我国后世本草学著作提供一个基本模式，即把本草书分成总论部分和分论部分。分论部分按照药物的自然属性分成七部分，包括玉石（71 种）、草木（299 种）、兽禽（45 种）、虫鱼（114 种）、果菜（56 种）、米谷（28 种）和有名未用（117 种）。《本草经集注》还提出药物采制、炮制、各类疾病通用药物、服药禁忌、药物度量、煎配药方、七情畏恶等新内容。如指出药物产地对该药药性的影响很大，认为诸药"多出近道，气力性理，不及本邦"，强调道地药材的重要性。

最后，《本草经集注》还创造一种"诸病通用药"的药物归类方法，即按不同疾病及病症，把能治疗该病的各种药物都归纳于下，例如，黄疸一症之下有茵陈、栀子、紫草、白藓 4 种，宿食之下有大黄、巴豆、朴硝、柴胡、桔梗、厚朴、皂荚、曲蘖、槟榔等，治风通用有防风、防己、秦艽、独活等。

（2）《雷公炮炙论》　炮制是指对中药材的加工制作，以达到提高药物效力、减轻或消除毒性的目的。在中药应用的初期，原始的加工炮制是必需的。《雷公炮炙论》是我国古代一部较完整的炮制专著，本书由刘宋时期雷敩撰于约公元 5 世纪。

《雷公炮炙论》共 3 卷，书中称制药为修事、修治、修合等，记述净选、粉碎、切制、干燥、水制、火制、加辅料制等法，对净选药材的特殊要求亦有详细论述，如当归分头、身、尾，远志、麦冬去心等，其中有些方法至今仍被制药业所采用。此书对后世影响极大，历代制剂学专著常以"雷公"二字冠于书名之首，反映人们对雷氏制药法的重视与尊奉。原书早佚，其内容散见于《证类本草》《雷公炮炙药性赋解》《本草纲目》等书中。

（3）官颁医书　官颁医书多由当时帝王御医主持并组织众多医家集体编撰，卷帙甚巨，且备颁行之便，对医术的总结提高和推广具有积极意义。南北朝时的官颁医书，有宋时《宋建平王典术》120 卷，北魏时李修《药方》110 卷，王显《药方》35 卷，均为临床方书，反映出当时临证医学的进步。

（4）《脉经》　《脉经》（图 3-17）全书共 10 卷，97 篇，为西晋王叔和编撰。这是我国医学史上现存第

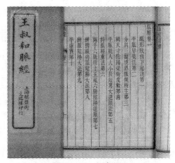

图 3-17　《脉经》
（民国上海文瑞楼影印本）

一部有关脉学的专书，是公元 3 世纪以前我国有关脉学知识的一次总结。《脉经》开宗明义地指出"脉理精微，其体难辨""在心易了，指下难明"，《脉经》正是针对这些难点来进行编撰总结的。

《脉经》在国内外影响极大。如唐代太医署将其作为必修课程。《脉经》对藏医学、西方脉学的发展有广泛影响。古波斯（今伊朗）拉·阿·阿尔哈姆丹（1247—1318年）编写的一部波斯文医学百科全书《伊儿汗的中国科学宝藏》（13—14 世纪初）中，就有王叔和的名字，其中脉学方面的内容也与《脉经》相似。中世纪阿拉伯医圣阿维森纳（980—1037 年）的《医典》中有关脉学的内容，也多与《脉经》大同小异。

（5）《针灸甲乙经》　本书由皇甫谧编撰于魏甘露四年（公元 259 年），也称《黄帝甲乙经》，现一般通称《针灸甲乙经》。各书所载卷数不一。今本《针灸甲乙经》（图 3-18）全书 12 卷，128 篇，其内容是撷取《素问》《灵枢》和《明堂孔穴灸治要》等三部书的精华部分，予以整理重编。

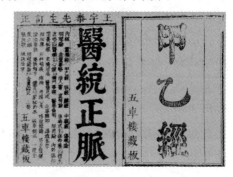

图 3-18　《针灸甲乙经》（明刊《医统正脉》本）

书中记载俞穴 348 个（其中单穴 49 个，双穴 299 个），这些穴位按头、面、项、胸、腹、臂、股等部位排列，便于寻检。每一穴均有针刺的深度、灸灼的壮数，同时记述诊法、脉诊等内容，尤其是三部九候；其后介绍针道、针灸禁忌；最后介绍病理及生理方面的一些问题，并以阴阳五行学说为纲进行阐释。临床部分分 6 卷，依次介绍内科、五官科、妇科、儿科等病症的针灸治疗方法。

《针灸甲乙经》是我国现存最早的一部针灸学专著，也是最早将针灸学理论与腧穴相结合的一部著作。公元 6—8 世纪，中、朝、日的教学均规定该书为教授学生的必修课；宋、金、元、明、清时期的重要针灸学著作基本上都参考了本书的内容。

（6）《肘后备急方》　本书原名《肘后救卒》，计 3卷，由东晋葛洪所著。今本《肘后备急方》（图 3-19）共 8 卷，其内容主要是一些常见病症的简便疗法，包括内服方剂、外用、推拿、按摩、灸法、正骨等。他所描绘的"虏疮"即天花，具有重要的医学史料价值。

《肘后备急方》中专有一节讨论"猘犬所咬毒"的处理。书中首先谈到猘犬（即狂犬）咬人的严重性，指出病害的潜伏期和病程经过；提出治疗狂犬

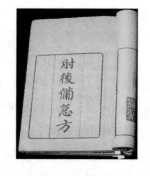

图 3-19　《肘后备急方》（清光绪刻本）

病的方法约 20 种,其中有"仍杀咬犬,取脑傅之,便不复发"之法,这是一种免疫治疗思想的萌芽。《肘后备急方》记载一些简便易得的治疗方法,如以青蒿治疗疟疾,"以水二升溃,绞取汁,尽服之"。

4. 名医简介

(1)董奉　董奉(公元 220—280 年,图 3-20),字君异,侯官(今福建长乐)人。少时治医学,医术高明,与南阳张机、谯郡华佗齐名,并称"建安三神医"。如当时交州刺史吴士燮病危,延董奉诊治,以三丸药纳之口中,以水灌之,并使人捧摇其头,经抢救而愈。董氏医德高尚,对所治愈病人只要求在其住宅周围种植杏树,以示报答。日久郁然成林,董氏每于杏熟时于树下作一草仓,如欲得杏者,可用谷易之。董奉以所得之谷赈济贫穷,后世以"杏林春暖""誉满杏林"称赞医术高尚的医学家,据载今江西九江董氏原行医处仍有杏林。

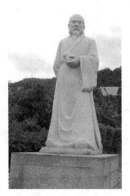

图 3-20　董　奉

(2)王叔和　王叔和(约公元 210—280 年,图 3-21),名熙,汉末至西晋期间高平人,其籍贯一说山东巨野,一说山西高平。在中医学发展史上,他做出两大重要贡献,一是整理《伤寒论》,二是著述《脉经》。《脉经》总结并发展西晋以前的脉学经验,将脉的生理、病理变化类列为脉象 24 种,使脉学正式成为中医诊断疾病的一门科学。

王叔和居荆州时,正值张仲景医学生涯鼎盛时期,加上王叔和与张仲景弟子卫汛要好,深受其熏染,立志钻研医道。在养生学上属于医家养生流派,主张从起居饮食方面进行固摄,以求长寿,祛病延年;提出饮食不可过于杂乱,要适量。

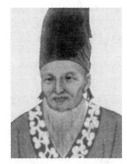

图 3-21　王叔和

(3)皇甫谧　皇甫谧(公元 215—282 年,图 3-22),名静,字士安,自号玄晏先生,安定朝那(今甘肃平凉,一作灵台)人,后随其叔父移居至河南新安(今河南渑池县附近)。

他广泛阅读各种医书,将《灵枢经》《素问》《明堂孔穴针灸治要》三部书中针灸部分加以整理归纳,使其"事类相从,删其浮辞,除其重复,论其精要",编成《针灸甲乙经》,为我国医学史上第一部针灸学专著,为历代研习针灸学必读课本。

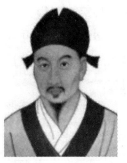

图 3-22　皇甫谧

(4)葛洪　葛洪(公元 281—342 年,图 3-23),字稚川,自号抱朴子,东晋丹阳

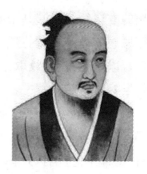

句容（今江苏省句容县）人，出身官宦，后家境衰落，曾一度参军，后退出仕途，专事炼丹、医药及著作。他所遗留著作有：医学方面主要是《肘后备急方》；哲学、炼丹、养生方面则是《抱朴子》，分成内篇和外篇两部分，前者主要论述炼丹，后者则是有关伦理道德的哲学论述。

葛洪对人体患病的原因进行阐述，认为"风冷与暑湿不能伤壮实人也"，"体己素病，因风寒暑湿而发之耳，苟令正气不衰，形神相卫，莫之能伤也"。《肘后备急方》明

图 3-23　葛　洪

确提出"分别病名，以类相续，不相错杂"。他弃用贵重药、大方，如对伤寒，他没有照搬麻黄、桂枝、青龙、白虎、四顺、四逆等古典方子，而是提出应急易得的方药。

（5）陶弘景　陶弘景（公元 456—536 年），字通明，自号隐居先生或华阳隐居，卒后谥贞白先生，丹阳秣陵（今江苏镇江一带）人。陶弘景生活于南朝，历经宋、齐、梁三朝，为当时博物学家，对本草学贡献尤大。

陶弘景是我国本草学发展史上贡献最大的早期人物之一。陶氏所处年代，本草著作有 10 余部，但无统一标准，内容散乱，草石不分，虫兽无辨，临床运用颇为不便，他将当时本草著作分别整理成《神农本草经》及《名医别录》，合而为一，加上个人心得体会，著成《本草经集注》，共收药物 730 种。

六、隋唐五代时期医药学

公元 581 年，杨坚夺取北周政权，建立隋朝，改元开皇，定都长安，是为隋文帝。公元 618 年，出身于关陇贵族的李渊攻入长安，废除恭帝，建国号唐。公元907 年，朱温灭唐自立，历史进入五代十国时期。中原地区出现五个朝代，即后梁、后唐、后晋、后汉、后周，合称五代。环绕中原地区，建立在南方的十个政权，合称十国。直到公元 960 年，北宋王朝建立。

1.医疗机构

隋唐医疗机构主要建立了三个系统：一是为帝王服务的尚药局和食医；二是为太子服务的药藏局和掌医；三是为百官医疗兼教育机构的太医署及地方医疗机构。

（1）尚药局和食医　尚药局的尚药奉御的职责是掌管为帝王合和御药及诊候方脉之事，直长则为其助理。合和御药的基本流程如图 3-24 所示。

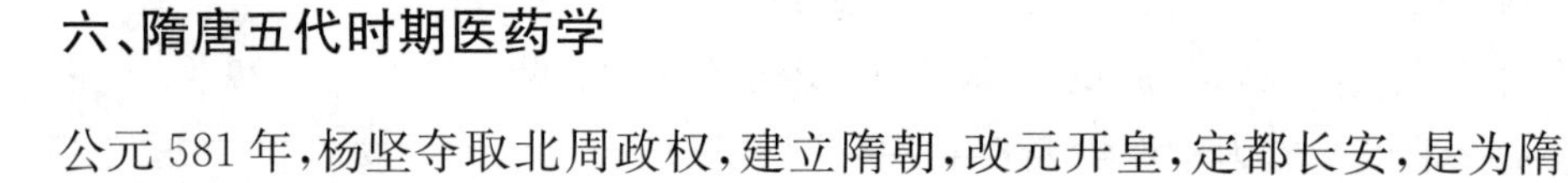

配药 —（尚药奉御和殿中监监视）→ 医佐及以上尝试 → 封印（注明药物及组成，制备日期，监视人签名）—

→ 上奏 → 准奏 → 尚药奉御先尝 → 次殿中监二尝 → 皇太子三尝 → 皇上服用

图 3-24　合和御药基本流程

侍御医的职责为诊候调和；司医则协助侍御医分疗众疾；主药、药童掌刮削捣筛等药物加工流程。按摩师、咒禁师所掌同太医。食医掌"和齐所宜"，掌膳食四时五味配合之宜。

（2）药藏局和掌医　药藏局是东宫官属下的机构，属门下坊管理，专为太子服务的医疗机构。药藏郎掌和医药，丞为药藏郎的助理。皇太子有疾，由侍医诊候议方，典药、药童为之修合医药。药进呈，由宫臣苾尝，如同尚药局之职。此外，太子内官中还有掌医3人，主医药，治疗太子宫人的疾患。

（3）太医署　太医署是国家的医疗机关，也是教育机构，隋代属太常寺统领。太医令掌诸医疗之法，并掌管该署的政令，丞则为其助理。医师、医正、医工主要为人诊疗疾病。诸博士及助教除医疗外，主要以医术教授诸生。设有太医令2人、丞2人、主药2人、医师200人、医生120人、药园师2人、医博士2人、助教2人、按摩博士2人、咒禁博士2人，共330余人。隋炀帝时增医监5人、医正10人。

唐代太医署承隋制，在太医署下明确设医、针、按摩、咒禁四科，针科为新设，各科均有博士、助教教授学生，有医工、医师辅助教学，并规定太医令、丞每季考核诸医针生一次，加强太医署的教育职责。

（4）地方医疗机构　隋代郡县官府均有医生。唐代地方医事较隋代更为重视，并建立一套机构，其规定见表3-3。表中都督府、州医学博士，兼医疗、教学之职。既以"百药救民疾病"，又在助教协助下，教授学生，学生并有在州境内巡回医疗的任务。唐代州县等的医药设置是由户口数决定的。以开元盛世而言，4万户以上为上州，2.5万户为中州，不足2万户为下州，以每户平均5人计，约千人就有1个医学生，这个比例在古代已非常高。

表3-3　唐代地方医疗人员配置表

地区	医学博士人数	助教人数	学生人数
京兆、河南、太原等府	1	1	20
大都督府	1	1	15
中都督府	1	0	15
下都督府	1	1	12
上州	1	1	15
中州	1	1	12
下州	1	0	10

2. 医学教育

我国医学学校教育始于晋，至刘宋时，医学学校的性质已较为明显。隋统一全国后,先后建立和完善太医署,其行政设置与现在高校类比如图 3-25 所示。

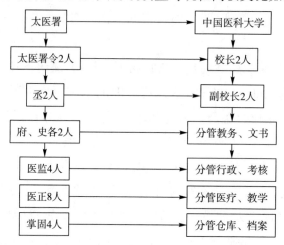

图 3-25   隋代太医署与现在医学高校类比

唐代医学学校教育分为医学教育和药学教育。学生入学前先学习《黄帝内经》《针灸甲乙经》《脉经》等基础课程,考核合格后再分流学习各科专业课。其教育形式、规模和学制、考核与晋升见表 3-4、表 3-5。

表 3-4   唐代医药学教育形式及规模

教育类别	科系	编制及人数	学习知识
医学教育	医系	太医博士 1 人,医师 20 人,医工 100 人,学生 40 人	下设体疗、疮肿、少小、耳目口齿、角法 5 科
	按摩系	按摩博士 1 人,按摩师 4 人,按摩生 30 人	应用消息导引术,包括体疗、按摩、伤科、整骨等
	针系	针博士 1 人,针助教 1 人,针师 10 人,针工 20 人,学生 20 人	学习《针经》《阴堂》及流注、偃侧图与《赤乌神经》
	咒禁系	咒禁博士 2 人,咒禁师、咒禁工各 2 人,学生 10 人	先禁食荤腥、沐浴斋戒,在坊场受法,利用宗教仪式和禁咒,辅以民间疗法治病
药学教育	药园	府 2 人,史 4 人,掌固 4 人,主药 8 人,药园师 2 人,药园生 8 人,药童 24 人	教授医系、针系、按摩系、咒禁系学生学习《本草》

表 3-5   《唐六典》记载太医署学制、考核与晋升

专业	学制	学习规范
体疗科	七年	初入学,皆行束脩之礼,礼于师。其束脩三分入博士,二分助教。以每年国子监所管学生,国子监试。州县学生,当州试,并选艺业优良者为试官。其试者,通计一年听受之业,口问大义十条,得八以上为上,得六以上为中,得五以下为下。及其学九年不贡举者并解退
疮肿、少小科	五年	
耳目口齿科	四年	
角法(即外治法)	三年	

唐代太医署的学制十分严格,"诸医针生读本草者即令识药形而知药性;读明堂者即令检图识其孔穴;读脉诀者即令递相诊候,使知四时浮沉涩滑之状;读素问、黄帝针经、甲乙、脉经,皆使精熟"。要求"博士月一试,太医令、丞季一试,太常丞年终总试。若业术过于见任官者,即听补替。其在学九年无成者,皆退从本色"。

3.医药名著

（1）《诸病源候论》　《诸病源候论》（图3-26）,或称《巢氏病源》,又名《巢氏诸病源候论》《诸病源候总论》。隋大业年间,隋太医博士巢元方奉诏与吴景贤等编撰本书,隋大业六年（610年）成书。全书共50卷,67门。此书是我国第一部由朝廷敕编、集体撰作的医学理论著作。

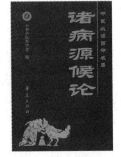

图3-26　《诸病源候论》

《诸病源候论》是我国第一部病因症候学专著,对1739种症候的病因、病机、病变做了具体阐述。书中以病为纲,每类疾病之下,分述各种病症概念、病因、病机和症候,包括内科、五官科、外科、皮肤和肛肠科及妇产科、小儿科疾病。

（2）《备急千金要方》　《备急千金要方》（图3-27）,简称《千金方》,也有人把《千金要方》和《千金翼方》合称为《千金方》,又名《千金要方》由唐代孙思邈编撰,约撰成于永徽三年（652年）。

此书共30卷,涉及医学总论、妇科病、儿科病、七窍病、诸风脚气、伤寒、脏腑病、消渴淋闭诸症、疮肿痛疽、痔漏等。总计233门,

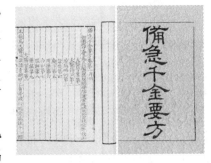

图3-27　《备急千金要方》

含方论5300余首,创分症列方的编写体例。书中系统总结唐代以前的医学成就,遍涉临床各科及针灸、食疗、药物、预防、卫生保健等,验方经方兼备,是我国第一部理法方药俱全的医学巨著,是继张仲景《伤寒杂病论》后,我国医学的又一次总结,被誉为我国历史上最早的临床医学百科全书。

（3）《千金翼方》　《千金翼方》由唐代孙思邈编撰,约成书于永淳二年（682年）。作者集晚年近30年之经验,以补《千金要方》之不足,故名"翼方"。

《千金翼方》（图3-28）全书30卷,计189门。合方、论、法共2900余首,涉及药物妇人疾病、伤寒、小儿病、养生长寿、中风、杂病、针灸等。

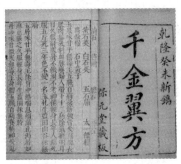

图3-28　清乾隆版《千金翼方》

《千金翼方》系统论述了伤寒六经辨证,为内科杂病、外科疮肿、诊病察色、辨别阴阳表里虚实以及治疗技术等方面都提供了宝贵经验。该书与《备急千金要方》被誉为我国临床医学百科全书,在我国医学史上有深远影响。

(4)《新修本草》 《新修本草》(图3-29),又称《唐本草》或《英公本草》。唐显庆二年(657 年),苏敬奏请编修本草,唐政府乃诏苏敬等 23 人撰修,显庆四年(659年)正月十七完成全部编撰任务。全书共54 卷,其中正文及目录 21 卷;《药图》及目录 26 卷;《图经》7 卷。该书由唐政府在全国颁布发行,以为药用的根据,流传 400余年。

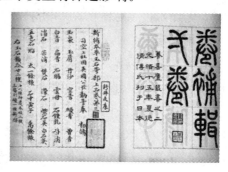

图 3-29 清光绪四年(1878 年)《新修本草》
(麟瑞堂影宋本)

《新修本草》正文部分包括序例和 850 种药,分玉石、草、木、禽兽、虫鱼、果、菜、米、有名无用等九类,介绍药物味、性、良毒、主治、用法、别名、产地等,下以小字略述形态。《药图》是根据各地绘制的生药图编集的卷帙最多、药物来源最丰富的彩色药物图谱。《图经》是《药图》的文字说明,介绍药物形态、产地、采药方法等。《新修本草》是我国第一部官修药典性本草,被誉为世界上第一部药典,比1546 年问世的欧洲药典《科德药方书》早 887 年;比俄国第一部国家药典早1119 年。

(5)《月王药诊》 《月王药诊》梵文名《索玛拉扎》,藏文名《门杰代维给布》,是我国现存最早的藏医学古典名著。《月王药诊》以中医药学为蓝本,增编藏医的经验和理论,吸收天竺医药学的内容和理论。据推算,《月王药诊》可能在公元 8 世纪上半叶编译。

《月王药诊》在人体生理构造方面,讲述脑髓的构造、形状、大小及骨骼、四肢、脊椎、肌肉和五脏六腑;在生理机能方面,突出讲述隆、赤巴、培根三大因素对生理、病理主要起着协调作用,而气血是生命活动的动力;在疾病起因方面,阐明内因是三大因素的失调,外因是起居不适、生活不当、邪魔作祟;在疾病分类上,归纳为寒性病与热性病两大类;在病的诊断上提出了望、闻、切的诊断法;在治疗方法上总结了内外两治法。

在药学方面,《月王药诊》记载 1000 多种单药、方剂,分为寒性与热性两大类,并与临床的寒性病与热性病而成对治;对散剂、膏剂、汤剂、泻下剂、催吐剂、舒脉剂、酥油药剂等 10 余种剂型作了记述。

(6)《四部医典》 《四部医典》又称《医方四续》,藏名简称《据悉》(图 3-30),是我国藏医学宝库中的一部经典著作,由著名藏医学家宇陀宁玛·元丹贡布等著,约成书于公元 8 世纪。《四部医典》全书共分 4 部(《总则本》《论述本》《秘诀本》《后序本》),计 156 章,约 24 万字。第 1 部共 6 章,总论人体生理、病理、诊断及治疗;第 2 部共 31 章,介绍人体生理解剖、病症分类和治疗原则;第 3 部共 92 章,阐述临床各科疾病的诊断和治疗;第 4 部共 27 章,主要论述脉诊和尿诊,各种方剂药物的配伍,药物的炮制、功能、给药途径及外治法(放血、艾灸、火灸、外敷、拔罐)等。

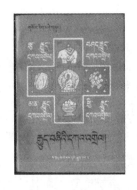

图 3-30 《四部医典》

《四部医典》收载方剂 443 方,单药 1002 种,根据药物来源、质地、生境、入药部位的不同,分为贵重药类、宝石类、土类、木类、精华类、平地产类(指作物类)、草类、动物药类等八大类;对药物的性味、炮制作了记载,作者认为药物的生长与五行(土、水、火、风、空)有密切关系;将药物分为热性与寒性两类,热症用寒性药治,寒症用热性药治,这与中医用药理论类同。

《四部医典》是一部对藏医发展具有深远影响的奠基之作,历代医家都把它作为行医指南,是藏医的必修教科书,其学术地位相当于汉族的《黄帝内经》。

(7)《本草拾遗》 《本草拾遗》,简称《拾遗》,又名《陈藏器本草》,由唐代陈藏器撰于唐开元二十七年(739 年)。全书分为三部分,序例部分相当于部论,记载"十剂"的内容,谓药有宣、通、补、泄、轻、重、涩、滑、燥、湿十剂。拾遗部分共收载药物 692 种,分为石、草、木、兽禽、果菜米等部,各药内容分药名、性味、毒性、药效、主治、产地、药物形态、采制等项。《本草拾遗》是唐代仅次于《新修本草》的一部重要本草著作。

(8)《食疗本草》 《食疗本草》(图 3-31)由唐代孟诜撰成于长安年间(公元 701—704 年),张鼎又于唐开元年间(公元 721—739 年)予以增补。

此书是我国唐代较全面的营养学和食治专著。书中按物类为序排列,并分析食性,论述功用,记载禁忌,鉴别异同,附载单方。所列食治药物,多是人们常用的酱菜、果品、肉类等食物,反映以食养脏、脏器疗法的思想。

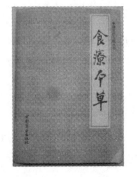

图 3-31 《食疗本草》

(9)《经效产宝》 《经效产宝》,又名《产宝》,由唐代昝殷撰于大中年间(847—852 年)。此书为我国现存最早的产科专著,共 3 卷,分 52 篇,371 方。上卷论述养胎、保胎、安胎、食忌、恶阻、胎动不安、漏胞下血、身肿腹胀以及难产诸疾,特别对横产、倒产作重点介绍。中、下卷论述产科各种疾病的治疗与方剂,共 25 篇。

4.名医简介

(1)甄权 甄权(图 3-32),约生于南朝梁大同七年(541 年),卒于唐贞观十七年(643 年),许州扶沟(今河南扶沟)人,因母病,与弟甄立言精究医术,专习方书,遂为名医。甄权的针灸术造诣尤深,兼通药治。甄权通颐养之术,提出吐故纳新可使肺气清肃,是健身延年的有效方法;并主张饮食不必甘美。贞观十七年(643 年),唐太宗李世民亲临其家,访以药性及养生之道。

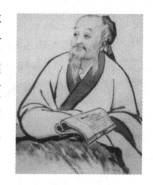

图 3-32 甄 权

甄氏一生著述颇多,绘有《明堂人形图》1 卷,撰有《针经钞》3 卷,《针方》《脉诀赋》各 1 卷,《药性论》4 卷。这些著作均已亡佚,其部分内容可见于《备急千金要方》《千金翼方》《外台秘要》等著作,对后世有一定影响。

(2)孙思邈 孙思邈(图 3-33),世称"孙真人",后世尊之为"药王",唐代京兆华原(今陕西耀县)孙家塬人,约生于隋文帝开皇元年(581 年),卒于唐高宗永淳元年(682 年)。

孙氏少时体弱多病,立志以医为业。永徽三年(652 年),著成《备急千金要方》30 卷。永淳元年(682 年),著成《千金翼方》30 卷。

孙思邈历经隋唐两代,是一位知识渊博、医术精湛的医家。他诊病治疗,不拘古法,兼采众家之长,用药不

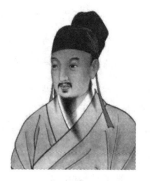

图 3-33 孙思邈

受本草经书限制,根据临床需要,验方、单方通用,所用方剂,灵活多变,疗效显著。他不仅精于内科,而且兼擅外科、妇科、小儿科、五官科、眼科,并对摄生、食疗、针灸、预防、炼丹等都有研究,同时具有广博的药物学知识和精湛的针灸技术。

孙氏一生以济世活人为己任,提出"大医精诚",要求医生对技术要精,对病人要诚。

(3)宇陀宁玛·元丹贡布 宇陀宁玛·元丹贡布,公元 708 年出生于拉萨西郊堆龙吉纳。他的曾祖父洛哲希宁是藏王松赞干布的御医,祖父斋杰加或巴扎是藏王贡日贡赞和芒松芒赞的御医。

宇陀宁玛在家庭教育和医药世家的熏陶下,在医学方面已有相当深厚的基础。宇陀宁玛与王室太医、内地医家东松冈瓦有着深厚的师徒情谊,东松冈瓦将自己的医著《医治痫症·生命轮》《医治狂犬证·匕首轮》《医治疼症·相轮》三部书相赠。

宇陀宁玛在青年时期,曾先后 2 次去天竺求学,第一次留学历经 4 年之久,第

二次游学,往返共历时 1 年零 8 个月。38 岁时,宇陀宁玛第三次到天竺各地游学 4 年,广投名医。特别在名医美旺尊前,学习《医六十万》《医续晶鉴》和《月王药诊补遗》等医学论著;在班钦·旃陀罗比尊前,学习《仙人耳传》和《八支论》等医学论著。他返回吐蕃后,行医授徒,成绩卓著。45 岁时,宇陀宁玛以早期吐蕃医学为基础,吸收汉地、天竺和各方的医学,历经 20 多年的心血,撰成名传千古的医学巨著《四部医典》。鉴于宇陀宁玛在藏医学上的杰出成就,藏族人民尊称他为"医圣"和"药王"。

七、两宋时期医药学

公元 960 年,赵匡胤废除后周恭帝,自己登上皇位,建立宋朝,以汴梁(今开封)为都城,继而结束了五代十国的封建割据局面,中原暂告统一,但与当时的北方辽国、西方西夏仍然对峙。其后历经九帝,至 1126 年,汴梁被北方崛起的女真族建立的金国攻占,徽、钦二帝被掳,北宋灭亡。徽宗九子康王赵构渡江移都于临安(今杭州),亦经九帝,至 1279 年为蒙古人所灭,史称"南宋"。两宋时期共历时 320 年。

1.医疗机构

宋代医疗机构有所进步,药物管理设有尚药局,专门负责御药、和剂、诊疗疾病;又设御药院,为皇帝御用药房,多由宦官主管。

(1)尚药局 尚药局属殿中省,为六尚局(尚食、尚药、尚酝、尚衣、尚舍、尚辇)之一,设典御 2 人、奉御 6 人或 4 人、监门 2 人或 1 人及医师。此外,尚食局设有食医 4 人,经管皇帝的膳食,似现在的营养师。

(2)御药院 至道三年(997 年),设置御药院,属内侍省。起初御药院以入内内侍 3 人掌管,仁宗天圣四年(1026 年),又置上御药及上御药供奉,多至 9 人。崇宁二年(1103 年),御药院一切供御汤药的事改归尚药局管理,鉴于御用药品的重要性,又增置内臣监官 4 人为奉御。

御药院的职责是搜集、研究、保管药方;制作药剂;收集药材;组织医疗;颁发有关药方,成为皇宫医药主管和核心,也是全国高级官员的保健中心。

(3)官办药厂与药店 我国在宋代出现最早的官办药厂和药店,多为"前店后厂"模式。宋代药物被列为专卖品,由市易务卖药所经营。熙宁九年(1076 年),神宗诏令撤销旧有的熟药库、合药所、卖药所,在京城开封设置太医局熟药所,又称"修合卖药所",通称"药局"。崇宁二年(1103 年),熟药所增加至 5 处,另设修合药所 2 处,为制药作坊。政和四年(1114 年),修合药所改称"医药合剂局",熟药所改称"医药惠民局"。南宋绍兴六年(1136 年),在临安设熟药所 4 处,其一为和剂局,由翰林医官院选保医官办验药材。绍兴十八年(1148 年),改熟药所为"太平惠民局"，熟药所除日常以优惠价格向民间出售药物，向地方批发、交换药材外，还制定每逢夏季、冬季和疫病流行时施医给药制度、轮流值班制度、药品检验制度等。

2. 医学教育

宋代医学教育虽不如唐代稳定，却有所改革和发展，医疗机构与医学教育分立，太医局成为国家最高医学教育机构，地方也设有"医学"，专门培养医药人才。

（1）宫廷医学教育　熙宁九年（1076 年），太医局不再隶属于太常寺，而成为宫廷医学教育专门机构，开医学教育独立发展的先河，置提举及局判、管勾官。局判以知医事者充任，掌医学教授学生。

通常每年春季招收学生，以 300 人为额，采取王安石推行的"三舍升试法"分级教学：外舍（低年级）200 人、内舍（中年级）60 人、上舍（高年级）40 人。设方脉科、针科、疡科三个专业，见表 3-6。

表 3-6　宋代医学专业所修课程

专业	必修课	公共课
方脉科	大小方脉及风科，兼习《脉经》《伤寒论》	《素问》《难经》《诸病源候论》《补注本草》《千金要方》
针科	针、灸、口齿、咽喉、眼、耳，兼习《黄帝三部针灸经》《龙木论》	
疡科	疮肿、折伤、金疮、书禁，兼习《黄帝三部针灸经》《千金翼方》	

（2）地方医学教育　宋代地方医学教育也较发达和普及，如嘉祐六年（1061 年），各道、州、府仿照太医局的教学方式，开展医学教育，选官管勾，由医学博士教习医书。学满 1 年后，委官进行考试，合格者补充为地方医官。学生名额大郡以 10 人为限，小郡以 7 人为限，其中大、小方脉专业各 3 人。

政和五年（1115 年），州、县医学隶属于当地提举学事司，学生分斋教养，设科及课程均仿太医局。

3. 医药名著

（1）《太平圣惠方》　《太平圣惠方》（图 3-34）由北宋王怀隐编撰，全书共 100 卷，分 1670 门（类），每门之前都冠以巢元方《诸病源候论》有关理论，次列方药，以证统方，以论系证。全书之首还详述诊脉及辨阴阳虚实诸法，次列处方、用药基本法则，理、法、方、药俱全，全面系统地反映北宋初期以前的医学发展水平。由于各门按类分叙各科病症的病因、病理、症候以及方剂的宜忌、药物的用量，方随证设，药随证施，临床应用颇为便利实用。全书

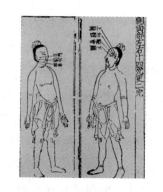

图 3-34　《太平圣惠方》穴位图

收方 16834 首，内容涉及五脏病症、内、外、骨伤、金创、胎产、妇、儿、丹药、食治、补

益、针灸等。这部大型方书,编纂经历 14 年时间,至淳化三年(992 年)才告完成。

在大中祥符九年(1016 年)与天僖五年(1021 年),宋真宗赵恒两次将《太平圣惠方》赠给高丽,促进了朝鲜医药的发展。《太平圣惠方》后来传至日本,对日本医药的发展有深远的影响。日本人梶原性全于 1303 年所编的医学名著《顿医抄》(50 卷),就是以《太平圣惠方》等中国医书为宗编撰的。

(2)《太平惠民和剂局方》 《太平惠民和剂局方》由陈师文编撰于 1078 年,分伤风、伤寒、一切气痰饮、诸虚等 14 门,载方 788 首,均为汉族民间常用有效方剂,其中不乏名方,如至宝丹、牛黄清心丸、苏合香丸、紫雪丹、逍遥散等。

(3)《养老奉亲书》 《养老奉亲书》由宋代陈直(一作陈真)撰于 11 世纪中叶,为现存最早的老年医学专著。《养老奉亲书》全书共 1 卷,由上、下两部分组成。上部共 16 篇,160 条,下部共 13 篇,46 条,主要论述老年医学理论及药治、护理要点。

(4)《经史证类备急本草》 《经史证类备急本草》(图 3-35),简称《证类本草》,由宋代唐慎微编撰。其初稿完成于 1082 年,定稿时间约在 1098 年。《证类本草》全书共 31 卷,第 1~2 卷为序例,以后各卷将药物分为玉石、草、木、人、兽、禽、虫鱼、果、米谷、菜等(以上又各分为上、中、下三品),叙述药物别名、药性、主治、产地、采集、炮制、辨析、附

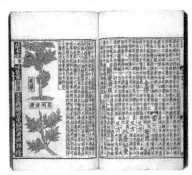

图 3-35 《经史证类备急本草》

方等。本书内容丰富,收载药物 1746 种,其中新增药物 660 种,附药图 294 幅。书中引述大量文献资料,据统计,共引经史方书 240 余家。一些重要本草著作如《开宝本草》《日华子本草》《嘉祐本草》等早已散佚,其内容幸赖《证类本草》保存下来,这是唐慎微的一大功绩。本书增加方论 1000 余条,各药之后共附古今单方3000 余首。《证类本草》对宋代以前的本草学成就进行系统的总结,在《本草纲目》问世之前流行 500 余年,一直是本草学研究的范本。

(5)《小儿药证直诀》 《小儿药证直诀》又名《钱氏小儿药证直诀》《钱氏小儿药证》《钱氏小儿方》,由宋代钱乙撰写、阎季忠编辑而成。

《小儿药证直诀》分上、中、下 3 卷。上卷记脉证治法,包括"小儿脉法""变蒸""五脏所主""五脏病"等 81 篇,论述小儿生理病理特点及各种常见疾病的辨证治疗。把疮疹区分为水疱、脓疱、斑、疹、变黑 5 种,分属于肝、肺、心、脾、肾五脏,其中水痘、天花、斑疹、麻疹早在 12 世纪即能对其进行鉴别,实属可贵。中卷记"尝所治病二十三证",是钱乙治疗验案的汇集。下卷为"诸方",列钱乙所制方剂 110余首。钱氏所创异功散、白术散、六味地黄丸、泻白散、益黄散、导赤散等,至今还

广泛用于临床各科。其中六味地黄丸已成为滋阴名方。此书对儿科学的发展影响深远,钱乙被誉为"幼科鼻祖"。

（6）《妇人大全良方》　《妇人大全良方》由宋代陈自明撰于嘉熙元年（1237年）。陈氏出身于世医家庭,精于妇产科,采摭诸家之善,增以家传验方,编成《妇人大全良方》24 卷。

书中首列"调经""众疾""求嗣"三门论妇科,其中"调经"门论述月经正常生理及诸种月经病症和治疗;"众疾"门论述妇科病及妇女相关的一些内科病和肛肠病;"求嗣"门论述求子方法及不孕不育症的治疗。书中次列"胎教""候胎""妊娠""产难""产后"诸门论产科,分别对胎儿发育状态、妊娠诊断、孕期卫生、孕妇用药禁忌、妊娠期特有疾病、各种难产、产褥期护理及产后病症做详细的论述。该书是我国第一部完善的妇产科专著。

（7）《洗冤集录》　《洗冤集录》是一部法医学著作,共 5 卷,由南宋宋慈所撰,刊于淳祐七年（1247 年）,宋刻本已失。《洗冤集录》是世界上现存第一部系统的法医学专著,比欧洲第一部系统的法医学著作《医生的报告》（1598 年,意大利费德罗著）早 350 余年。书中对于自杀、他杀或病死的区别阐述得十分清楚,案例详明;对溺死与非溺死、自缢与假自缢、自刑与杀伤、火死与假火死等都详加区分,并列述各种猝死情状。这部书中所记载的如洗尸、人工呼吸法、夹板固定伤断部位以及银针验毒、明矾蛋白解砒毒等都是合乎科学道理的。

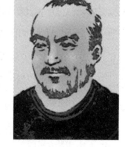

图 3-36　唐慎微

4.名医简介

（1）唐慎微　唐慎微（图 3-36）,生活于 11—12 世纪,字审元。原籍蜀州晋阳（今四川崇庆）,出身于世医家庭,对经方深有研究,知名一时。编撰《经史证类备急本草》,全书共 31 卷,反映宋代药物学的发展水平。

（2）钱乙（约 1032—1113 年,图 3-37）,字仲阳,原籍钱塘（今浙江杭州）。曾祖时起定居郓州（今山东东平）。姑父吕氏亦晓医术,钱乙稍长即随吕氏习医。他先学《颅囟方》,专攻儿科,以此医名大振。元丰年间（1078—1086年）,因治愈长公主女儿之病,被授予翰林医官。次年,皇子仪国公患瘛疭,国医治之无效,经长公主推荐,钱乙以

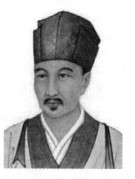

图 3-37　钱　乙

"黄土汤"治愈,遂提升为太医丞,并赐紫衣金鱼袋。此后上自达官贵人,下至平民百姓,都愿请钱乙诊病。钱乙诊务繁心,几无虚日,不久因病辞职。晚年左手足挛痹不用,寿终家舍,享年 82 岁。

　　钱乙博学多识,虽以儿科最为知名,但治病各科皆通,遣方不泥古人,用药灵活善变而自有法度。他的临症经验由门人阎季忠辑成《小儿药证直决》传世,成为指导中医儿科理论和实践的重要专著。

　　(3)宋慈　宋慈(1186—1249年,图3-38),南宋法医学家,字惠父,建阳(今属福建)人,自幼勤奋攻读,好学不倦。入太学之后,成为理学家真德秀的学生。嘉定十年(1217年)登进士第,曾任长汀县令、福建路邵武军。嘉熙三年(1239年),宋慈升充提点广东刑狱。嘉熙四年,移任江西提点刑狱兼知赣州。淳祐元年(1241年),知常州军州事。淳祐五年(1245年),开始收集编写《洗冤集录》的资料。淳祐七年(1247年),除宋慈直秘阁,提点湖南刑狱,兼大使行府参议官,协助处理军政要务。

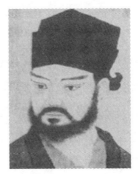

图3-38　宋慈

八、辽夏金元时期医药学

　　辽、夏、金、元是我国历史上由少数民族掌握最高权力的政权。公元10—13世纪,在元朝建立以前,辽、西夏、金与两宋之间处于互相对峙和战争阶段。辽国前身称"契丹",始由耶律阿保机统一纷争各部,于公元916年至公元947年改国号为"辽",建立政权,国号契丹。

　　辽代后期,内部斗争加剧,加之北方崛起的女真族完颜阿骨打统兵南下,1125年天祚帝被俘,辽亡。1124年,辽皇族耶律大石率一部分人西迁至天山南北及中亚一带,重建政权,称"哈剌契丹",即西辽,定都虎思斡耳朵(今吉尔吉斯斯坦托克马克附近)。

　　夏是以党项族为主体的民族政权,元昊为党项族首领。1038年,元昊称帝建国,定都兴庆府(今宁夏银川市),国号大夏,史称"西夏"。疆域东据黄河,西界玉门,南临萧关,北控大漠,经十世历190年始被元灭亡。西夏前期与北宋、辽,后期与南宋、金形成鼎足之势,视其强弱以为向背。

　　金是以女真族为主体的民族政权。女真族分散聚居在今黑龙江和松花江流域,契丹族兴起后受辽的统治。1115年,女真人在完颜阿骨打领导下的反辽战争中建立金朝。完颜阿骨打即位称帝,为太祖。金建国后继续进行抗辽斗争,1125年灭辽,再2年,灭北宋。自1115年太祖至1234年末帝哀帝,经十世,历时120年。

　　1206年,铁木真统一了蒙古各部,建立蒙古国,确立分封制度,他被尊称为成吉思汗。成吉思汗的孙子忽必烈于1260年继承汗位(世祖)。他即位后,仿效中原王朝建元中统,至元八年(1271年)又将蒙古国号改为大元,翌年迁都大都(今北京)。至元十六年(1279 年)灭南宋,结束三四百年的藩镇割据和诸民族政权并存的分裂局面,全国统一。

1. 医疗机构

(1)宫廷医疗机构。

①医疗机构。辽采取"官分南北"二元制度。北面官:设太医局,由局使、副局使及都林牙(林牙意为"翰林学士")总领医政事务。南面官:设翰林院,有提举翰林医官、翰林医官,掌供奉医药及承诏治疗众疾。

金代设置太医院,属宣徽院。太医院的名称始于金代。置提点、院使、副使、判官,掌管医药,领导太医院工作。又设管勾、正奉上太医、副奉上太医、长行太医寺职,还设有太医教官。太医的品秩凡 25 阶。

元代太医院为独立的最高医事机构,秩正二品,掌宫中医药事宜,领导所属医职。医官由尚药局、太医院太医兼任,王室医官中太后两宫设医令、医丞;皇后位下设掌馔、奉馔各 1 人,掌饮食汤药酒醴蔬果事宜;东宫太子位下设侍药、奉药,承奉医药;宫人女官设司药、典药、掌药、女史各 2 人,掌医药。

②药政机构。辽北面官设汤药小底,供奉皇室用药事宜。南面官内侍省设汤药局,置都提点、勾当汤药等职。

金代置尚药局和御药院,均隶属于宣徽院。尚药局掌宫中汤药茶果事宜,按其职能并非药事专门机构。设置提点、局使、副使、直长、都监、果子部监、同监等职。御药院掌进御汤药,明昌五年(1194 年)设立,设提点、直长,以亲信内侍人充任,又有都监、同监等职。

元代置御药院,至元六年(1269 年)设立,掌管各路及藩国进贡药品、药物的制剂和煮药。医官有达鲁花赤、大使、副使、直长、都监等。

此外,至大元年(1308 年)设立御香局,掌调制御用各种香药。元代统治阶级所用的药物由各地乡贡,每年依照产地征收。

(2)地方医疗机构。

①医官设立。元代在河南、江浙、江西、湖广、陕西五行省设医官提举司,五行省及路大者置提举、同提举、副提举各 1 人,路小者置提举、副提举或提学,掌管医户差役诉讼等事务,其余各省置太医散官,凡 15 阶。

③药政机构。元代至元十年(1273 年)设立御药局,掌管大都(北京)和上都(多伦)的行医药物,置达鲁花赤、局使和副使。大德九年(1305 年),御药局只掌管上都药仓事宜。行箧药物由御药局分设的行御药局掌管,置达鲁花赤、大使、副使等职。

2. 医学教育

(1)宫廷医学教育。

①教育机构。金代太医院为医学教育机构。元代太医院不再具有医学教学

职能,只具有医学管理及规章制度颁发等职能。

②医学分科。金代医学分为 10 科。元代医学分为 13 科:大方脉、杂医科、小方脉科、风科、产科、眼科、口齿科、咽喉科、正骨科、金疮肿科、针灸科、祝由科、禁科。

③考核制度。金代医学生每月考试一次,依成绩优劣给予奖惩,成绩差者甚至予以开除学籍。太医考试三年一次,医学生学习成绩优良者,经考查也可替补,民间良医听其试补。

元代由医学提举司每年拟定 13 科疑难题目,呈报太医院转发医学教授,令医学生每月学习医义一通,以考查学生成绩。此外,医学教授就所下发的题目解答 3 道,以考核其是否称职。

(2)地方医学教育。

①管理机构。元至元九年(1272 年)设立医学提举司,专门负责管理医学教育,其职能是考查医学生的成绩、考核太医教官教学效果、校勘名医撰述文字、辨认药材、教导太医学子、领导各处医学,设置提举、副提举各 1 人。

②建立学校。金代在各州、府设医学校,但学生名额较少,如大兴府 30 人,其余京府 20 人,散府节镇 16 人,防御州 10 人。

元代各路医学设教授 1 人,由朝廷委任。另设学录、学正各 1 人。上、中、下州各设学正 1 人,由太医院委任。各县设学谕 1 人,由医学教授选聘。各科医学生必修《素问》《难经》和《神农本草经》,选修《圣济总录》《伤寒论》和《千金翼方》。大德九年(1305 年),规定学医者必须精通四书(《黄帝内经》《难经》《伤寒杂病论》《神农本草经》),凡不精熟本科经书者,不得行医。

3.医药名著

(1)《素问玄机原病式》　本书由刘完素撰写(图 3-39),共 1 卷,刊于 1186 年。该书在病机认识上,归纳出《内经》病机 19 条,得出"火热病机"结论,提出治疗火热病应辛凉解表、泻热养阴,一改以往用辛温法治疗外感热病的百年旧习。这一思想成为后世寒凉派的主要理论基础,并对明清时期温病学的形成、发展产生重要影响。

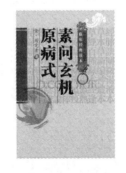

图 3-39　《素问玄机原病式》

(2)《儒门事亲》　《儒门事亲》(图 3-40)由张从正撰写,共 15 卷,成书于 1228 年,又有 14 卷本(《古今医统正脉全书》辑本)。书中前 3 卷为张从正亲撰,其余各卷由张氏口述,经麻知几、常仲明记录、整理。内容包括"事亲"本书、治百病法、十形三疗、杂记九门、撮要图、百法心要、三法六门、"三消论"、扁鹊华佗察声色定生死诀要、世传神效方等。

（3）《内外伤辨惑论》和《脾胃论》 《内外伤辨惑论》（图3-41）由李杲撰写，共3卷，1232年成书，1247年刊订。

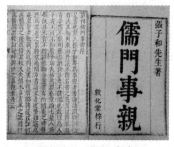

图3-40 《儒门事亲》

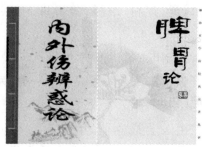

图3-41 《内外伤辨惑论》和《脾胃论》

《内外伤辨惑论》上卷为辨证，详论阴证、阳证、脉象、寒热等诸症候内伤与外感之别；中卷为饮食劳伤、四时用药、暑伤胃气等医论及补中益气汤、神圣复气汤等方论内容；下卷为用药宜忌、酒客病、临病制方、随时用药等内容。

《脾胃论》（图3-41）由李杲撰写，共3卷，1249年成书，为其晚年之作，也是其代表作，刊行于李氏身后。全书由医论38篇、方论63篇组成，分上、中、下三卷。上卷阐述脾胃的生理、病理重要性；中卷阐述气运衰旺、饮食劳倦引起的热中症等，并译述补中益气汤、调中益气汤等应用和加减配伍；下卷论述脾胃虚损与脏腑、九窍的关系，以及治疗饮食伤脾等症药。

（4）《阴证略例》和《此事难知》 《阴证略例》由元代王好古撰写，共1卷，最后增补本定稿于1236年。《阴证略例》是研究伤寒阴证的专著。该书首列"岐伯阴阳脉例"，次述"内伤三阴例"。

《此事难知》（图3-42）由王好古撰写，共3卷，刊行于1308年。该书主要为整理其师李杲的医学论述。全书分上卷、下卷和附录三部分，共载专题论述104篇。上卷主要论述脏腑、经络的生理和病理，六淫，辨证等，其中伤寒内容最多；下卷涉及《内经》《难经》、脉法、针灸等；附录主要介绍病症诊治法等内容。

（5）《饮膳正要》 《饮膳正要》（图3-43）由元代忽思慧编撰，全书共3卷，成书于元文宗天历三年（1330年），并于同年刊行。元刻本已失，今存有明经厂刊本及几种近现代的彩印本。

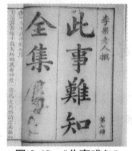

图3-42 《此事难知》

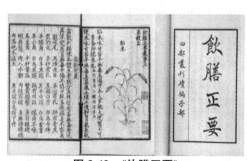

图3-43 《饮膳正要》

本书是一部珍贵的蒙元宫廷饮食谱，也是我国现存最早的古代营养保健学专著。其内容大致可分为如下三部分：一是养生避忌、妊娠、乳母食忌、饮酒避忌等；二是聚珍异馔，诸般汤煎的宫廷饮食谱与食疗方等；三为食物本草，涉及米谷品、兽品、鱼品、果品、菜品、料物等。

4. 名医简介

（1）刘完素　刘完素（约 1110—1200 年，图 3-44），字守真，别号守真子，自号通玄处士，河间（今河北河间）人。又传原籍为河北甘肃宁杨边村（今师素村）。

刘完素因母病，三次延医不至，不幸母病

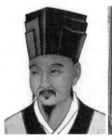
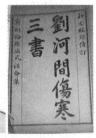

图 3-44　刘完素及其著作

逝，遂立志学医。其为医，独好《素问》，朝夕研读，手不释卷，终得要旨，倡伤寒火热病机理论，主寒凉攻邪，善用防风通圣散、双解散等方。随着他的创新理论广泛流传，向其拜师的人较多，先后有穆子昭、马宗素、镏洪、常德、董系、刘荣甫、荆山浮图、张从正、程辉、刘吉甫、潘田坡等，最终形成寒凉攻邪医风的"河间学派"。

刘氏一生著述较多，主要有《黄帝素问宣明论方》（1172 年）15 卷、《素问玄机原病式》（1186 年）、《三消论》等，后人统编成"河间六书""河间十书"等。

（2）张元素　张元素（1131—1234 年），字洁古，金比易水（今河北易县）人。中医易水学派创始人。著有《医学启源》《脏腑标本寒热虚实用药式》《洁古家珍》《珍珠囊》等。其重视脏腑辨证及扶养胃气的思想，对李杲创立以"补土"为特色的脾胃理论有重要影响。

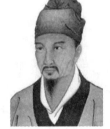

图 3-45　张从正

（3）张从正　张从正（约 1156—1228 年，图 3-45），字子和，号戴人，金代睢州考城（今河南兰考县）人。家世业医，居陈州宛丘（今河南淮阳县），后住浑源（今山西浑源县）大定。明昌年间（1161—1195 年），逐渐形成自己独特的医学理论。他常与麻知几和常仲明等讨论医学难题，后由他们协助，于 1228 年撰成《儒门事亲》。

张从正的学术思想形成之时，正值刘完素"寒凉"理论兴起。张氏继承刘完素的基本思想，力矫世医好用温补的问题，宗《内经》《难经》之旨，及仲景汗、吐、下三法，创立以"攻下派"为中心的理论学说。

（4）李杲　李杲（1180—1251 年，图 3-46），字明之，晚号东垣老人，金代真定（今河北正定县）人。自幼好读医书，20

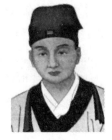

图 3-46　李　杲

多岁时因其母王氏患病死于庸医之手,遂立志学医。当时张元素医名很大,李杲即向其拜师,仅数年尽得其术而归,不久即以高超医术闻名于世,尤善治伤寒、痈疽、眼病等疾。创立以"内伤脾胃"学说为主体的理论体系。他的理论得到其弟子王好古、罗天益等人的继承和发展,形成延续至今的学术流派——"补土派"。

李杲提出"内伤脾胃,百病由生"的观点。认为脾胃为元气之本,元气为健康之本,脾胃伤则元气衰,疾病生。治疗上他主张外感热病用刘完素寒凉之法,内伤热证则升举清阳,温补脾胃,潜降阴火。

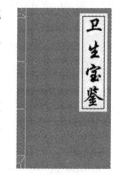

图 3-47　《卫生宝鉴》

（5）罗天益　罗天益（1220—1290 年）,字谦甫,元代真定路嵩城(今河北嵩城县)人。他师从李杲,学医数年,对传播"东垣之学"起到重要作用。1251 年后,他自师门回乡行医,以善治疗疮而显名。晚年诊务之余,他以《内经》理论及洁古、东垣之说为宗,旁搜博采众家,于 1281 年撰写《卫生宝鉴》24 卷(图 3-47)。

（6）王好古　王好古（约 1200—1264 年,图 3-48）,字进之(一作信之),号海藏,赵州(今河北赵县)人。王氏自小聪明好学,成年后博通经史,究心医道。他少时曾与李杲一同受业于张元素,年辈较李氏晚,后来又从师兄李杲学医。

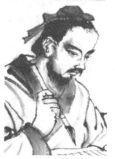

图 3-48　王好古

王好古一生著述较多,其中《医垒元戎》《阴证略例》《汤液本草》《此事难知》乃王氏代表作,备受后世医学家的推崇。

（7）朱震亨　朱震亨（1281—1358 年,图 3-49）,字彦修,婺州义乌(今浙江义乌县)人,因世居丹溪,人尊称其为"丹溪翁"。

泰定二年(1325 年)夏,朱震亨拜罗知悌为师,罗氏以刘完素、李东垣、张于和之学,遂以经义解诸家之说传授给朱震亨。

朱震亨著有《格致余论》《局方发挥》《本草衍义补遗》《伤寒辨疑》《外科精要新论》等。他提出"阳有余阴不足论"和"相火论",在养生方面主张护惜阴精,治病方面力倡滋阴降火,后世称之为"滋阴派"。

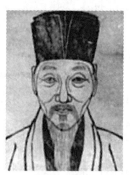

图 3-49　朱震亨

（8）忽思慧　忽思慧(图 3-50),一译和斯辉,生卒年月不详,蒙古族人,生活于 13—14 世纪。

忽思慧是一位营养学家。元仁宗延祐二年(1315 年),赵国公常普兰奚任徽政院使,掌管侍奉皇太后诸事,忽思慧被任命为饮膳太医,入侍元仁宗之母兴圣太后答己。后忽思慧供职中宫,以膳医身份侍奉文宗皇后卜答失里。他将元文宗以前历朝宫廷的食疗经验加以总结整理,汲取民间的食疗经验,编撰成营养学名著《饮膳正要》。

(9)危亦林　危亦林(1277—1347年),字达斋,祖籍抚州(今江西抚州市西),后迁南丰(今江西南丰县)。危亦林出身于世医家庭,高祖危云山随董奉二十五世孙董京习大方脉(内科),尔后医道五世不衰。危亦林自幼好学,20岁开始业医,医术全面,而以骨伤科最有成就。于1337年撰成《世医得效方》19卷。经太医院审后,于1345年刊行。

《世医得效方》代表了金元时期我国骨伤科的发展水平,居于当时世界医学的前列。例如,首次应用悬吊牵引复位法治疗脊椎损伤,如图3-51所示。

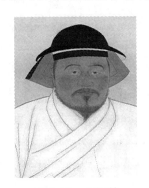

图3-50　忽思慧

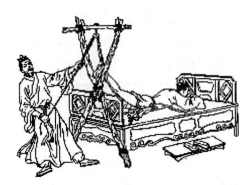

图3-51　危亦林首次用悬吊牵引复位法治疗脊椎损伤

九、明代医药学

明代(1368—1644年)是我国历史上政治比较稳定、经济高度发展的封建王朝,明代中后期出现资本主义萌芽,商品经济推动着对外交流、科学技术和文化发展,医学水平有了明显提高。

1.医疗机构

(1)宫廷医疗机构　明代宫廷除设立为皇帝服务的御药房外,还设有专为皇太子、后宫嫔妃和王府服务的医疗机构。

①御药局和御药房。其基本衍生过程如图3-52所示。

```
西吴龙凤元年(1364年),设尚药局  ──→  洪武六年(1373年),内府设御药局
(尚药御奉品阶为正六品)              (始置御医,御药局设尚药御奉2人,直长2人,药童10人)

  ↓
1373年,设御药房,        ──→  嘉靖十五年(1536年),改御药房为圣济
由提监、太监理其事              殿,又设御药房,由御医轮流值班

  ↓
万历三年(1575年),圣济殿造御药库关防印一枚,由提督太监收管,
以凭传取,年终将传取药材及剩余数额等项造册,送礼部查考
```

图3-52　明代宫廷医疗机构衍生过程

御药局的主要任务是监制御用药饵,兼管收储各地进贡的名贵药材。

②东宫典药局。洪武二年(1369年),东宫设典玺、典药、典膳、典服、典兵、典乘六局。每局设局郎1人,局丞1人,内使10人。典药局郎、局丞及内使负责皇太子的医疗保健。

③后宫六局。洪武五年(1372年),后宫设六局,与尚食同负责医药,内设司药2人,典药2人,掌药2人,均由女官充任。永乐年间(1403—1424年)及之后,这些职务均转由宦官担任。

④王府良医所。明代各藩王府均设良医所,主管医疗保健。洪武四年(1371年),良医所设良医正、良医备各1人,寿官数人,俱从文官,由太医院推荐,吏部任命。杰出医学家王履、李时珍等都曾任过王府良医。

(2)地方医疗机构　洪武十七年(1384年),府、州、县均设专职医官。府设医学正科1人,州设典科1人,县设训科1人,负责辖区的医药卫生。据《顺天府志》等载,各县还设有惠民药局、养济院和安乐营。

①惠民药局。明代沿袭宋元旧制,于洪武三年(1372年)在南京、北京及各府、州、县均设惠民药局,两京惠民药局由太医院统辖,设大使、副使,各府惠民药局设提领,州、县设医官。

惠民药局是为平民诊病、卖药的官方机构,掌管贮备药物、调制成药等事务,军民工匠贫病者均可在惠民药局求医问药。遇疫病流行,惠民药局有时也免费提供药物。

②养济院。洪武七年(1374年),设养济院,收养鳏寡孤独、贫病无依者,工匠、军人及其他老弱病残者都是收养对象,院中有医官负责治疗,所需物资由所在府、州、县按时供给。永乐年间(1403—1423年),全国州、县普遍设立养济院。

③安乐营。永乐十五年(1417年),京师民工中疾病流行,为此设立一座临时性的民工医院,称"安乐营"。

2.医学教育

明代沿元制,将户口分为民、军、医、儒、灶、僧、道、匠等,规定各户必须子袭父业。一入医户,子孙就必须世代业医。

(1)宫廷医学教育　明代官方的最高医学机构为太医院,它除为皇室服务外,还兼管医学教育。太医院医生主要从各地世业医生中考选。被选入太医院学习者,称"医丁"。医丁必须由嫡派子孙告补,经太医院学习三年,通候类考,中试后才准补役。如嫡派无人或不堪补用,经获准可从亲戚等中选一人参加学习考补。

明代设立医生考选制度。嘉靖六年(1527年),礼部尚书佳蕚等提出对非世医精通医术者,听其应试,试高考入籍而复其世业,不通医术者不被录用。现任医官,由礼部考其医术,以定升迁降黜。

明代还规定,府、州、县举荐的医士堪任医官者,由礼部送太医院考试,委派会考官一名,考中者由吏部选用,不中者回原籍为民,对原保举官吏治罪。精通医术者由太医院奏进圣济殿供事。

(2)教学方法和考试制度。

①分科教学。明代分13科教学,有教师2~3人担任教习。所用教材有《素问》《难经》《脉诀》及其他相关重要方书。

②考试制度。医生每年分四季考试,三年大考一次。医丁和太医院的医学生、医士均参加大考。考试由堂上官1人会同医官2人主持。考试合格者,一等为医士,二等为医生;不及格者可学习一年后补考,三次考试不及格者,黜免为民。五年考试成绩均属优等者,由教师奏请,酌予升授。明代注重医生的继续教育,充任医士、医生后,还要继续学习专科并参加考试。

(3)地方医学教育　明弘治十七年(1506年)规定,府、州、县均设医学,主管地方各级医药行政和医学教育,府设正科1人,为从九品,州与县的医官均未入流,万历年间始改为从九品。

3.医药名著

(1)《普济方》　《普济方》(图3-53)由明太祖第五子周定王朱橚主持,教授滕硕、长史刘醇等人执笔汇编而成,刊于1406年。本书载方61739首,是我国古代最大的一部方书。全书大致分方脉、运气、脏腑、五官、内科杂病、杂治、杂录和符禁、外伤科、妇科、儿科、针灸和本草。

(2)《本草纲目》　《本草纲目》(图3-54)由李时珍撰成于1578年。万历二十一年(1593年),《本草纲目》由金陵胡成龙刻成出版,称金陵本。据金陵本题名,药图为其子李建中辑,李建元、李建木绘。

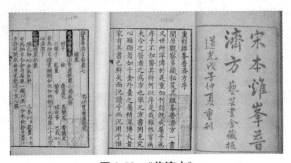

图3-53　《普济方》

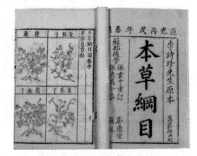

图3-54　《本草纲目》

《本草纲目》问世400多年来,刻印数十次,版本众多。全书共52卷,载药1892种,其中植物药1094种,矿物、动物及其他药798种,有374种为李氏所新增。附图1109幅,方剂11096首,其中有8000多首方剂为李氏收集或拟定。李时珍对植物的科学分类,比瑞典的分类学家林奈早200年。

《本草纲目》是对 16 世纪以前中医药学的系统总结,被誉为"东方药物巨典"。本书问世后,促进了国内对本草学、生物学的研究,涌现出一批以《本草纲目》为代表的实用型本草学著作,有药有图有方,切近临床应用,如《本草选》《本草汇言》等,同时出现扩充性著作,如《本草纲目拾遗》《植物名实图考》等。1606 年,该书传入日本,后又传入欧洲,出现英、法、德、日等多种文字的节译本。

(3)《景岳全书》　《景岳全书》(图 3-55)由张介宾撰于天启四年(1624 年)。本书是张氏在博采诸家之说的基础上,结合个人学术见解及临床经验撰成的,现存版本 30 多种。

全书共 64 卷,分 16 种。第 1 种为"传忠录",着重阐述"阳非有余,阴常不足"的学说观点,对刘完素、朱丹溪用寒凉攻伐的观点多所非议,倡导温补;第 2 种为"脉神章",主要论述脉诊及其他诊断方法;第 3 种为"伤寒典";第 4 种为"杂证漠";第 5 种为"妇人规";第 6 种为"小儿则";第 7 种为"麻疹诠";第 8 种为"痘疹诠";第 9 种为"外科钤";第 10 种为"本草正",载药 290 种;第 11~16 种为方剂,共载药方 2624 首。

(4)《霉疮秘录》　《霉疮秘录》(图 3-56)由陈司成所撰,崇祯五年(1632 年)刊行。该书系梅毒专著,分总说、或问、治验、方法、宜忌五部分。该书论述梅毒的传染途径,对一期、二期梅毒的硬下疳、扁平湿疣、梅毒性斑疹等症状有相当准确的描述;提出治疗原则,重视预防和防止复发;首创用减毒无机砷剂治疗梅毒的方法。书中列举病案 29 则,载方 55 首,并记述配制及运用方法。

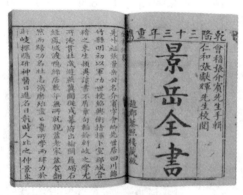

图 3-55　《景岳全书》

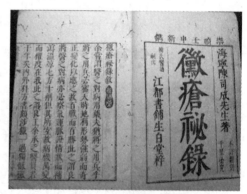

图 3-56　《霉疮秘录》

4.名医简介

(1)戴思恭　戴思恭(1324—1405 年),字原礼,号肃斋,婺州浦江(今属浙江诸暨县)人,家世业儒,并数世业医。其父戴士尧早年弃儒学医。元至正三年(1343 年),戴士尧携子思恭、思温至义乌,投丹溪门下学习。戴氏还从罗知悌学过医。

洪武年间,戴思恭经太医院石迭荐,入为御医。受朱元璋赏识,授迪功郎、正八品御医,建文初,升任太医院使。

戴氏临证,辨证细,用药准,著有《秘传证治要诀及类方》《本草摘抄》《类证用药》和《推求师意》,校补有朱丹溪的《金匮钩玄》等。戴氏尊丹溪,深化了丹溪的六郁之说。戴氏对刘完素、张从正、李东垣等诸家学说,俱深入钻研,择善而从,不拘一家,无门户之见。

(2)汪机 汪机(1463—1539年),字省之,号石山居士,安徽祁门人。因母病究心医学,遂弃儒学医。其父汪渭,字公望,为当地名医。汪机著述甚多,有《医学原理》《读素问钞》《伤寒选录》等。尤其是著作中《营卫论》一篇,提出固定培元学说,奠定了新安医学流派的理论基础。

汪氏强调治病以调补气血为主,尤重理气。在外科治疗中,强调"外科必本于内,知乎内以求乎外",应以补元气为主,以消为贵,以托为晕,对外科发展有较大影响。2000年,在"千年徽州杰出历史人物"评选中,汪机作为新安医学奠基人而入选。

(3)薛己 薛己(1487—1559年),字新甫,号立斋,吴郡(今江苏苏州市)人。薛氏得家传,原为疡医,后以内科擅名。薛己先后任太医院院士、吏目、御医、太医院院判。

薛氏勤于著述。薛氏所著述的《内科摘要》是我国第一部内科专著。《疠疡机要》是麻风专著,《正体类要》是正骨科专著,《口齿类要》是口腔和喉科专著,这些都是现存最早的专科文献。

薛氏重视脾胃与肾命,主张人以脾胃为本,临证多用甘温益中、补土培元等法。

(4)李时珍 李时珍(1518—1593年,图3-57),字东璧,晚号濒湖山人,蕲州(今湖北蕲春县)人,生于世医之家。祖父为铃医。父李言闻为当地名医,曾封太医院吏目,著有《四诊发明》《奇经八脉考》《蕲艾传》《人参传》《痘疹证治》等。李时珍14岁时中秀才,三次赴武昌乡试未中,遂专志于医。

李时珍承家学,阅读医书,教授生徒,为贫民治病,多不收钱。1548年,治愈富顾王朱厚之子,被聘为楚王府奉祠,掌管良医所,被荐为太医院院判。

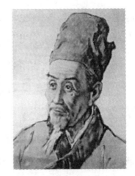

图3-57 李时珍

1552年,李时珍开始搜集材料,为编著《本草纲目》做准备。1578年,《本草纲目》撰成。《本草纲目》以宋代唐慎微《证类本草》为蓝本,收集唐、宋诸家本草之精粹、弥补金、元、明各家药物专著之不足，独辟蹊径，把本草学推向一个新的高峰。

李时珍成功地运用了观察和实验、比较和分类、分析和综合、批判继承和历史考证等方法。

①观察和试验紧密结合。李时珍对药物采用亲自采集、仔细观察的方法，以得其真。

②确立分类标准。李时珍打破本草学沿用已久的上中下三品分类法，建立三界十六部分类法，使分类体系更为科学化。他还在陶弘景主治药分类法的基础上，建立更完善的百病主治药分类法，创立药物归经分类法。

③药物注解详实。李时珍为弄清每味药物，提出释名、集解、辨疑、正误、修治、气味、主治、发明、附方九项任务，这九项不是每味药全有，有的五项、六项不等。对每味药作出系统分析和全面总结。

④批判继承研究本草。他研究每味药，总是先参考诸家本草，考核诸家异同，用自己观察试验的结果加以参证。如对枸杞的药用部位，《名医别录》说枸杞根大寒，子微寒；《药性论》谓枸杞甘平，子、叶皆同；《本草衍义》说枸杞当用梗皮。李时珍说："窃谓枸杞：苗、叶，味苦甘而气凉；根，味淡气寒；子，味甘气平，气味既殊，则功用当别。此后人发前人未到之处也。"

《本草纲目》一书，除李时珍外，其父亲、儿子及弟子庞鹿门均参与编写，其子李建元、李建木为书绘图，可谓以李时珍为主的集体著作。

（5）杨济时　杨济时（1522—1620年），字继洲，三衢（今浙江衢县）人，世医出身。祖父曾任职太医院。嘉靖三十四年（1555年），杨济时被选任侍医，隆庆三年（1568年）进太医院圣济殿，直至万历年间，三朝任医官达46年。杨氏在家传《卫生针灸玄机秘要》的基础上，博采众书，参以已验，编成《针灸大成》。《针灸大成》为继《内经》《甲乙经》《铜人》之后，对针灸学的又一次总结。本书将前人针刺十四法概括为十二法，即"爪切、指持、口温、进针、指循、爪摄、针对、指搓、指捻、指留、针摇和指拔"，后又简化为下针八法："揣、爪、搓、弹、格、扪、循、捻。"

（6）吴有性　吴有性（1561—约1661年，图3-58），字又可，吴县（今江苏苏州）洞庭东山人。明代多次流行瘟疫，是推动吴有性研究瘟疫的客观原因。当时瘟疫流行，使吴氏痛心疾首，便下决心医治瘟疫，并于1642年写成《瘟疫论》。

《瘟疫论》中所载传染病，包括痘疹（水痘、天花）、绞肠痧（霍乱）、疙瘩瘟（腺鼠疫）、蛤蟆瘟（腮腺炎）、鼠瘘（颈淋巴结核）、目赤肿痛（眼结膜炎、砂眼）、病瘅发黄（肝炎、黄疸）等，内容广泛。

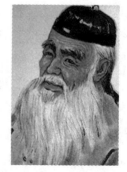

图3-58　吴有性

（7）张介宾　张介宾（1563—1640 年,图 3-59）,字会卿,号景岳,又号通一子,山阴（今浙江绍兴）人,原籍四川绵竹,后迁入浙江会稽。

张介宾早年崇丹溪"阳有余阴不足"之说,中年后,以《内经》"阴平阳秘,精神乃治"为据,并受张元素影响,转而抨击丹溪,提出"阳非有余,真阴亦常不足"之说,成为温补派主要人物之一。著有《类经》《类经图翼》《附翼》《景岳全书》等。

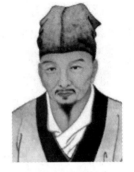

图 3-59　张介宾

在诊断治疗思想上,张介宾强调辨证论治、辨证求本。张氏提出"二纲、六变"之说,二纲指阴阳,六变指表里、虚实、寒热,抓住六变,才能掌握病本。张介宾认为"诸病皆当治本",治本是最重要的治疗。张介宾作为温补派主要人物之一,功不可没,但过于强调温补,造成流弊。

十、清代前中期医药学

1616 年,建州女真部首领努尔哈赤建立后金。1636 年,皇太极改国号为清。公元 1644 年,李自成率农民起义军攻陷北京,明王朝宣告灭亡。同年,清军入关。1911 年,辛亥革命爆发,清朝统治瓦解。

1.医疗机构

（1）太医院　鸦片战争以前,清代医疗机构多沿袭明朝旧制。顺治元年（1644年）设太医院,为帝后及宫内人员诊视疾病、配制药物等。设院使和左、右院判,其下设御医、吏目、医士、医生、切造医生。

（2）御药房　御药房是供宫内药物炮制及各型成药加工制备的机构。顺治十年（1653 年）设御药房。御药房分东、西二所,由太医院医官轮流为皇帝值班。西御药房由院使、院判、御医、吏目分班侍直,叫作"宫直";东御药房由御医、吏目、医士分班侍直,叫作"六直"。圆明园药房、西苑寿药房、太医院也给事于内廷,都派医官侍直。

医官为帝、后看病时,其基本程序如下:医官会同太监在内局合药,将药帖、药性、治症法开列→医官、太监署名→处方连同药剂进呈,登记备查→药剂煎调,由医官与太监监视→煎妥后由主治御医、院判、太监依次分尝→皇帝服用。御医也可将方奏明,交御药房按方煎调。

2.医学教育

（1）教师队伍　鸦片战争以前,清代设教习以培养医官人才,分为内教习与外教习 2 种,各置教习 2 人,由御医、吏目选品学兼优者充任。内教习住在东御药房,教授药房的太监学习医书;外教习教授初进太医院教习厅肄业生及医官子弟学习医学。

(2)教学内容　清代医学分科曾改制 3 次,顺治年间为大方脉科、小方脉科、痘疹科、伤寒科、妇人科、疮疡科、针灸科、眼科、口齿科、咽喉科、正骨科等 11 科。嘉庆二年(1797 年),合并为 9 科。道光二年(1822 年),更改为 7 科。同治五年(1866 年)更改为 5 科。

教学内容主要是《内经》《本草纲目》《伤寒论》《金匮要略》等,后来又增习《医宗金鉴》。一般肄业生学习 3 年期满,由礼部堂官来主持考试,合格者为医士,不合格者继续肄业,以待再考。

3.种痘技术

(1)历史背景　清初满族人入关以前,尚无天花。清兵入关,有一大批士兵遭受天花感染。原因是北地寒冷,未受天花侵袭,他们多不具有免疫力。为控制天花的传播,官方很快设立"查痘章京"的官职,专门负责痘疹的检查。据说清朝的第一位皇帝福临(顺治),即死于天花。玄烨即位后,马上下诏征集种痘医师。江西的朱纯嘏和陈滢祥二人,成为皇家种痘师,不但为皇子孙种痘,而且赴蒙古科尔沁、鄂尔多斯等地治痘,并为诸藩子女种痘,康熙皇帝为此特赐府宅和授官爵予朱纯嘏。康熙皇帝在《庭训格言》中对自己推广种痘的成绩特别满意。

朱纯嘏著有《痘疹定论》,在乾隆年间参编的《医宗金鉴》,作为国家钦定医学教科书,第一次收入"幼科种痘心法要旨"一卷,使种痘法标准化。

(2)种痘方法　清代张璐撰写的《张氏医通》中记载的种痘方法有痘衣法、痘浆法、痘痂法,其中痘痂法又分为旱苗和水苗 2 种。痘衣法,即将患天花小儿所穿内衣脱下,令未病小儿穿上,即可造成一次传染接种,但成功率较低;痘浆法是将患儿痘疱挑破,直接取其浆接种,传染既烈,且损患儿甚重,所以被斥为"不仁"。后来痘衣法使用之后,痘浆法已杜绝使用。水苗法又称"塞鼻法",可能由痘浆法改良而来。按照《医宗金鉴》的描述,是将新棉摊成薄片,将痘痂研细,调以净水,裹于其中,然后塞入鼻孔,男左女右,系以红线,避免被吸入或咽下,12 小时后取出。这种方法安全可靠,特别是"既种之后,小儿无受伤之处"。旱苗法则另称"吹鼻法",较水苗法使用较晚。《医宗金鉴》云:"旱苗种法,用银管约长五六寸,曲其颈,碾痘痂极细,纳于管端,按男左女右,对准鼻孔吹入之。"此法可靠性不如水苗法,轻吹则不入,重吹则迅烈难当,涕多则苗随涕去,因此还是"独取水苗"。

苗种的选择、保蓄、精炼十分关键。最好的苗种是人天花经过传代培养保存的纯种疫苗。郑望颐所著《种痘方》中记载:"必要用种出之痘,发下之痂,谓之'种苗'……若其出天花之痂,谓之'时苗'。""种苗"又称"熟苗"。朱弈梁所著《种痘心法》中说:"若时苗能连种七次,精加选炼,即为熟苗。"这一过程与现代医学原理完全一致。活疫苗经反复传代培养,可以保留免疫抗原性而减少其毒力。只是现代疫苗制品是经动物传代培养制得,而不是在人体内传代。

（3）技术传播　种人痘的技术发明，在世界医学史上无疑是一项重大突破。俞正燮《癸巳存稿》（1713年刊）云："康熙时俄国遣人到中国学痘医，由撒纳衙门移会理藩院衙内，在京城肄业。"英国传教士医生德贞（1837—1901年）在《中西闻见录》中说："自康熙五十年（1717年）有英国钦使曾驻土耳其国京，有国医种天花于英使之夫人，嗣后英使夫人遂传其术于本国，于是其法倡行于欧洲。"英国人波乃耶在《中国风土事物记》中也提到："这术约在800年前中国宋朝时已经应用，于1721年由驻君士坦丁堡的英国公使夫人蒙拉格氏（即蒙古塔）最早介绍来英国。"人痘术在英国广为推行。爱德华·詹纳（Edward Jenner）发现挤奶女工因患过牛痘而可免种人痘。1796年，他试用牛痘苗代替人痘苗接种试验获得成功。

4. 医药名著

（1）《本草纲目拾遗》　《本草纲目拾遗》（图3-60）共10卷，由赵学敏初撰于乾隆三十年（1765年），又续加补订而成书于嘉庆八年（1803年）。

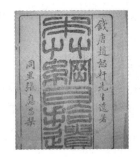

图3-60　《本草纲目拾遗》

本书专为收录《本草纲目》一书未载之药物而作，故名"拾遗"，共载921种药物（包括附品药205种）。其中新增716种为《本草纲目》未载药物，161种是对《本草纲目》已收药物作补订的药物。书前"正误"项下，另纠正《本草纲目》错误34条。当时传入的西医药资料，亦间见纳入，如日精油、金鸡纳、刀创水（碘酒）、鼻冲水（氨水）等。

（2）《温病条辨》　《温病条辨》（图3-61）为温病学的重要代表著作之一，共6卷，由清代吴瑭撰写。本书刊行之后，为医家所重，有王孟英、叶霖等诸家评注本，或编为歌诀的普及本。

《温病条辨》为吴瑭多年温病学术研究和临床总结的力作。全书以三焦辨证为主干，前后贯穿，释解温病全过程辨治，析理至微，病机甚明，

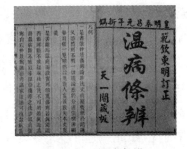

图3-61　《温病条辨》

而治之有方。例如分银翘散作辛凉平剂、桑菊饮作辛凉轻剂、白虎汤作辛凉重剂，使气分病变遣方用药层次清晰、条理井然。

（3）《医林改错》　《医林改错》（图3-62）共2卷，由王清任撰刊于道光十年（1830年）。本书是他访验脏腑42年呕心沥血之作，也是我国中医解剖学上具有重大革新意义的著作。

本书约有三分之一篇幅为解剖学内容，以王清任亲眼所见，辨认胸腹内脏器官，对古代十三幅解剖图

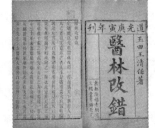

图3-62　《医林改错》

进行改错。他发现颈总动脉、主动脉、腹腔静脉及全身血管的动静脉区别；描述大网膜、小网膜、胰腺、胰管、胆总管、肝管、会厌及肝、胆、胃、肠、肾、膀胱等的形态和毗邻关系。但是，他对不少器官的命名和功能解释也有一些错误。

王清任所创通窍活血汤、血腑逐瘀汤、膈下逐瘀汤、补阳还五汤、少腹逐瘀汤等，分治50余种瘀症及半身不遂、瘫痪、痹症及难产等。

5. 名医简介

（1）叶桂 叶桂（1667—1746年，图3-63），字天士，号香岩，别号南阳先生，晚号上津老人。江苏吴县人，居上津桥。祖父叶时、父亲叶朝采皆精医，尤以儿科闻名。叶桂12岁始从父学医，14岁时父亲去世，遂师事父亲门人朱某，所闻言即解，但见每出师之上，乃更加穷精医经。至18岁，凡更十七师。先后得过王子接、周杨俊等名医指点。

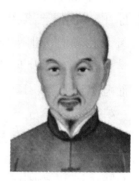

图 3-63 叶 桂

叶桂对温热病的研究贡献特别大，是治疗痘麻斑疹（天花、麻疹、猩红热等）类疾病的专家，为温病学理论的奠基人物。今传《温热篇》《临证指南医学》《叶案存真》《未刻本叶氏医案》等，多为门人记其口授或整理医案而成。

（2）王清任 王清任（1768—1831年，图3-64），字勋臣，河北省五田县人。曾祖王凝机为岁贡生，后因不肯投充，而设药肆托于医。王清任约于20岁时习医，即发现"古人脏腑论及所绘之图，立言起处自相矛盾"。十年间存更正之心而无脏腑可见。直至1797年4月，他游医于滦州稻地镇，见小儿因染瘟疹痢症而死，以席裹半埋者甚多，而犬食之余，皆破腹露脏，于是不避污秽，每日清晨往看细视，如此一连十天，凑集看全三十余人，大抵已明脏

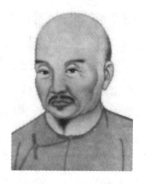

图 3-64 王清任

腑解剖位置。但因胸中隔膜一片，其薄如纸，看时皆已破坏，未能验明，时时牵记于心。后又观察两个行刑犯人，可惜"虽见脏腑，隔膜已破，仍未得见"。1829年12月13日夜，遇江宁布政司恒敬公，曾镇守哈密，领兵喀什噶尔，所见诛戮尸最多，于隔膜一事最悉，乃拜叩而问，细细说明形状，前后历42年，终于访验得确。于是绘出《脏腑图记》，并成《医林改错》一书，时在道光庚寅年（1830年）孟冬。

王清任在所著《医林改错》中，一是比较准确地描述了胸腹腔内脏器官、血管等解剖位置；二是创活血化瘀新理论，拟出许多新方，用于临床颇有奇效；三则否定胎养、胎毒等陈说，综成"灵机记性在脑不在心"新说。

第二节　中国古代化学简介

1978 年,在瑞典乌普萨拉大学建校 500 周年的纪念大会上,英国皇家学会会员、剑桥大学东方科学技术史图书馆馆长、《中国科学技术史》作者李约瑟博士做了题为"中国炼丹术与古代化学"的学术报告,他在结束语中强调:"医药化学源于中国。"该结论驳斥了医药化学源于西方炼金术的论断。

1920 年以来,经英国李约瑟、鲁桂珍和美国席文(Dr. Nathan Sivin)等人的系统研究,提出中国炼丹术的分期:以战国到晋代葛洪为前期,晋到唐为黄金时代,宋为白银时代,元、明、清为衰弱时代。17 世纪以后,我国科学技术停滞不前,欧洲则以炼金术为基础产生了化学。

一、古代无机化学简介

1. 汞及汞化物

(1)汞　中国约在公元前 2000 年时,已使用大量丹砂(殷墟出土的甲骨文上以丹砂作为着色剂),丹砂是水银的主要来源。唐魏王李泰《括地志》云:"齐桓公在临淄县南二十里牛山上,亦名鼎足山,一名牛首岗,一所二坟……初得版,次得水银池。"这说明在公元前 7 世纪(春秋中期)已有大量水银产出。此后在墓葬中用水银作尸体防腐剂的风俗,延续了 2000 年。《史记·秦始皇本纪》云:"葬始皇(公元前 246—前 210 年在位)骊山,始皇初即位,穿治骊山……以水银为百川江河大海,机相灌输,上具天文,下具地理。"据晋代葛洪所著《肘后备急方》中记载,已常用水银软膏来治皮肤病;用于利尿,治大腹水肿,是以水银、芒硝、椒目等"合捣六万杵"而制成的丸剂。

(2)汞化物。

①氧化汞(红粉)。我国传统的"七硝八矾一两银"处方,经升华而得的氧化汞,是常用的外科药,称为"红升丹"或"红粉"。汉代《神农本草经》记载:"水银……熔化还原为丹。"这是说从丹砂中提取出水银,加热又氧化成红色的"丹",就是氧化汞。

②硫化汞(朱砂)。天然硫化汞现在一般称为"朱砂",但古代常称为"丹砂",我国用丹砂作颜料。色泽红艳的微细粉状的名贵颜料"银朱",是用人造硫化汞经升华而制成的,这就是升华硫化汞。汉代《神农本草经》记载:"丹砂能化为汞……水银熔化还复为丹。"前者的反应是生成水银的过程,后者的反应是人造硫化汞的

过程,可用下列反应式表示:$HgS \rightleftharpoons Hg + S$。

③氯化亚汞(轻粉)。氯化亚汞在西药中亦称"甘汞",是用水法经结晶而制得的。我国传统上用升华法制得的氯化亚汞,为形如雪片的轻薄晶体,称为"轻粉"。公元7世纪,氯化亚汞是用下列原料经升华而制得的:水银一斤、朴硝(硫酸钠)八两、大醋半升、黄矾(硫酸高铁)十两、锡二十两、玄精(硫酸钙)六两、盐花三斤。其中锡是用来先与水银制成锡汞齐,反应过程中释放出汞,醋用以搅拌原料使其湿而均匀,硫酸高铁是氧化剂。

④氯化高汞(白降丹)。水银、硝石、明矾(或铁矾)和食盐共升华,可得氯化高汞,处方中如无硝石,则得氯化亚汞。隋朝开皇(581—600年)年间,苏元明的《太清石壁记》卷中载有"良雪丹方",即以汞、白矾、盐、硫酸铁等共升华,可能得到氯化高汞。

2.铅及一氧化铅

《神农本草经》称铅为"黑锡",因为铅的表面经氧化后出现黑色氧化铅层而得名。密陀僧即一氧化铅(PbO),为我国传统漆艺的常用材料,唐代从波斯传入我国,外用治中毒疮病、口舌生疮、湿疹湿疮、菌痢腹泻及狐臭。据1919年劳费尔(B. Laufer)考证,密陀僧为波斯语 mirdasang 的音译词。我国古代称一氧化铅为密陀僧,反映对友邻国家事物的尊重及注重内外交流。

3.砷及氧化砷、硫化砷

(1)礜石($FeAs$)和雄黄(As_4S_4)　公元前2世纪的《淮南子·说林训》云:"人食礜石而死。"公元前3世纪的《五十二病方》中,有四个方子用礜石治疗疥癣和狂犬病,三个方子用雄黄治疥癣。公元前2世纪的《淮南万毕术》中,用雄黄治皮肤病并烧雄黄杀虫。

汉代后期到唐初流行的五石散,其中含有礜石,毒性的有无及强弱取决于不同的炮制法:

① $6FeAsS \longrightarrow 6Fe + 2As_2S_3 + 2As$

② $FeAsS \longrightarrow As + FeS$

③ $2FeAsS + 5O_2 \longrightarrow Fe_2O_3 + 2SO_2 + As_2O_3$

④ $As_2S_2 + 3O_2 \longrightarrow As_2O_3 + SO_2 + SO$

隔绝空气加热时,发生①和②的反应,升华物应为无毒的单质砷及硫化砷,但古时升华要做到密闭是不容易的,升华物或多或少含有氧化砷,③和④中产物As_2O_3就是剧毒的砒霜。砒霜在古代曾用来抗疟疾和治梅毒。

4.氧化锌

公元11世纪以来,我国外科上即常用煅炉甘石,即氧化锌。李时珍在《本草纲目》中写道："时珍常用炉甘石煅淬……以点诸目疾甚妙。"附方是炉甘石、青矾、朴硝等成分,沸汤化开,温洗,一日三次。

5.硼酸

宋初《太平圣惠方》提出将硼砂炮制成硼酸的方法,即:硼砂一两,细研,用米醋三升同芫花(一两半醋拌炒成)熬成膏。

硼砂与醋酸作用,可以生成硼酸。硼酸的杀菌及防腐作用强于硼砂。

6.硫黄

我国战国时期的《山海经·西山经》记载的"流赭",就是硫黄,"以涂牛马无病"。硫黄现在仍是治疗牛马皮肤病的常用药。

7.碳酸钾(包括碳酸钠)

战国时期的《周礼·考工记》和《礼记·内则》多次提到利用植物灰的水浸液作洗涤剂,说明当时已广泛利用碳酸钾。

8.氢氧化钙(或氢氧化钾)

我国古代人民在利用烧石灰石以制石灰之前,先用烧贝壳的方法以取得氧化钙,古人将这种贝壳灰称为"蜃灰"。战国时期的《周礼·秋官司寇》中有这样一段话:"赤发氏掌除墙屋,以蜃灰攻之,以灰洒毒之,凡隙屋除其狸虫。""蜃灰"遇水反应生成氢氧化钙。稍晚的《周礼·考工记》记载:"涑帛,以栏为灰,渥淳其帛,实诸泽器,淫之为蜃。"即漂洗丝绸时,先将栏木烧成灰,用它的水浸液(含氢氧化钾)来浸泡,再加入蜃灰。

二、古代有机化学简介

1.甾体性激素(秋石)

1963年,鲁桂珍和李约瑟研究发现,苏东坡、沈括所著《苏沈良方》中的一种秋石是利用"皂荚汁"中所含的甾体皂甙,沉淀出甾体性激素,经精制而成"莹白无色"。

▶ **知识链接**

甾体性激素

阿希海姆(Aschheim)和宗代克(Zondek)于1927年发现孕妇尿中含有丰富的甾体性激素。关于皂甙沉淀性激素的方法,是1909年德国化学家温道斯(A. Windaus,1876—1959年)发现的,他后来由于在甾体化学上的成就而获得1928年诺贝尔化学奖。

2.乌头生物碱(射罔)

"射罔"是我国古代在军事和狩猎上常用的箭毒,是毒性极为强烈的乌头碱结晶。乌头有剧毒,最初叫"堇"。公元前1000多年殷墟的《卜辞》中已有"堇"字。《国语·晋语》提到公元前7世纪的骊姬,曾"置堇于肉"来谋害政敌。乌头酒比乌头更毒,称为"鸩",成语"饮鸩止渴"即表示自取灭亡。"射罔"的名称最早见于汉代的《神农本草经》:"乌头……其汁煎之,名射罔,杀禽兽。"

清代赵学敏《本草纲目拾遗》转载16世纪初著作《白猿经》中的"造射罔膏法",大意是:新鲜草乌头洗净,去黑皮,捣碎,榨汁,取上清液,微温放凉,滤液自然蒸发,除去析出物。低温烘干,装于瓶中,放置日久,下沉的是稠膏状物(射罔),上为像"砂糖"一样的结晶。"此物上箭最快,到身走数步即死"。

3.没食子酸(百药煎)

我国没食子酸的制备在10世纪末已有记载。中药铺里至今还在制售的"百药煎",就是用五倍子经发酵而成的粗制没食子酸。为什么采用一个和五倍子无关的名称——"百药煎"呢?明代李时珍《本草纲目》的答复是"隐名"。新事物因未成熟,暂时用个别名。

4.樟脑

《宋史·五行志》云:"熙宁九年(1076年),英州雷震一山樟树,尽枯,中皆龙脑。"说明樟脑出现之初,人们误以为是进口名贵香药龙脑。"雷震"是当地生产樟脑的工人编造的神话,因为樟脑易燃。樟脑的名称最早见于1170年宋代洪遵的《洪氏集验方》。

《美国药典》记载,意大利马可·波罗介绍中国樟脑到欧洲。南宋赵汝适《诸藩志》介绍樟脑制法为"气蒸结而成块"。这是用水蒸气蒸馏法制取樟脑。

5.薄荷油及薄荷脑

薄荷是辛凉解表药物,薄荷中含有薄荷油,薄荷油经冷冻后可得薄荷脑。

清光绪二年(1876年)所编《太仓县志》卷三中记载:"约有薄荷,邑产者香而辣。蒸为油凉沁心目,治头风,各省贵之。"可见,在近200年前,太仓利用良种薄荷所生产的薄荷油已是名品。

6.甘露醇(柿霜)

《本草纲目》记载:"其法用大柿去皮,捻扁,日晒夜露至干,内瓮中待生白霜乃取出,令人谓之柿饼……其霜谓之柿霜。"我国古代常称经加工而得的纯品为霜。甘露醇极易从干柿表面析出,故柿霜或柿饼霜是较纯的甘露醇。柿霜用于清热、润燥、化痰等,西方将甘露醇用于慢性支气管炎的祛痰镇咳以及缓泻等。

法国化学家普鲁斯特(J. L. Proust)直到1806年才从一种木樨科植物的汁液

中发现甘露醇。日本于 1934 年以后从海藻中制取了甘露醇。

7.红曲

明代末年宋应星所著《天工开物》中记载："凡单曲一种,法出近代……鱼肉最朽腐物,而此物薄施涂抹,能固其质于炎暑中,经历旬日,蛆蝇不敢近,色味不离初,盖其药也。"

经研究证明,红曲发酵液(即制酱豆腐乳的废液)对痢疾杆菌、枯草杆菌、白色葡萄球菌、大肠杆菌、奈氏双球菌、甲型链球菌等有明显的抗菌及杀菌作用。

8.古代的肥皂:胰→澡豆→胰子

明代李时珍所著《本草纲目》中将肥皂称为"肥皂荚"。制法和用法为:十月采荚,煮熟捣烂,和白面及诸香作丸,澡身面,去垢而腻润,胜于皂荚也。

公元 5 世纪,北魏贾思勰的《齐民要术》提到,猪胰可以去垢,因为动物的胰腺含有多种消化酶,可以分解脂肪、蛋白质及淀粉等,有去垢作用。

汉唐之间,出现过沐浴、洗脸及洗手用的"澡豆"。据唐初孙思邈的《千金要方》卷六及《千金翼方》卷七记载,共有 15 个澡豆配方,都是用洗净污血及撕除脂肪的猪胰,研磨成糊状,与豆粉、香料等均匀混合,经自然干燥而制成块状物。清代末年,北京一带就有胰子店 70 多家。胰子由猪胰、砂糖、天然结晶碳酸钠、猪脂和香料等制成。其工艺是:先将新鲜猪胰与砂糖研磨成糊浆,加入碳酸钠及少量的水搅匀,再注入熔融的猪脂,勤加搅拌并研磨,制成球形或块状,外观上与现代的香皂相似。从工艺上看,传统的胰子是含酶半皂化肥皂,除一般作用外,还适用于洗涤奶迹、蛋迹、血迹等污垢。

第三节　中国传统剂型

一、汤剂

1.伊尹创汤药的传说

公元前 16 世纪,伊尹帮助商汤消灭夏桀,建立商朝,做了宰相。甲骨文证明确有伊尹其人。明代罗欣《物原》中"伊尹创煎药",就是说伊尹是汤剂的发明人。晋代皇甫谧《针灸甲乙经》序记载:"伊尹以圣亚(宰相)之才,撰用神农本草,以为汤液……仲景论广《伊尹汤液》,为数十卷。"

2.汤剂的种类

我国汤剂的种类及含义详见表 3-7。

表 3-7　我国汤剂的种类及含义

序号	种类	含义
1	煮	将药料放入水中,加热使沸,把有效成分煮出
2	煎	两种说法:一为乌头煎,相当于药膏或流膏剂型;一为"去滓再煎",如大柴胡汤,把汤再煎浓些,以减少液量
3	饮	四种说法:《五十二病方》中的"饮"泛指汤剂;唐代不规定剂量的汤剂为"饮";冷服者为"饮",如宋代庞安时《伤寒总病论》中的"附子饮之,候极冷取饮子";现代,大部分饮与汤有别,如"参苏饮",作"不拘时热服"
4	浸	即以沸水泡药,如菊花、款冬花、金银花、苏梗、番泻叶等
5	煮散	先把药料配制成药粉,临用时水煮内服,药料要充分粉碎才能均匀混合。南宋后期,煮散不常用,又恢复汤药,剂型上以饮片或咀片代替粗末。汤剂用药可分为三个阶段,即宋以前主要用粗末,宋代时用煎散,宋以后为饮片
6	饮片	南宋末年,诗人周密在《癸辛杂识》中提到,当时杭州药铺有"生药饮片、熟药丸散",与现代饮片义近

二、散剂

东西方最古老的剂型均为散剂。公元 4—6 世纪,服五石散在上层社会中盛行一时。所谓"五石",即钟乳石、赤石脂、石硫黄、紫石英、白石英等,含有对人体健康有利的微量元素,如铁、锌、铜、锰等。

三、丸剂

唐代丸药盛行,有造型精致的微型丸剂,如《千金要方》卷十二中的太乙神精丹,原料是纯砒霜。明代罗欣《物原·技原》中有"轩辕臣巫彭始制药丸"的记载,把丸剂的历史上溯到公元前约 22 世纪的奴隶社会初期,但丸剂的出现略晚于散剂。

四、锭剂

中药锭剂名称的出现始于宋代,《太平惠民和剂局方》有"如圣胜金铤",以生地黄等 7 味药的粉末,"混合为铤",供内服或外用,宋代以后的医方则将"铤"称为"锭"。

五、膏药与药膏

现代的膏剂,分外用的"膏药"和内服的"药膏"。

汉代已有内服的药膏,用水、酒、醋等不同的溶剂浸取方药后,浓缩成膏,有时加蜜(加糖则较晚),便于服用,相当于西药流膏或浸膏。

外用的膏药,相当于西药软膏或硬膏。

①先有软膏,战国时期的《五十二病方》中有 40 种外"敷"软膏,以各种动物脂肪作基质,用猪脂作基质的有 25 种。南北朝《刘涓子鬼遗方》中有软膏 76 种,以猪脂为基质的有 65 种。《五十二病方》的治外伤、疥、痂等外科膏方中,有 4 个方子用到水银,其中个别方中另加丹砂(硫化汞)和雄黄(硫化砷)。晋代葛洪《肘后备急方》中用水银软膏治疗皮肤病等,说明我国在 4 世纪时,制备水银软膏已有成熟的经验。

②最常用的硬膏是铅硬膏,因其呈黑褐色,亦称"黑膏药",简称"膏药"。铅膏药的制备包括熬油、下丹、去火毒、配药、摊涂等工艺。"膏"是基质,系以植物油(如芝麻油等)与铅丹熬炼,皂化成油酸铅。强烈皂化反应的同时,产生大量有刺激性的气体,称为"火毒",主要是丙烯酸、丙烯醛及其分解物。狗皮膏的名称出现于清代陈文治的《疡科选集》卷八,书中有"淮安狗皮膏"。不过狗皮膏长期贴用往往有腥气,故后来的狗皮膏也用布摊或纸摊。

六、酒和药酒

酒的制用,一般多认为始于夏禹时代的仪狄,公元前 3 世纪《吕氏春秋》有"仪狄作酒"的记载。汉初刘向辑《战国策》说:"仪狄作酒而美,进之禹,禹饮而甘之。"古人酒量大,是因为其所饮的是黄酒,酒精含量低。宋代才有酒精含量高的蒸馏烧酒。

商朝即有药酒。《五十二病方》里的 283 方中,药酒最多,醋剂和汤剂次之。唐代药酒大大减少。宋代《太平惠民和剂局方》中不包括药酒,原因之一是炮制方法有所改进。

此外,晋代葛洪《肘后备急方》中有屠苏酒,"取药置酒中,屠苏饮之"。两晋南北朝及隋唐间,每当除夕,民间各家饮屠苏酒以迎春。宋代诗人王安石在《元日》诗中有"爆竹声中一岁除,春风送暖入屠苏"。相传屠苏酒多含芳香及苦味健胃药,能"令人不病瘟疫",这种风气流传至日本,近现代仍沿用。屠苏酒处方见表3-8。

表 3-8　屠苏酒处方不同配比

处方来源 ＼ 药味(枚)	大黄	川椒	白术	肉桂	桔梗	乌头	菝葜	防风	赤小麦
晋《小品方》	5	5	3	3	4	1	2	—	—
唐《千金要方》	15	15	18	18	15	6	12	—	—
唐《外台秘要》	15	10	10	15	10	6	10	6	—
明《本草纲目》	5.7	5.7	—	7.5	5.7	2.5	5	10	14
日本《医心方》	2	2	2	22	2	2	2	—	—
日本《金兰方》	1	3	3	1	3	—	—	3	—

七、胶剂

明代罗欣《物原·器原》中说"轩辕作胶"。《五十二病方》中有"煮胶",还有胶块。《伤寒论》中有"阿胶三两,一方三铤"(元代以前称定形定量的金银为"铤",元代及以后称"锭";有时也称除金银外的定形定量之物为"铤",一"铤"即一两)。

关于胶的种类,《周礼·考工记·弓人》中有鹿胶、马胶、牛胶、鼠胶、鱼胶、犀胶等,没有驴胶。《神农本草经》中有"阿胶,一名傅致胶。白胶,一名鹿角胶"。汉时用牛皮胶,质量高的山东东阿产的供药用,称"阿胶",其他供黏着用,称"傅致胶"。公元7世纪,孟诜《食疗本草》将牛皮做的"阿胶"改为"黄明胶",至此,牛皮胶的地位下降。在公元8世纪的《本草拾遗》中,牛皮胶、驴皮胶均为正统。11世纪,王衮《博济方》将牛皮胶斥为"假阿胶",将驴皮胶奉为正品。

➡️ **知识链接**

明　胶

西药中的明胶(Gelatin),也是用动物皮熬成的,因经过精制,色泽浅淡,故得名。1896年,达斯特(Dastre)及弗洛雷斯科(Floresco)用明胶的水溶液制作静脉注剂,证明其能促进血液的凝固,即有止血作用,故明胶曾一度广泛地用于出血病。

八、药露

药露有薄荷露、蔷薇露、杏仁露、枇杷叶露等,用水蒸气蒸馏法可得到药露,现已被人工合成的香料逐渐代替。但是,在清代后期及民国初期,却曾盛行过药露。关于这类露剂的来源,1765年赵学敏《本草纲目拾遗》中说:"其法始于大西洋,传入我国,大则用甑,小则用壶,皆可蒸取,其露即所蒸物之汽水。"

第四节　中国现代药品管理

一、药品管理法

1978年,国务院颁发《药政管理条例(试行)》。1984年,中华人民共和国主席令第18号公布《中华人民共和国药品管理法》(以下简称《药品管理法》),自此,《药品管理法》成为我国药品行业的根本大法。

二、药品质量监督

《药品生产质量管理规范》（Good Manufacture Practice，GMP）是药品生产和质量管理的基本准则，是用于药品制剂生产的全过程和原料药生产中影响成品质量的关键工序。美国 FDA 于 1963 年首先颁布 GMP，这是世界上最早的一部GMP。1988 年，根据《药品管理法》，国家卫生部颁布我国第一部 GMP，作为正式法规执行。2005 年，通过 GMP 认证的企业近 4000 家，占全部制药企业的 76%，占国内药品市场份额的近 95%。2011 年，中国新修订 GMP，依照新需求，血液制品、疫苗、注射剂等无菌药品的生产应在 2013 年 12 月 31 日前达到新需求，否则将一概停产。

GSP 是《药品经营质量管理规范》英文 Good Supply Practice 的缩写，药品批发和零售连锁企业应按照 GSP 规定从事经营活动。我国第一部 GSP 是 1984 年 6 月由中国医药工业公司发布的《医药商品质量管理规范》。2000 年颁布的 GSP 对中国16000 家药品经营企业要求分期在 2004 年 12 月 31 日前必须进行 GSP 达标认证。随后，国家药品监督管理局又于 2000 年 11 月 16 日印发 GSP 实施细则。

三、药品标准化工作

目前，我国药品标准分为三级标准：一级标准就是《中华人民共和国药典》（以下简称《中国药典》），由药典委员会制定，每 5 年修订一次。二级标准是局颁标准（国家药监局）或部颁标准（卫生部），药品标准开头字母 WS 是卫生部批准的，药品标准开头字母 YB 是国家药监局批准的。三级标准基本已经废除，一般是指各省、自治区、直辖市制定的中药炮制或中药饮片标准。

卫生部在 1950 年开始成立中华人民共和国药典编纂委员会。1953 年出版第一版《中国药典》，收载药品 531 个。1963 年出版第二版《中国药典》，分一、二两部，共收载中药材 446 个，中成药 197 个，西药 667 个，共收载 1310 个。

1972 年《中国药典》一部收载中药 713 个，并增加薄层扫描法；二部收载西药776 个，并增加高效液相色谱法、荧光分析法和原子吸收分光光度法。

1986 年 5 月在北京召开了第五届药典委员会，为使《中国药典》更有特色，委员会加强了中医药力量，并认为新版药典必须向国际标准看齐；总目标是中药要立足于特色，西药要立足于赶超。同时决定陆续出版《中国药典（英文本）》《药典注释》《中国药典临床资料》以及定期出版药典增补本，并修改了药典委员会章程。1990 年《中国药典》仍分两部，一部中药收载 784 个；二部西药收载 967 个；附录部分新增 9 个，停订 23 个。以后每 5 年修订一次《中国药典》，至 2015 年版一部收载品种 2598 个，二部收载品种 2603 个，三部收载品种 137 个。

四、新药审批管理

1964 年,卫生部会同国家科委、化工部第一次制定并颁布《药品新产品研究试验和试制管理办法(草案)》。1979 年 2 月,卫生部与国家医药管理总局发布《新药管理办法(试行)》。

1999 年,国家药品监督管理局正式颁布《新药审批办法》《新生物制品审批办法》《进口药品管理办法》《仿制药办法》《新药保护和技术转让的规定》等 5 个法规。2002 年、2005 年和 2007 年,《药品注册管理办法》分别修订过一次。

第五节　中国近现代药学家简介

一、药理学家

1. 陈克恢

陈克恢(1898—1988 年,图 3-65),中药药理研究创始人。1918 年,于清华学堂毕业,同年进入美国威斯康星大学,1923 年,获生理学博士学位。1923—1925 年,任北京协和医学院药理系助教。1929 年,师从药理学家阿贝尔进行科研。1929 年,任礼来药厂(Eli Lilly)药理研究部主任。1937 年,兼任印第安纳大学医学院教授。1948 年,陈克恢被选为"中央研究院"第一届院士。其主要贡献有:

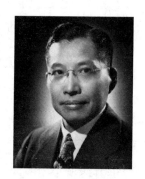

图 3-65　陈克恢

(1)麻黄碱　日本学者长井长义于 1887 年就已从麻黄中分离得到麻黄碱,命名为 ephdrine。当时只知道它能扩大瞳孔。1924 年,陈克恢与同事 C. F. 施密特共同从中药麻黄中分离出左旋麻黄碱,发现给麻醉了的狗或毁去脑脊髓的猫静脉注射麻黄碱 1~5 mg,可使其颈动脉压升高,心肌收缩力增强,使血管(特别是内脏血管)收缩,支气管舒张,能使离体子宫很快收缩,对中枢神经有兴奋作用,滴入眼内可引起瞳孔散大。

(2)蟾蜍毒素　陈克恢从蟾酥中分离出华蟾蜍精和华蟾蜍毒素,并发现两种成分都有洋地黄样强心作用。临床试验证明,静脉注射 1 mg 华蟾蜍精能使室速减慢 5 小时,具有抑制房室传导作用,可用于抗心律失常,但与洋地黄毒苷比较,强心作用时间较短,口服无效。

(3)氰化物中毒解救　20 世纪 30 年代早期,陈克恢和同事的另一项研究是关于氰化物中毒的解救。他们发现亚硝酸钠和硫代硫酸钠静脉注射可有效地解毒。这种方法目前还在应用。氰是作用最快的毒物之一,中毒者往往在几分钟内死亡,因为氰离子(CN^-)被吸收后很快与线粒体内细胞色素氧化酶的三价铁($Cyt\text{-}Fe^{3+}$)作用,生成 $Cyt\text{-}FeCN$,从而抑制呼吸,引起组织缺氧,窒息而死。亚硝酸根离子使血红蛋白变成高铁血红蛋白($NO_2^- + Hb\text{-}Fe^{2+} \rightarrow Hb\text{-}Fe^{3+}$),后者与 CN^- 作用,生成氰络高铁血红蛋白($Hb\text{-}Fe^{3+} + Cyt\text{-}FeCN \rightarrow Hb\text{-}FeCN + Cyt\text{-}Fe^{3+}$),使被 CN^- 抑制的细胞色素氧化酶复活,从而起到解毒作用。再用硫代硫酸钠提供的硫与 CN^- 作用生成 CNS($Na_2S_2O_3 + Hb\text{-}FeCN \rightarrow Hb\text{-}Fe^{2+} + CNS$),$CNS$ 随尿排出体外而解毒。

2. 朱恒璧

朱恒璧(1890—1987 年),药理学家,江苏阜宁人。1916 年毕业于上海哈佛医学院。1918 年、1923 年两度留学美国。回国后,曾在湘雅医学院、协和医学院、上海医学院、浙江医科大学任职。

1939 年,他结合自己的教学经验和研究成果,编著并出版《药理学》,介绍延胡索、麻黄、当归、闹羊花、丹参、人参、洋金花等近 20 种中药的研究成果,这是由中国药理学家编著的第一本药理学教科书。

1963 年,他在《药理学中量的问题》一文中指出:"药理学中许多问题,如药物的吸收、分布、排泄和代谢,药物的作用机制,药物中毒的处理,药物剂量的调整,药剂的稳定,以及药物的检定等,越来越多地用'量'来处理。用'量'处理也就离不开动力学、热力学及统计学。"现在药物动力学和药效动力学已成为药理学的重要研究方向。

3. 刘耕陶

刘耕陶(1932—2010 年),湖南双峰人。1956 年毕业于湖南湘雅医学院,任职中国医学科学院。1994 年当选为中国工程院院士。

(1)联苯双酯、双环醇 20 世纪 70 年代,刘耕陶先后与植物化学家陈延镛、黎莲娘,药物化学家谢晶曦、周瑾等合作,成功创制两种治疗肝炎的新药联苯双酯和双环醇,至今仍广泛使用。

(2)肌生注射液、薄芝注射液 1970 年,刘耕陶从中医"扶正固本"出发,与同事合作将灵芝孢子粉和薄盖灵芝菌丝体分别加工制成肌生注射液、薄芝注射液。这两种注射液对皮肌炎、多发性肌炎、斑秃、局限性硬皮病、神经官能症、进行性肌营养不良、萎缩性肌强直症等有一定治疗效果。

二、药物化学家

1. 嵇汝运

嵇汝运(1918—2010 年),江苏松江县(现属上海市)人。1934 年,进入江苏松江高级应用化学科职业学校。1937 年,考入中央大学。1947 年,进入英国伯明翰大学。1980 年,当选为中国科学院院士。

（1）南瓜子氨酸和巯锑钠   嵇汝运从南瓜子中提取到一种新的防治血吸虫病成分——南瓜子氨酸,并进行人工合成。当时治疗血吸虫病主要依靠锑剂,但锑剂副作用大。嵇汝运课题组用螯合剂二巯基丁二酸和锑制备出巯锑钠,减少锑在人体内的蓄积,且可直接肌肉注射。另外,利用制备巯锑钠的原料药巯基丁二酸钠可解救锑、铅、汞等多种金属的中毒,得到广泛应用。

（2）蒿甲醚   嵇汝运领导的抗疟药协作小组对青蒿素衍生物二氢青蒿素进行结构改造,合成醚型和酯型衍生物 300 余种。其中代号 SM-224 的药物被命名为"蒿甲醚",现作为国家一类新药广泛应用于临床。

2.梁晓天

梁晓天(1923—2009 年),河南舞阳人,有机化学家、药物化学家。1946 年毕业于中央大学。1952 年获美国华盛顿大学博士学位。1980 年当选为中国科学院院士。

（1）核磁共振波谱学   1964 年,他编译出版我国第一部核磁共振谱中文著作《核磁共振解析简论》。1976 年,他将自己在核磁共振氢谱方面的研究成果进行总结,编著《核磁共振高分辨氢谱的解释和应用》。

（2）分离和鉴定化合物   20 世纪 60—80 年代,他指导并鉴定一叶萩碱、创新霉素、鹤草酚、亮菌甲素等数百种天然产物结构。其中一叶萩碱用于治疗小儿麻痹后遗症和面部神经麻痹;创新霉素用于治疗大肠杆菌和痢疾杆菌等引起的感染;鹤草酚用于驱绦虫;亮菌甲素来源于假密环菌,用于治疗急性胆道感染。

（3）创办英文学术期刊   他先后创办英文版 Chinese Chemical Letters(《中国化学快报》)、Asian Natural Products Research(《亚洲天然产物研究杂志》),并任主编达 10 年之久,两个刊物先后被美国科学引文索引(SCI)收录。

3.肖培根

肖培根(1932 年—),上海市人,药用植物与传统药物学家,中国医学科学院药物研究所研究员。1953 年毕业于厦门大学。1994 年当选为中国工程院院士。

（1）《中药志》   1962 年,肖培根主持编写中华人民共和国第一部本草著作《中药志》,有 100 多万字。1979 年、2002 年又分别主持完成《中药志》第二版和第三版的修订工作,为我国常用中药资源的分布、品质、产量等提供可靠的数据。

（2）药用植物亲缘学   药用植物亲缘学是肖培根历经 50 余年创建、发展并日趋成熟的新学科。该学科发现在某一个植物类群中,它们的植物形态、化学成分和疗效存在一定的相关性,通过数学模式和聚类分析,找出其内在的规律。2015年,该学科从形态分析转入分子遗传学研究阶段。

4.于德泉

于德泉(1932年—),山东蓬莱人。1950年毕业于北京医学院,后在中国医学科学院药物研究所任职。1999年当选为中国工程院院士。他致力于中草药化学成分结构鉴定与合成研究,完成60多种中草药化学成分研究,发现200多种新化合物并完成其结构鉴定。

(1)人工麝香　于德泉参与主持并完成国家科技攻关项目人工麝香研究,解决配方原则、化学研究、生产工艺、质量控制等难题,累计产值达40亿。

(2)二维核磁共振波谱技术　他在国内率先用二维核磁共振(2D NMR)技术研究天然产物化学结构,编著出版《核磁共振波谱解析》,翻译出版《近代核磁共振谱阐明结构》等书籍。

5.李大鹏

李大鹏(1950年—),浙江永嘉人。1977年毕业于上海第一医学院(现复旦大学)。2007年当选为中国工程院院士。

(1)康莱特注射液　李大鹏主持国家"七五""八五"攻关课题"薏苡仁酯制剂及其抗癌作用机理和临床的研究",课题成果康莱特注射液填补国内外双相抗癌中药静脉乳剂的空白。

(2)超临界二氧化碳萃取技术　李大鹏领衔的"超临界二氧化碳萃取中药成分产业化应用"国家重大课题,解决超临界二氧化碳萃取中药成分中的关键技术难题,成功应用于中药有效成分的提取和分离,突破了我国中药以液体溶剂提取的传统工艺技术。

6.姚新生

姚新生(1934年—),上海市人。1955年毕业于东北药学院,1983年获日本东京大学博士学位。1996年当选为中国工程院院士。

(1)天然药物化学研究　他长期致力于中药与天然药物活性成分及其应用的开发研究。先后从中药薤白、独活、人参、线麻叶、板蓝根、龙葵、革薢和银杏叶中分离、鉴定上千种化合物,其中100余种为活性成分,300余种为新化合物。研制开发用于治疗肠梗阻的线麻叶注射液、治疗心血管疾病的心神宁片及治疗肝炎的板蓝根注射液等。

(2)主编教材　他主编出版《天然药物化学》《有机化合物波谱解析》和《超导核磁共振波谱解析》等书籍。

7.沈家祥

沈家祥(1921—2015年),江苏扬州人,药物化学家。1942年毕业于国立药专。1949年获伦敦大学博士学位。1999年当选为中国工程院院士。

(1)氯霉素　1952年,他和同事利用库房里仅存的一小瓶日伪时期遗留下来的对硝基甲苯为原料，仅用4个月完成氯霉素的全合成研究和生产开发。

（2）氢化可的松、地塞米松　他利用梨头霉菌株发酵物半合成氢化可的松。利用8年时间完成号称"激素之王"的地塞米松的合成。

8.安静娴

安静娴（1929—2015年），山东烟台人。1952年毕业于北京大学医学院，曾任东北制药总厂高级工程师。1997年当选为中国工程院院士。20世纪60年代，安静娴组织实施磺胺嘧啶的重大技术改进，使其得以顺利工业化。20世纪70年代，合作完成抗疟药脑疟佳和黄连素的全合成。安静娴先后研制头孢菌素C、头孢氨苄、头孢氨噻肟钠、头孢唑林、头孢三嗪、头孢他啶等，填补国内头孢类抗生素的生产空白，被誉为"中国头孢第一人"。

9.唐希灿

唐希灿（1932年—），广东潮阳人。1957年毕业于北京大学，同年进入中科院上海药物研究所工作。2001年当选为中国工程院院士。1982年，他主持研究的草药蛇足石杉活性成分—石杉碱甲，是迄今从植物发现的最强效的高选择性新乙酰胆碱酯酶抑制剂。1993年成功开发用于治疗早老性痴呆症。

10.李瑞麟

李瑞麟（1928—2012年），上海市人。1950年毕业于上海大夏大学。1996年当选为中国工程院院士，药物合成专家，中国女用计划生育药物研究的创始人之一。1964年研制1号避孕药（炔诺酮）、2号避孕药（甲地孕酮）。1969年又参与研制中国首创53号探亲避孕药（双炔失碳酯）。1988年研制抗早孕药物米非司酮，该药于1992年11月获卫生部批准投产，使中国成为世界上第二个能生产此药的国家。

11.周俊

周俊（1932年—），江苏东台人。1958年毕业于华东化工学院，中科院昆明植物研究所研究员。1999年当选为中国科学院院士。周俊带领其助手、学生系统地进行中国山毛榉科、薯蓣科、人参属、重楼属、白前属、天麻属、乌头属及石竹科中10个属的酚类、甾体、萜类、苷类、生物碱和环肽的植物化学研究，发现新化合物296个，其中新类型5个。他发现中药白薇中存在新型甾体皂苷；阐明重楼中偏诺皂苷结构（为宫血宁有效成分）与活性的关系；开展石竹科植物环肽的研究，发现环肽化合物66个；提出"中药复方的物质基础与作用机制是组合天然化学库和多靶点作用机理"的新观点。

12.周后元

周后元（1932—2013年），湖南衡阳人。1956年毕业于沈阳药科大学，曾任上海医药工业研究院研究员。1994年当选为中国工程院院士。周后元主要从事药物合成研究工作,先后负责主持糖精、维生素 A、维生素 B_6、萘普生、麻黄碱、伪麻黄碱等重大产品的合成研究和工业化工作,取得显著的经济和社会效益。

13. 许文思

许文思(1925—2004 年),台湾高雄人。1947 年毕业于日本帝国大学,曾在上海医药工业研究院工作。1995 年当选为中国工程院院士。1956 年,他主持青霉素发酵新工艺研究取得成功,还领导和设计新霉素、四环素、赤霉素的工艺路线,开展红霉素、制霉菌素、灰黄霉素的研究且批量生产,使中国进入抗生素生产全面发展时期。1962 年,他的科研团队找到产生青霉素酰胺酶的大肠杆菌菌株,用该菌株裂解青霉素可得到 6-氨基青霉烷酸(6-APA)的母核,生产出我国第一个半合成青霉素——甲氧苯基青霉素(甲氧西林)。他还组织领导半合成头孢菌素的母核 7-氨基头孢烷酸(7-ACA),生产出头孢噻吩。1993 年,阿霉素生产工艺研究取得成功,结束我国抗肿瘤抗生素长期依赖进口的历史。

三、生药学家

徐国钧(1922—2005 年),江苏常熟人,生药学家,中国药科大学教授。1945 年毕业于国立药学专科学校。1995 年当选为中国科学院院士。他致力于生药鉴定、品质评价、资源开发及学科建设,尤其在生药粉末、中成药显微分析鉴定等方面取得开创性成果。

(1)生药鉴定　1956 年,他选择《中药成药下乡初稿》中暑湿类家庭常备良药"痧药"为突破口,鉴定出麝香、蟾酥、天麻、麻黄、甘草、苍术、丁香、大黄、雄黄和朱砂 10 味药材,与规定处方一致。该项成果开中国中成药鉴定之先河,破解千百年来"丸散膏丹,神仙难辨"的难题。1964 年,他陆续发布六味地黄丸、桂附地黄丸、十全大补丸、礞石滚痰丸、如意金黄散等 18 种中成药的鉴定成果。1973—1975 年,他复核制定石斛夜光丸、八味檀香散、紫金锭、桔贝半夏颗粒等 66 种药物的显微鉴别标准。1982 年,他和研究生对组成药最复杂、鉴定难度最大的"再造丸"进行研究,将 58 味药逐一检出。同年,对出口日本的海马补肾丸中海马、龙骨、驴骨、鹿筋、鹿茸等 20 种组成药物逐一检出,并对其显微特征进行细致描述、图片拍摄和墨线图绘制。

(2)《药材学》　1960 年,徐国钧和赵守训、叶三多等合作,编写出 220 余万字的《药材学》,收载药材 634 种,每种药材分中文名、别名、来源、历史、形态、产地、生产、贮藏、性状、组织、粉末、品质鉴别、用途及附注等项。全书插图 1300 余幅,为生药学界的重要参考书。

四、药用植物学家

吴征镒(1916—2013 年),江西九江人。1937 年毕业于清华大学,1955 年当选为中国科学院院士，是具有国际声誉的植物学家，植物区系研究的权威学者。他主要从事植物科学研究，其专长为植物分类地理学和药用植物学。

（1）《中国植物志》　吴征镒自 1987 年起任《中国植物志》主编，在任 17 年。《中国植物志》是表征中国高等植物特征与分布最完整的著作。

（2）植物分类　吴征镒开展植物系统分类研究，发表和参与发表植物分类群 1766 个，是中国植物学家发现和命名植物最多的一位，改变了中国植物多由外国人命名的历史。

（3）植物区系地理学　他科学划分中国植物属和科的分布区类型，提出中国植物区系的热带亲缘，完成中国植物区系的区划。

五、中药生物工程学家

胡之璧（1934 年—），安徽潜山人。1956 年毕业于华东药学院，1984 年获德国图平根大学博士学位，1994 年当选为中国工程院院士。胡之璧主要从事中药生物工程研究。她应用现代基因工程和细胞工程等高新技术，培育出当时国际上转化最高的洋地黄细胞株，即著名的"胡氏细胞株"。胡之璧率先将发根农杆菌 Ri 质粒成功引入 40 多种中草药基因组中，使其生长速度和有效成分含量大大超过天然药材。她创建中药生物活性产物代谢相关内源基因扩增技术，构建偶联基因载体，首先克隆黄芪中两个与有效成分生物合成相关的糖苷转移酶基因，创建黄芪毛状根规模培养体系。

第六节　中国现代药学教育简介

一、新中国成立初期（1949—1977 年）

新中国成立之初，药学教育办学单位只有 20 余个，规模不大，建制不一。如国立药学专科学校与齐鲁大学药学系、东吴大学药学专修科合并，扩建为华东药学院，1956 年易名为南京药学院，1986 年与南京中药学院合并成立中国药科大学。浙江医学院药学系、山东医学院药学系和上海制药工业学校并入东北药科学校，改称沈阳药学院，1994 年更名为沈阳药科大学。1956 年起，北京、上海、成都、广州等地成立第一批中医学院。安徽中医学院于 1959 年成立，"文革"期间并入安徽医学院，1976 年复建，设中医系、药学系，是当时全国仅有的 2 所既有中药专业，又有药学专业的中医院校之一，另一所为江西中医学院。2013 年，安徽中医学院更名为安徽中医药大学。

二、改革开放初期(1978—1999 年)

1977 年,我国恢复高考制度,使药学教育得到蓬勃发展。2000 年前后,经过调整合并,多数药学院系归并到综合大学,由国家教育部管理。如原浙江大学、杭州大学、浙江农业大学、浙江医科大学四校合并,组建新的浙江大学。原上海医科大学与原复旦大学合并,更名为复旦大学。原北京医科大学和北京大学合并,组建新的北京大学。原华西医科大学与四川大学合并,组建新的四川大学。湖南医科大学与中南工业大学、长沙铁道医学院三校合并,成立中南大学。

三、21 世纪初期

进入 21 世纪后,我国高等药学教育在办学质量与规模方面上均有重大发展。截至 2010 年底,全国设置有药学、中药学、药物制剂、制药工程等药学类专业的普通高等学校共 603 所。其中,本科院校 342 所;独立设置的医药高等专科学校 43 所;高等(含高专)职业技术学院 218 所。

四、药学人才培养和课程设置

(一)药学类专业介绍

1.药学专业

本专业主要培养具备药学学科基本理论、基本知识和实验技能,能在药品生产、检验、流通、使用和研究与开发领域从事药物鉴定、药物设计、药物制剂及合理用药等方面工作的高素质应用型人才。

2.药物制剂专业

本专业主要培养具备药学、药剂学和药物制剂工程等方面的基本理论知识和基本实验技能,能在药物制剂和与制剂技术相关联的领域从事研究、开发、工艺设计、生产技术改进和质量控制等方面工作的高素质应用型人才。

3.制药工程专业

制药工程是一个化学、药学(中药学)和工程学交叉的工科类专业,主要培养具有制药工程方面的知识,能在医药、农药、精细化工和生物化工等行业从事医药产品的合成与工艺研究、医药产品开发、应用研究和经营管理等方面的高素质应用型专门人才。

4.中药学专业

本专业主要培养具有中药学与中医学基础知识背景,具备良好人文和自然科学素养,系统掌握中医药学的基本理论,掌握中药研制的基本技能及现代医药学的相关知识,具有一定的中药生产、管理、销售和研究开发能力的高级专门人才。

5.药物化学专业

本专业学生应掌握药物化学的基础理论、基本知识和实验技能,新药设计和合成路线设计的基本理论和技术,药物生产工艺研究的基本技能和方法;熟悉药品生产质量管理规范、了解绿色化学与环境保护的关系。本专业主要培养能够从事新药分子设计、先导化合物发现和优化、化学合成和生产工艺等研究的高级专门人才。

6.临床药学专业

本专业学生主要学习药学及临床医学的基础知识及实践技能,接受临床药学研究方法和实践技能的基本培训,掌握临床药学技术工作、药物评价(新药评价及药品再评价)、药学信息与咨询服务、临床药物治疗方案的设计与实践、实施合理用药的基础知识及技能。本专业主要培养能够从事临床药学服务、教育和研究以及药物开发工作的高级专门人才。

7.中药资源开发与利用专业

本专业学生应掌握中药学的基本理论和基本知识以及中药资源调查分析、中药材生产加工、中药资源的综合开发利用及保护等方面的知识和技能。本专业主要培养能够从事中药资源调查、中药材生产、中药材鉴定、中药原料采购、中药资源的综合开发和合理利用、中药新药研究开发等工作的高级专门人才。

8.海洋药学专业

本专业旨在通过传授药学、海洋生物学的基本理论以及现代生物技术的基本专业技能,培养能够从事海洋药物研究、生产与工艺设计、海洋生物工程技术研究、生物医药领域研究、海洋生物资源开发利用及海洋药物研发等工作的专业技术人才。

9.生物制药专业

本专业学生应掌握生物化学、微生物学、生化分离分析技术、生物化工及现代工业药剂学的基本理论知识和基本专业技能以及现代生物工程技术原理和生物技术制药的基本专业技能。本专业主要培养能够从事生物药物研制、生产与工艺设计、技术创新、质量控制和生产管理以及生物医药研发等工作的高级科学技术人才。

10.中药制药专业

本专业学生应掌握中药学基础理论和知识、天然药用物质制备、中药炮制加工和中药制药设备的基本原理、生产工艺以及相关的中医学、药学、制剂工程学等方面的知识和技能。本专业主要培养具有开发研究中药活性物质、中药新制剂、新工艺、新辅料的基本能力,能够从事中成药研制、生产和工艺设计、质量控制等工作的高级工程技术人才。

11. 国际经济与贸易（医药方向）专业

本专业学生应能较系统地掌握市场经济、经济学、国际经济、国际贸易的基本理论、基本知识和技能，较全面地掌握药学和外语基础知识，接受经济学、管理学的基本训练；熟悉通行的国际贸易规则和惯例，以及中国对外贸易的政策法规，了解世界主要国家或地区的社会经济状况及外贸政策与措施。本专业主要培养能在政府相关涉外经济贸易部门、专业外贸公司、医药公司、高等院校从事管理等工作的高级专门人才。

12. 市场营销（医药方向）专业

本专业主要培养具有管理学、经济学、法律、市场营销、物流管理等方面的基本理论，掌握现代企业经营管理基本知识，具备系统药学前沿知识，了解医药产品性能与生产技术，全面掌握市场调研与预测的基本方法和市场营销的基本技能，能在政府相关部门、科研机构、医药工商企事业单位从事市场营销教学、科研以及具体营销组织与管理工作的复合型高级医药营销人才。

（二）药学专业人才培养目标及培养要求（示例）

1. 培养目标

根据经济社会发展的形势，为适应现代化建设对人才的需要，以市场为导向，培养品行端正，身心健康，基础扎实，实践能力强，具有职业素养、创新精神和发展潜力的高素质应用型人才。

2. 培养要求

（1）素质结构要求　具有社会主义国家公民觉悟和道德品质，热爱祖国和人民，树立社会主义核心价值观，有强烈的社会责任感；具有较高的文化素养和职业素养；具有用专业知识分析问题和解决问题的专业素质；具有开阔的视野、强健的体魄和健康的心理素质。

（2）知识结构要求　具有扎实的专业知识；熟练掌握外语、计算机及信息技术应用等方面的工具性知识；具有较全面的人文素质、社会科学和自然科学等方面的综合知识。

（3）能力结构要求　具有很强的自学能力，较好的心理调适能力、表达能力、交流沟通能力、组织策划能力、团队建设能力、多元思维能力和社会适应能力；具有较强的综合应用专业知识分析和解决问题的能力；在专业领域内具有一定的创新能力。

3.药学专业人才培养方案(示例)

药学专业人才培养方案

一、专业名称与代码

专业名称:药学

专业代码:100801

二、学制与学位

标准学制:四年

修业年限:四至六年

授予学位:理学学士

三、专业定位

本专业定位为培养能在社会药店、医院药房、药物研究所、药品企业从事药品应用、研发、生产、分析鉴定和营销管理等工作的高素质应用型人才。

本专业分设两个方向:应用药学、药品营销与管理。

四、专业培养目标与培养要求

培养目标:培养德、智、体、美全面发展,掌握自然科学基础知识,系统掌握药学学科基本理论、基本知识和基本技能,掌握获得执业药师资格的知识和能力,具有指导药物应用、研究开发和生产、营销管理等能力的高素质复合应用型药学技术人才。

培养要求:本专业学生主要学习化学的基本理论和基本知识,掌握药学研究方法,经过基本的技能训练,具有药物应用、研发、制备、质量控制、营销管理等基本能力。

毕业生应获得以下几方面的知识、素质和能力:

1.具有较高的思想政治素质、道德品质素质、文化素质、专业素质、心理素质和身体素质及一定的美学修养。

2.掌握药学学科的基本理论、基本知识,熟悉现代药学的发展动态。

3.掌握主要药物制备、质量控制、药物与生物体相互作用、药效学和药物安全性评价的基本方法和技术。

4.具有指导医院、药房合理用药的基本能力。

5.熟悉药事管理的法规、政策与药品营销的基本知识。

五、主干学科

药学、化学、生物学

六、学位课程

思想道德修养与法律基础、马克思主义基本原理概论、中国近现代史纲要、毛泽东思想和中国特色社会主义理论体系概论、大学英语、医药高等数学、计算机应用基础与程序设计、体育;无机化学、有机化学、物理化学、分析化学、生物化学、微生物与免疫学、生药学、天然药物化学及成分解析、药物化学、药剂学、药理学、仪器分析、药物分析、药事管理学等。

七、专业教学计划进度表

见附件。

附件 药学专业教学计划进度表

| 课程平台 | 课程类型 | 课程性质 | 序号 | 课程名称 | 学分 | 授课时间分配 | | | 实习实践 | 考核类型 |
| | | | | | | 总学时 | 其 中 | | | |
							理论教学	实验教学		
通识教育	公共基础课	必修	1	思想政治理论课(1)	3	52	36		16	考试
			2	思想政治理论课(2)	3	52	36		16	考试
			3	思想政治理论课(3)	4	58	42		16	考试
			4	思想政治理论课(4)	4	64	48		16	考试
			5	大学英语(1)	4.5	70	56	14		考试
			6	大学英语(2)	5	80	64	16		考试
			7	大学英语(3)	4	64	48	16		考试
			8	大学英语(4)	4	64	48	16		考试
			9	体育(1)	2.5	38		28	10	考试
			10	体育(2)	2	32		32		考试
			11	体育(3)	2.5	42		32	10	考试
			12	体育(4)	2	32		32		考试
			13	计算机应用基础与程序设计(1)	2	32	16	16		考试
			14	计算机应用基础与程序设计(2)	5	80	48	32		考试
			15	大学语文	2	32	32			考试
			16	医药高等数学(1)	5.5	84	84			考试
			17	医药高等数学(2)	2.5	42	42			考试
			18	形势与政策	2	30	18		12	考查
			19	安全教育	1	16	8		8	考查
			20	大学生心理健康教育	2	32	16		16	考查
	素质课	选修	1	素质选修课	8	128	128			
			2	素质拓展训练	4					
职业生涯教育	职业生涯教育课	必修	1	入学专业教育	0.5				8	
			2	军训	2				4周	
			3	就业指导	1	16	8		8	
			4	职业生涯规划	1	16	8		8	
		选修	1	生涯教育选修课	2	32	32			

续表

			序号	课程名称	学分	学时	讲课	实验	周	考核
专业教育	专业基础课	必修	1	药学文化概论	1	16	16			考查
			2	无机化学	4	64	64			考试
			3	基础化学实验(1)	1	18		18		考试
			4	基础化学实验(2)	2	36		36		考试
			5	基础化学实验(3)	1	18		18		考试
			6	基础化学实验(4)	3	48		48		考试
			7	基础化学综合实验	2				2 周	考试
			8	线性代数	2.5	40	40			考试
			9	有机化学	5	80	80			考试
			10	大学物理	4.5	75	75			考试
			11	医药数理统计	3.5	56	56			考试
			12	分析化学	2.5	40	40			考试
			13	生物化学	3.5	56	38	18		考试
			14	实验物理	2.5	39		39		考试
			15	物理化学	4.5	72	72			考试
			16	人体解剖生理学	3.5	56	44	12		考试
			17	微生物与免疫学	3.5	56	44	12		考试
			18	天然药物化学及成分解析	5.5	88	58	30		考试
			19	药物化妆品工艺学	3	48	24	24		考试
			20	生药学	3.5	56	40	16	1 周	考试
			21	临床医学概论	2.5	40	40			考查
			22	认知实习	1				1 周	
	专业核心课程		1	药物化学	4	64	34	30		考试
			2	药理学	3.5	56	32	24		考试
			3	药物分析(1)	2.5	40	25	15		考试
			4	药物分析(2)	4	64	34	30		考试
			5	药物化妆品配方设计学	2	32	20	12		考试
			6	药物化妆品检验学	2	32	20	12		考试
			7	药剂学	4	64	34	30		考试
			8	药事管理学	3	48	48			考试
			9	实践技能考核	1				1 周	
			10	生产实习	12				12 周	
			11	毕业论文	12				16 周	
	专业方向选修课程	选修 方向一		药物经济学	2	32	32			考查
				药品营销与贸易	2	32	32			考试
				现代企业管理	2	32	32			考查
				药物商品学	2	32	32			考试
				消费心理学	2	32	32			考查
		方向二		药物治疗学	2	32	32			考试
				美容心理学	2	32	32			考查
				中药化妆品学	2	32	20	12		考试
				中医药学基础	2	32	32			考查
				临床药学	2	32	32			考查
总合计					206 学分	2614 学时	1956 学时	658 学时	144＋37 周	

(三)主要课程介绍

1.有机化学

有机化学是化学学科的主要分支,是研究各类有机化合物的组成、结构、性质及相互转化规律的科学。课程内容包括:绪论;有机化合物的化学键;立体化学基础;烷烃;烯烃;炔烃和二烯烃;脂环烃;芳烃;卤烃;醇、酚、醚;醛、酮、醌;羧酸和羧酸衍生物;取代羧酸;糖类;有机含氮化合物;杂环化合物;萜类和甾体化合物等。本课程以有机化合物官能团为主线,贯穿有机化学的基本概念、基础知识和基本理论。后面章节重点介绍生命的物质基础——糖、脂类、氨基酸和蛋白质、核酸等化合物。立体化学基础除了介绍立体化学的基础知识外,还结合药学的应用,强调了手性分子的结构与生理活性、药效的关系。

2.分析化学

分析化学是研究物质的化学组成和分析方法的科学,其任务是:鉴定物质的化学组成(或成分),测定各组分的相对含量及确定物质的化学结构。课程内容包括:绪论;误差和分析数据处理;滴定分析法概论;酸碱滴定法;配位滴定法;氧化还原滴定法;沉淀滴定法和重量分析法;电位法和永停滴定法;光谱分析法概论;紫外—可见分光光度法;荧光分析法;红外吸收光谱法;原子吸收分光光度法;核磁共振波谱法;质谱法;色谱分析法概论;气相色谱法;高效液相色谱法;平面色谱法;毛细管电泳法;色谱联用分析法等。本课程要求学生掌握化学分析和仪器分析的基本知识、基本理论和基本操作技术,熟悉定性定量分析方法,了解各类分析方法所使用的仪器。

3.药理学

药理学是研究药物与机体相互作用规律的学科。课程内容包括:药理学总论、传出神经系统药物、中枢神经系统药物、心血管药物、消化系统药物、呼吸系统药物、血液与造血系统药物、内分泌类药物、抗微生物药物等理论和实验。要求学生熟练掌握药理学基本理论知识,通过每类药物中经典的代表药物的学习,掌握其作用机制、临床应用及不良反应。

4.药剂学

药剂学是研究药物制剂的基本理论、生产技术、质量控制和合理应用的综合性科学。课程内容包括:第一部分为药物剂型概论,包括固体制剂,如片剂、胶囊剂、滴丸剂、颗粒剂和散剂;液体制剂,如溶液剂、溶胶剂、乳剂和混悬剂、无菌制剂(注射剂和滴眼剂);其他剂型,如软膏、栓剂、膜剂和气雾剂、浸出制剂。第二部分为制剂的基本理论,包括制剂处方设计前工作、表面活性剂、流变学、粉体学、制剂稳定性等。第三部分为药物制剂的新技术与新剂型,包括制剂新技术、缓控释制剂、透皮给药制剂和生物技术药物制剂。实验课程内容包括:溶液剂的制备;混悬剂的制备;乳剂的制备;散剂的制备;胶囊剂的制备;片剂的制备和质量检查;颗粒剂的制备；软膏剂的制备；栓剂的制备。

5.药物分析

药物分析主要包括仪器分析和药物分析。仪器分析课程将系统介绍各种仪器分析方法的原理，仪器装置的结构与使用方法，各类仪器分析方法在测定物质化学组成、状态和结构及其在化学研究中的应用。药物分析是运用各种科学方法和技术，研究和探索化学合成药物或天然药物及其制剂质量控制的一般规律的学科。其任务是为药品的实验研究、生产、供应以及临床使用提供严格的质量标准和科学的分析方法，保证用药的安全、有效和合理。

6.药物化学

药物化学是建立在化学学科和医学、生物学科基础上，设计、合成新的活性化合物，研究构效关系，解析药物的作用机理，创制并研究用于预防、诊断和治疗疾病药物的一门科学。药物化学课程主要讲授药物的发展概况和新药研究进展，药物的化学结构和结构特征，理化性质，体内代谢和代谢活化、代谢失活，药物的作用机制和作用靶点、构效关系、合成原理及临床应用。

五、执业药师和执业中药师简介

药师分为执业药师和执业中药师，是分别负责提供西药和中药知识及药事服务的专业技术人员。其主要职责是审核医生所开处方中是否出现药物相互作用；根据病人的病历、医生的诊断，为病人建议最适合的药物剂型、剂量；提示病人服用药物时的注意事项和服用方法。据统计，截至 2016 年，全国有 47 万家药店，加上诊所、医药药房、药品企业对药师的需求，整个市场需求约 200 万名执业药师，但目前注册执业药师不足 30 万名。

从事药学或中药学专业工作的人员，可根据所从事的专业，选择药学类或中药学类考试科目，报考执业药师或执业中药师。

(一)执业药师考试科目

(1)《药学专业知识(一)》，涵盖药理学和药物分析两门课程。

(2)《药学专业知识(二)》，涵盖药剂学和药物化学两门课程。

(3)《药事管理与法规》。

(4)《药学综合知识与技能》。《药学综合知识与技能》的考试内容主要包括：a. 药学服务的内涵和服务规范。b. 处方审核与调配的有关知识。c. 临床常见病症的治疗和常用医学检查指标。d. 药学监护和特殊人群的药物治疗，临床常见中毒物质与解救。e. 药品保管的有关规定和技术要求。f. 治疗药物监测及个体化给药。g. 药物警戒和药品的临床评价方法与应用。h. 药物信息服务的有关知识。i. 医疗器械和保健食品的基本知识。

(二)执业中药师考试科目

(1)《中药学专业知识(一)》,涵盖中药学和中药药剂学两门课程。

(2)《中药学专业知识(二)》,涵盖中药鉴定学和中药化学两门课程。

(3)《药事管理与法规》。

(4)《中药学综合知识与技能》。《中药学综合知识与技能》的考试内容主要包括:a.中医理论与中医诊断学基础知识。b.常见病的辨证论治以及民族医药基础知识。c.常用医学检查指标的正常值参考范围以及检查结果的临床意义。d.药学服务与咨询的基本内容。e.中药调剂的基本知识与操作技能。f.中药的贮藏与养护知识。g.常用非处方中成药知识。h.中药的合理应用、特殊人群的中药应用与中药不良反应知识。i.中医药文献与信息以及医疗器械的有关知识。

(三)国外药师简介

1.社区药剂师和医院药剂师

主要职责:检查处方,确认剂量是否适当;要求计算、测定和混合药品及其他成分,以配制复方处方药品;将处方药品分发给消费者或其他保健专业人员,并告知适应证、禁忌证、不良作用、药品配伍反应和剂量;提供给消费者用药策略,登记毒药和麻醉药;确保疫苗、血清、生物制品和其他药物正确配制、包装、分销和储存;告知非处方药的选择和使用方法。

2.工业药剂师

主要职责:参与新药开发的基础研究;检测新药稳定性,测定药品的吸收和排泄特征;协同新药临床研究;在生产中控制药品质量,确保符合效能、纯度、均一性、稳定性和安全性的标准;关于某种药品的用途、性质和风险信息资料的开发;评价药品的标签说明书、包装和广告;向保健专业人士推广药品。

3.临床药师

主要职责:与医师一起为患者提供和设计最安全、最合理的用药方案;协助医生在正确的时机为患者开出正确的药物和正确的剂量,避免药物间不良的相互作用。在美国一些大的医疗中心,普遍设有临床药学服务机构,一名或几名医师必须配一名临床药师共同工作。

❀ 目标检测 ❀

一、选择题

(一)单项选择题(每个题干对应4个选项,只需选择1个最佳答案)

1.原始人类的主要疾病是( )

A.口腔疾病　　　B.创伤性疾病　　C.骨关节疾病　　D.孕产和少儿疾病

2. 我国医界千余年来被尊奉为医药学、针灸学始祖的是(　　)

    A. 华佗　　　　　B. 伏羲氏　　　　　C. 神农氏　　　　　D. 扁鹊

3. 我国最早的专职医生队伍出现在(　　)

    A. 夏商周时期　　B. 春秋时期　　　　C. 唐代　　　　　　D. 宋代

4. 我国最早的理论联系实际的临床诊疗专书是(　　)

    A.《神农本草经》　　　　　　　　B.《黄帝内经》

    C.《伤寒杂病论》　　　　　　　　D.《本草纲目》

5. 针灸铜人最早的制作者是(　　)

    A. 王惟一　　　　B. 唐慎微　　　　　C. 华佗　　　　　　D. 皇甫谧

(二)多项选择题(每个题干对应 4 个选项,可选 2~4 个选项)

1. 下列属于少数民族用药经验的是(　　)

    A. 纳西族利用蚂蟥吸瘀血

    B. 彝族用豹子骨治疗关节炎

    C. 鄂伦春族用鹿心脏晒干研末,治咳嗽

    D. 佤族用熊胆泡酒,治咽喉痛或退高烧

2. 夏商西周时期药物应用包括(　　)

    A. 酒的发明　　B. 颗粒剂出现　　　C. 汤液的创制　　　D. 出现药物炮制

3. 隋唐医事制度包括(　　)

    A. 为帝王服务的尚药局和食医

    B. 为太子服务的药藏局和掌医

    C. 百官医疗兼教育机构的太医署及地方医疗机构

    D. 官办药厂及药店

4. 隋唐太医署设以下哪些科(　　)

    A. 医科　　　　B. 针科　　　　　　C. 按摩　　　　　　D. 咒禁科

5. 以下著作被誉为我国临床医学百科全书的是(　　)

    A.《黄帝内经》　　　　　　　　　B.《千金翼方》

    C.《备急千金要方》　　　　　　　D.《诸病源候论》

6.《周礼·天官》将宫廷医生分为以下哪些科(　　)

    A. 食医　　　　B. 疾医　　　　　　C. 疡医　　　　　　D. 兽医

7. 宋代医学教育分以下哪些科(　　)

    A. 方脉科　　　B. 针科　　　　　　C. 疡科　　　　　　D. 咒禁科

8. 华佗对医药学的贡献有(　　)

    A. 发明"五禽戏"　　　　　　　　B. 使用麻沸散

    C. 著《伤寒杂病论》　　　　　　　D. 著《本草纲目》

9. 东晋葛洪《肘后备急方》提到的疾病有（　　　）

    A. "虏疮"（天花）B. 射工（血吸虫）　C. 狂犬病　　　　　　D. 脚气病

10. 明代地方医药组织有（　　　）

    A. 惠民药局　　　B. 养济院　　　　　C. 安乐堂　　　　　D. 尚药局

二、填空题

1. 现存最早的古代藏医药著作是_____，它对于研究藏医学起源、早期历史，研究藏医学与中医药学、天竺（今印度）医学的相互关系，都有着重要的参考价值。

2. 被尊为药王的是_____。

3. 我国现存最早的药学专著是_____，载药_____种。

4. 秦汉时期，预防疾病的措施主要为_____和_____。

5. 伤寒是_____热病的总称，《伤寒论》与《金匮要略》二书共载方剂_____首。

6. 我国最早的麻醉用药是华佗发明的_____。

7. 陶弘景编著的《本草经集注》共载药物_____种。

8. _____是我国古代第一部较完整的炮制专著。

9. _____是我国医学史上现存第一部有关脉学的专书，是对公元 3 世纪以前我国有关脉学知识的一次总结。

10. _____是我国第一部由朝廷敕编，集体撰作的医学理论著作。

11. _____是我国第一部理法方药俱全的医学巨著，是继张仲景《伤寒杂病论》后，对我国医学的又一次总结，被誉为我国历史上最早的临床医学百科全书。

12. _____是一部对藏医发展具有深远影响的奠基之作，历代藏医家都把它作为行医指南，是藏医的必修教科书，其学术地位相当于汉族的《黄帝内经》。

13. _____提出吐故纳新可使肺气清肃，是健身延年的有效方法；并主张饮食不必甘美。

14. _____的《古今录验方》所引"消渴小便至甜"是我国有关糖尿病的最早记载。

15. 鉴于_____在藏医学上的杰出成就，藏族人民尊称他为"医圣"和"药王"。

16. 宋代药政较为进步，药物管理设有_____，专门负责御药、和剂、诊疗疾病。又设_____，为皇帝御用药房，多由宦官主管。

17. 宋代的官办药厂是_____，其医学教育机构是_____。

18. _____为宋代编纂的第一部大型方书，收方 16834 首，内容涉及五脏病症、内、外、骨伤、金创、胎产、妇、儿、丹药、食治、补益、针灸等。

19. _____是我国现存最早的老年医学专著，系统论述老年医学理论及药治、护理要点；广泛搜集老人食疗药方。

20. _____是一部理论结合实际、突出脏腑辨证思想的儿科专著,为中医儿科的奠基之作。

21. _____是我国第一部完善的妇产科专著,它的流传为促进我国中医妇科学的发展做出了重要贡献。

22. _____是世界上现存第一部系统的法医学专著,比欧洲第一部系统法医学著作《医生的报告》(意大利费德罗著,刊于 1598 年)早 350 余年。

23. _____创造性地绘制 33 幅脉象图,_____是现存较早的一部诊断学专著。

24. _____是一部珍贵的蒙元宫廷饮食谱,也是现存最早的我国古代营养保健学专著。

25. 金元医药学四大家有_____、_____、_____和_____。

26. _____的骨伤科成就,代表金元时期中国骨伤科的发展水平,居于当时世界医学的前列。

27. 明代御药局的主要任务是_____,兼管收储各地进贡的_____。

28. 明代官方的最高医学机构为_____,它除为皇室服务外,还兼管医学教育。

29. _____是我国古代最大的一部方书。

30. _____是对 16 世纪以前中医药学的系统总结,在训诂、语言文字、历史、地理、植物、动物、矿物、冶金等方面也有突出成就,被誉为"东方药物巨典"。

31. _____为我国第一部医案专著,既是对明以前著名医家临床经验的总结,也是中医理论与临床实践密切结合的典范。

32. _____以"列证最详、论治最精"而著称,书中"医家五戒""医家十要"为医生制定守则,提出医德、医术等方面的行为准则,在中国医德史上颇有影响。

33. 薛己著述_____,是我国第一次以内科命名学科及书名者。_____是麻风专著;_____是正骨科专书;_____是口腔和喉科专著,都是现存最早的专科文献。

34. 清代医学教育的教学内容有_____、_____、_____、_____,后来又增习_____。

35. 清代种痘技术彰显我国在预防医学上的突出成就,其种痘方法有_____、_____、_____。

36. _____对麻风病的传染性传播途径及预防方法认识颇为正确,对症状体征的描述逼真而通俗。

37. 我国第一部《药品管理法》正式实施的时间是_____年_____月_____日。

38. 新中国成立后我国第一部药典的颁布时间为_____年。

39.1955年,延胡索的_____作用从动物实验结果得到证实。

40.我国抗肿瘤药物的研究始于1956年,当时对_____的衍生物进行了一系列研究。

41.我国第一批青霉素的正式投产时间是_____年。

42.我国于1967年投产了_____和_____,作为口服避孕药。

43.中药红升丹的化学名是_____,白降丹的化学名是_____。

44.我国第一部GSP是1984年6月由中国医药工业公司发布的_____。

45.中药银朱的化学名是_____,轻粉的化学名是_____,射罔即现在的_____,百药煎指_____。

46.传说中汤剂由_____发明,种类包括_____、_____、_____、_____、_____、_____。

47.药酒最早可追溯到_____朝,两晋南北朝及隋唐年间,民间各家有饮_____酒迎春的习俗。

三、简答题

1.为什么说《神农本草经》是中药理论的奠基之作?

2.现代以"杏林春暖""誉满杏林"称誉医术高尚的医学家,其来源于何处?

3.孙思邈一生以济世活人为己任,提出"大医精诚",要求医生对技术要精,对病人要诚。结合孙氏的思想,谈谈你对当今医德问题、医患关系的看法。

4.结合药学家简介和药学专业人才培养方案,谈谈个人的职业规划。

第四章　中药文化简介

教学目的与要求

1. 了解药物以本草为名的历史渊源。
2. 了解我国诗歌、戏剧中的中药文化。
3. 熟悉常用中药的名称由来和药效作用。
4. 熟悉我国中药方剂命名的规律。

文化是人类在社会历史发展过程中所创造的物质财富和精神财富的总和,主要指精神财富。中药文化有数千年悠久的历史,底蕴深厚。随着中药的长期发展和广泛应用,中药文化已经渗透到政治、经济、生活中,其蕴含至道不繁的学术理论,为历代医药学家临证施治、本草研究的实践成果;彰显大医精诚的济世情怀,杏林春暖、橘井泉香、悬壶济世、范彬救人、何澄医药等展现了勤勉、仁爱的高尚情操。本章选取药与本草、药与文学、中药命名、方剂命名四个方面反映中药文化的符号与特征,探索其历史烙印。

第一节　药与本草

我国古代药物学以"本草"为名已有 2000 年历史。"药"字属于象形,早期的篆字很像一株结有果实的植物。药的繁体字"藥"上为草头,下为木底,就能显示出它与植物的关系。东汉许慎《说文解字》对"药"字的解释是:"药,治病草,从艸,乐音。"可见"药"字与植物密切相关。古代本草文献的传承见图 4-1。

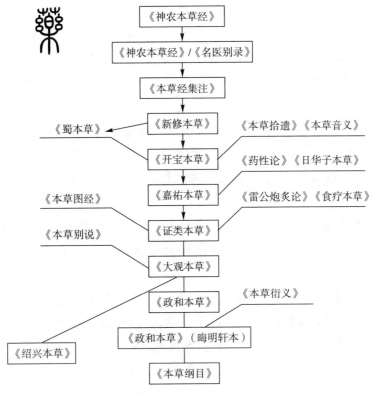

图 4-1　古代本草文献的传承

第二节　药与文学

一、药名入歌赋

1.《诗经》与中药

《诗经》(图 4-2)是我国第一部诗歌总集,共 305 篇,7200 余行,内容多反映王室诸侯庆典、祭祀、宴请、婚嫁、民间农事、人民的生活疾苦及对幸福生活的渴望。曾有人说,《诗经》中药用植物可作为药学发展到一定程度的旁证。

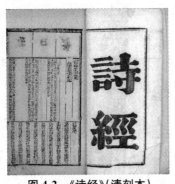

图 4-2　《诗经》(清刻本)

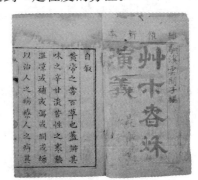

图 4-3　《草木春秋》

例一:卷耳

《周南·卷耳》诗文为:"采采卷耳,不盈顷筐。嗟我怀人,寘彼周行。"

译文:采了又采苍耳菜,便是不满小浅筐。心中想着心上人,把筐放在大路旁。卷耳是供人采集的野菜。

例二:木瓜

《卫风·木瓜》诗文为:"投我以木瓜,报之以琼琚。匪报也,永以为好也。"

译文:你送我一个木瓜,我回赠一块玉佩。不仅是为了回报,是表示永远相好。可玩可食的青黄色木瓜,是情人间的赠物。

例三:芍药

《郑风·溱洧》诗文为:"溱与洧,方涣涣兮。士与女,方秉蕳兮。女曰:'观乎?'士曰:'既且。''且往观乎! 洧之外,洵讦且乐。'维士与女,伊其相谑,赠之以芍药。"

译文:溱水流、洧水淌,三月冰融水流畅。一对青年男和女,手拿兰草驱不祥。女孩说:"去看看?"男孩道:"我已去过了一趟。""陪我再往又何妨! 洧水外,河岸旁,真是好玩又宽广。"男男女女在河边,互相逗笑好欢畅,送支芍药莫相忘。芍药是恋人分别时的赠物,好似今日象征爱情的红玫瑰。药用首见于《五十二病方》,后收入《神农本草经·中品》,谓主邪气腹痛,除血痹等。

例四:蓷(即益母草,种子可入药,名茺蔚子)

《王风·中谷有蓷》诗文为:"中谷有蓷,暵其干矣。有女仳离,嘅其叹矣。嘅其叹矣,遇人之艰难矣。"

译文:山谷长着益母草,天旱不雨草枯焦。有位女子被遗弃,又悲又愤气难消。又悲又愤气难消,后悔嫁人没选好。枯焦的益母草,用来比喻主人公内心的痛苦、体态的憔悴。

又如"采采芣苢",朱熹注释说:"芣苢,车前也。大叶长穗,好生道旁,妇人无事,相与采此,而赋其事以相乐也……或曰其子治产难。"芣苢还有人释为"薏苡"。今人赵晓明详细考证,芣苢不是车前,而是有6000年栽培史的粮食作物薏苡。

另外还有荇菜,《关雎》云"参差荇菜,左右流之",说的是有治病作用的荇菜;苹,《采苹》云"于以采苹,南涧之滨",指中药浮萍;蝱,《载驰》云"陟彼阿丘,言采其蝱",指中药贝母;芹,《鲁颂·泮水》云"思乐泮水,薄采其芹",指的是有治病作用的芹菜;桑葚,《氓》云"于嗟鸠兮,无食桑葚",说的是中药桑葚,多食可致醉。如此寓药于其中的诗句,不胜枚举。

有的句子里还叙述了药物的生长环境和采药时间等。如"南涧之滨""思乐泮水"句,均交代了药物的生长环境;又如"七月蟋蟀""八月断壶"句,则指明了采药季节。《卫风·伯兮》中的谖草,即今之萱草、金针菜,可以舒畅情志,令人忘忧。

《郑风·溱洧》中的蕳，是一种芳香的兰草，用之沐浴或佩带，既芳香又可辟邪，带来安康吉祥。另外，《王风·采葛》中的艾、多首诗涉及的蒿之类，采来晒干扎把，点燃作灸，可用于止痛，或生烟熏蚊，或烧灰淋水、取汁浣衣，全部是当时的药用植物。

2.《养生论》与中药

西晋嵇康《养生论》云："合欢蠲忿，萱草忘忧"，是借物抒怀的赏识。当时赠送"忘忧"草（即萱草）劝人勿忧，赠送"合欢"劝人释忿，已形成了一种民俗。此外，离别时赠送芍药（一名"何离"），可委婉表达"为什么要离别"的惋惜；赠以文无（一名"当归"），则含蓄地表达"应该回来"的期盼。

二、药名入诗词

1. 药名诗

六朝文尚绮丽新奇，凡地名、姓名、数字、卦名、药名均可为诗。举梁代简文帝（公元 550—551 年在位）一首药名诗为例：

> 朝风动春草，落日照横塘。
>
> 重台荡子妾，黄昏独自伤。
>
> 烛映合欢被，帏飘苏合香等。
>
> 石墨聊书赋，铅华试作妆。
>
> 徒令惜萱草，蔓延满空房。

该诗中每一句都巧妙地嵌入了一个药名（或别名）。如春草（即药物"白薇"）、横塘（即"莨菪"）、重台（即"蚤休"）、黄昏（即药物"王孙"或"合欢"的别名）、蔓延（即"王孙"）等，或直接使用实物实体，如石墨、铅华、苏合香。

2.《青箱杂记》与中药诗对

宋代吴处厚《青箱杂记》曾专门谈到陈亚。他有些药名诗脍炙人口，如"风月前湖近，轩窗半夏凉"；"棋怕腊寒呵子下，衣嫌春暖宿纱裁"。其中"前湖"即"前胡"，"呵子"近"诃子"（诃黎勒），"宿纱"即"缩砂仁"，均利用谐音而转义；半夏则利用其字面意义。他的《赠祈雨僧》诗有一联："无雨若还过半夏，和师晒作葫芦粑。"此联辛辣地取笑祈雨和尚，"若夏天过了一半还不来雨，连和尚（的脑袋）都要晒成干葫芦了"。

3.《西厢记》与中药诗词

王实甫《西厢记》那首治相思的"药方"："桂花摇影夜深沉，酸醋当归浸……忌的是知母未寝，怕的是红娘撒沁。吃了呵，稳情取使君子一星儿参。"其中含有六味药名。

4.《西游记》与中药诗词

明代吴承恩《西游记》中也有两首药名诗词。其中一首描写孙悟空作法伤猎户的场面：

> 石打乌头粉碎，风吹海马俱伤。人参、官桂岭前忙，血染朱砂地上。
>
> 附子难归故里，槟榔怎得还乡？尸骸轻粉卧山场，红娘子家中盼望。

5. 离合诗与中药

药名入诗并非只有一个模式，其中值得一提的是药名离合诗。所谓"离合诗"，就是将一物之名的两字拆开，分别居于两句诗的尾、首。或者把两句诗前句之尾、后句之首连起来，就能组成一个名称。唐代张籍有一首《答阳客诗》就是著名的例子，其中地黄、枝（栀）子、桂心三个药名被分开，分别置于前一句之末，后一句之首。

> 江皋岁暮相逢地，黄叶霜前半下枝，子夜吟诗问松桂，心中有事喜君知。

6. 药名对

清代《镜花缘》第七十七回"斗百草全除旧套，对群花别出心裁"，就像掉书袋一般，抖落出许多的药名对，其巧思无人能超得过：长春—半夏，金盏草—玉簪花，观音柳—罗汉松，续断—连翘，接骨（即续断）—扶筋（即狗脊），木贼草—水仙花，猴姜（补骨碎）—马韭（麦门冬），灯笼草（酸浆）—火把花（钩吻），钩藤—剪草，牵牛—逐马（丹参），苍耳子—白头翁，人柳（怪柳）—扶桑，玉鼓（地榆）—金盐（五加），狗耳草—鸡冠花……

三、药名拟人化

1. 中药配方拟人化

汉代《神农本草经》中介绍的早期药物分类法，把药物分为上、中、下三品。这三品分类既对应于宇宙（天、地、人），又对应于社会（君、臣、佐、使），形成独特的配伍原则，其等级制度充分借鉴了社会的组织形式。

2. 中药名称拟人化

甘草，味甘、性平，能调和诸药，因此美称"国老"。陶弘景解释说："国老即帝师之称。虽非君，为君所宗。是以能安和草、石而解诸毒也。"又如大黄，很早就有"将军"的别名。陶弘景的解释是："将军之号，当取其骏快矣。"可见大黄是以迅捷的泻下作用而受封为"将军"。

3. 药物剧本拟人化

明代萧观澜《桑寄生传》模仿《史记》传记笔法，如史传一样，介绍虚拟主角桑寄生由盛到衰的一生。

清代出现以《草木春秋》《草木传》《药会图》等为名的十几种药物剧本。其共同特点是剧中人物设计往往根据相应的药物性能，角色的籍贯是药物的产地。清代云间子演义的《草木春秋》(图 4-3)，杜撰了汉代故事，以药拟人，设计了君臣狼主、强盗仙家、猛将佳人等。贯穿全剧的主角"甘草"，是一位善调诸药、解百毒的老人。他有一个女儿叫"菊花"，"菊花"的未婚夫叫"金石斛"。故事的主体围绕着强盗要强娶"菊花"为妻，"菊花"受惊得病。"甘草"的仆人"栀子"受命外出请医。经过种种磨难，"栀子"终于见到"金石斛"。"金石斛"灭妖除害之后，到甘府提亲，与"菊花"完婚。此后，剧本又设计"番鳖造反""甘草和国"两回，讲述"金石斛"在"大黄"将军的统帅下，征讨番邦驸马"番木鳖"的反叛。最后在岳父"甘草"的帮助下，降伏反贼，得到封赏，以大团圆结局。在"栀子"外出求医的过程中，又穿插"陀僧戏姑"(和尚"密陀僧"与尼姑"慈姑"调情)、"妖蛇出现"(乌梢蛇、白花蛇二妖蛇变成美女，迷翻了"栀子")、"红娘卖药"("栀子"与卖药为生的"红娘子"互相调侃)等情节。

第三节　中药命名文化

中药是祖国医药学的瑰宝，中药的发现、定名和传续经历一个相当长的历史时期。中药名称的来源通常有 3 种。一是由某人发现而定名，如神农尝百草，日遇七十二毒，得甘草而解，因其味甘，遂定名为"甘草"。二是由百姓在生活实践中总结出来，譬如"牵牛逐水出自野老，藕节止血源于庖丁"。三是由民间方言演化而来，如麻黄，原说因其制造麻烦，起名"麻烦草"，但因方言表达不清，被辑书者写成了"麻黄"。中药的命名大多都有规律可循，一般是根据药物的形态、气味、颜色、功用、产地、药用部分、采收季节等诸方面的特征，单独或综合起来进行命名的。

一、根及根茎类

1.乌头

其根颇似乌鸦头，故得名。只有一个主根的乌头称"天雄"，长有子根的，其子根称"附子"，如果下面还有侧根，侧根称"漏篮子"。后来人们把野生的乌头称为"草乌"，把种植的乌头称为"川乌"(因主产四川，故称"川乌")。如乌头注射液用于胃癌、肝癌等晚期癌症的疼痛治疗。

2.穿山龙

其根蜿蜒走窜，故有此名，又有"串山龙""穿地龙"等称谓。穿山龙为薯蓣科植物穿龙薯蓣的根茎。如地奥心血康胶囊，用于预防和治疗冠心病、心绞痛及瘀血内阻之胸痹、眩晕、气短、心悸胸闷或胸痛等症。穿山龙注射液，用于治疗风湿阻痹所致的关节疼痛。

3.防己

其茎如木,木能防土,己者土也,故有防己之名。防己又称"汉防己""粉防己",主产于华东地区。该药为防己科植物粉防己的根,具有利水消肿、祛风止痛的作用。另有马兜铃科植物广防己,又称"木防己",还有防己科植物木防己。如汉防己甲素片,用于治疗风湿痛、关节痛、神经痛等。

4.三七

一因其三至七年才可采挖;二因每株长三个叶柄,每个叶柄生七个叶片,故名"三七"。李时珍记载:"本名山漆,谓其能合金疮,如漆黏物也,此说近之。金不换,贵重之称也。"该药为五加科植物三七的根,主产于云南文山,故有"文三七"之称。该药具有活血化瘀、止血定痛的作用。如三七胶囊,用于治疗外伤出血、跌扑肿痛。

5.防风

防者,御也,其功疗风最要,故得名。东北所产的称"关防风""东防风",品质最佳;内蒙古西部产的称"口防风";山西产的称"西防风";河北、山东产的称"山防风""黄防风""青防风"。如防风通圣丸,用于治疗外寒内热、表里俱实、恶寒壮热、头痛咽干、小便短赤、大便秘结、风疹湿疮等。

6.何首乌

昔有姓何人,见其叶夜交,异于余草,意其有灵,采服其根,老而不衰,头发愈黑,故称其为"何首乌"。如首乌片,用于治疗肝肾两虚所致的头晕目花、耳鸣、腰酸肢麻、须发早白等。

7.当归

本品形态别致,用途广,多为亲友送别赠品。《本草图解》:"血气昏乱,服之而定,能领诸血各归其所当之经,故名曰当归。"《本草纲目》:"古人娶妾为续嗣也,当归调血为女人要药,有思夫之意,故有当归之名。"该药主产于甘肃,故称"岷当归"。如当归片,用于治疗血虚引起的面色萎黄、眩晕心悸、月经不调和痛经。

8.贝母

贝者,软体动物。古时以货贝、宝贝作钱币使用。因其鳞茎如贝壳聚在一起,所以叫"贝母"。因产地分为:a.浙贝:又称"浙贝母",象山产"象贝",江苏产"苏贝",因个体大而称"大贝",形态似元宝而称"元宝贝"。b.川贝:又称"京川贝""西贝母",四川松潘产"松贝",甘肃打箭炉产"炉贝",甘肃岷山产"岷贝",青海产"青贝"。c.伊贝:新疆产"西贝",伊犁产"伊贝"。d.平贝:东北产"平贝""东贝",华北产"北贝"。如贝母梨膏,用于治疗咳嗽痰多、咯痰不爽、咽喉干痛等。

9.麦冬

麦冬又名"麦门冬",叶如韭,冬夏长生,冬月作实如青珠,根似穬麦,故谓"麦门冬"。麦冬主产于浙江,又称"杭麦冬";产于四川者称"川麦冬"。如麦冬十三味丸,用于治疗瘟疫热、炽热、血热、肝胆热和胃肠热。

10. 莪术

莪,茂盛的草也。"菁菁者莪,在彼中阿"。古时亦写作"莍"。莪术、姜黄和郁金三者关系较复杂。莪术为姜科植物蓬莪术、广西莪术、温郁金的根茎,具有破瘀止痛、行气消积的作用。莪术主产于广西,故称"蓬莪术""桂莪术";产于温州者称"温莪术"。如复方莪术油软胶囊,用于治疗气滞血瘀、饮食积滞所致的胃脘疼痛、食欲不振、嘈杂饱胀等。

11. 知母

李时珍记载:"肾苦燥,宜食辛以润之;肺苦逆,宜食苦以泻之。知母之辛苦寒凉,下则润肾燥而滋阴,上则清肺金泻火。"肺为水之母,肾为木之母,水木旺盛,五脏俱安,故有"知母"之谓。如知柏地黄丸,用于治疗潮热盗汗、口干咽痛、耳鸣遗精。

12. 秦艽

李时珍曰"秦艽出秦中",以根作罗纹相交者为佳,又名"秦纠"。如《太平圣惠方》中方剂秦艽散的主要成分为秦艽,配以不同的中药可治疗不同的疾病,但主要治疗寒热邪气、寒湿风痹、肢节痛。

13. 藕节

《本草纲目》记载:"花叶常偶生,不偶不生,故根曰藕。或云藕善耕泥,故字从耦,耦者耕也。"如《普济方》中藕节丸,可用于治疗伤力吐血。

14. 玉竹

其色绿润如玉,茎叶似竹,故得名。古时称为"葳蕤"。《本草经集注》:"茎干强直,似竹箭杆,有节。故有玉竹之名。"如玉竹膏,用于治疗热病伤津、咽干口渴、肺痿干咳和气虚食少。

15. 芍药

因其花形妖媚,花色艳丽,故占得形容美好容貌的"婥约"的谐音,名为"芍药"。《诗经》:"伊其相谑,赠之以芍药。"古代男女交往,以芍药相赠,表达结情之约或惜别之情,故又称"将离草"。古人评花,芍药第一,牡丹第二,谓牡丹自吹为花王,芍药为花相。因为芍药开花较迟,故称为"殿春"。产于浙江者称"杭芍",产于四川者称"川芍"。野生种为"赤芍",家种为"白芍"。如当归芍药胶囊,用于治疗血虚、肝郁、脾虚型的原发性痛经。

16. 地黄

传说有人用此物消除瘟疫,效果颇佳,遂命名为"地皇",或"地髓"。其根茎鲜黄,故称为"地黄"。产于河南怀庆者为道地药材,所以称"怀地黄"。鲜用的叫"鲜地黄"，晒干的叫"生地"，经黄酒闷润，蒸、晒后的叫"熟地"。如六味地黄丸，用于治疗肾阴亏损、头晕耳鸣、腰膝酸软、骨蒸潮热和盗汗遗精。

17. 川芎

传说此物从鸟口中掉下来，有"仙鹤过往处，良药降苍穹"之说。另因其茎上长有盘状瘤样结节，称"芎苓子"，所以嫩苗未结根时称"蘼芜"，结根后乃名"芎䓖"。根茎皆可入药。以产于四川者为佳，故又名"川芎"。如大川芎片，主治头风及瘀血型头痛，症见头痛、脑涨、眩晕、颈项紧张不舒、上下肢麻木、舌部瘀斑等。

18. 黄连

《本经疏证》："黄连根株丛延，蔓引相属，有数百株共一茎者，故名连。"黄取其色，连像其形，凌冬不凋，气寒味苦。如黄连上清片，用于治疗内热火盛引起的头昏脑涨、牙龈肿痛、口舌生疮、咽喉红肿、耳痛耳鸣、暴发火眼、大便干燥、小便色黄等。

19. 百合

因其鳞茎状如莲花、相互抱合，有百事合心之意，故称"百合"。以江苏宜兴、湖南邵阳、甘肃兰州、浙江湖州等地栽培百合的历史较为悠久，此四地为全国四大百合产区。如百合固金片，用于治疗肺肾阴虚、干咳少痰、咽干喉痛。

20. 细辛

因其根细、味辛，故得名。《伤寒论》记载的方剂麻黄细辛附子汤（麻辛附子汤），现常用于治疗感冒、支气管炎、病窦综合征、风湿性关节炎、过敏性鼻炎、暴盲、暴哑、喉痹、皮肤瘙痒等属阳虚感寒者。

21. 黄芪

《本草纲目》："耆，长也。黄耆色黄，为补药之长，故名。"芪与耆同音。甘肃出产的为道地品。如黄芪注射液，用于治疗心气虚损、血脉瘀阻之病毒性心肌炎、心功能不全及脾虚湿困之肝炎。

22. 白芷

白，色也，芷，香草也。"初生根榦为芷，则白芷之义取乎此也"。杭州产者称"杭白芷"，四川产者称"川白芷"。如复方白芷酊，适用于治疗气血失和引起的白癜风。

23. 远志

《本草纲目》："此草服之能益智强志，故有远志之称。"如远志糖浆，用于治疗咯痰不爽。阿胶远志膏，用于治疗气阴两虚所致的心悸、头晕、失眠、多梦。

24. 肉苁蓉

此乃平补之剂，温而不热，补而不峻，暖而不燥，滑而不泄，故有从容之名。《本草纲目》："此物补而不峻，故有从容字号。"如复方苁蓉补肾合剂，用于治疗肾虚、腰酸。

25. 香附

因其附生于须根上，气味又香，故得名。产山东者称"北香附"，产浙江者称"南香附"。如香附丸，主治肝郁血虚、脾失健运所致的月经不调、月经前后诸症，症见经行前后不定期、经量或多或少、有血块、经前胸闷、心烦、双乳胀痛、食欲不振等。

26. 商陆

原名叫"章柳"，可能是口语相传，变成商六，六与陆同，后来就演变成了商陆。曹操曾出药谜"三十除五"，谜底为商陆。如《太平圣惠方》中商陆丸，可治遍身水肿及酒客虚热、腹胀满、阴肿。

27. 人参

李时珍记载："人薓，或省作薓。人薓年深，浸渐长成者，根如人形，有神，故谓之人薓，神草。"状如人形，功参天地，故得名。如人参归脾丸，用于治疗气血不足、心悸、失眠、食少乏力、面色萎黄、月经量少、色淡等。生脉注射液，用于治疗气阴两亏、脉虚欲脱所致的心悸、气短、四肢厥冷、汗出、脉欲绝及心肌梗死、心源性休克、感染性休克等。

28. 党参

古时人参产在山西，后因环境变化而绝迹，后人逐渐用药效相近的桔梗科党参代替，并沿用"上党人参"的名称。因秦时在此地设上党郡，党参由此得名。后唐代将此地改名为"潞州"，故又有"潞党参"之名，并一直沿用至今。如生脉饮（党参方），用于治疗气虚阴亏所致的咳喘、烦躁体倦、口燥咽干。

29. 泽泻

生于水泽，善泄水道，故得名。如《金匮要略》中泽泻汤，主治水停心下、清阳不升、浊阴上犯、头目昏眩，现用于治疗耳源性眩晕。

30. 北沙参

白色，产于沙地，故得名。因产于山东莱阳，故又称"莱阳沙参"。该药为伞形科植物珊瑚菜的根。如沙参止咳汤散，用于治疗肺热、咳嗽、多痰和胸背刺痛。

31. 太子参

药材细小，药有参类之性，故称"孩儿参"。又说此物曾治好郑太子之疾，故有此名。如复方太子参颗粒，用于治疗消化不良、食欲不振、厌食偏食、腹胀腹痛、头晕乏力、四肢酸软及各种久病体弱、体虚盗汗、气阴两虚等病症，特别适用于治疗小儿厌食症、消化不良和缺铁性贫血。

32. 玄参

玄，黑色也，根茎内部呈乌黑色，故得名。另说：玄，深奥，玄妙；参，探究，领悟，参悟；玄参，参悟、探究深奥不易理解的东西。如玄麦甘桔颗粒，用于治疗阴虚火旺、虚火上浮、口鼻干燥、咽喉肿痛等。

33.苦参

《本草纲目》："苦以味名，参以功名，槐以叶形名也。"因其茎叶颇似槐，又称"山槐"。如苦参栓，用于治疗宫颈糜烂、赤白带下、滴虫性阴道炎及阴道霉菌感染等妇科慢性炎症。

34.丹参

因其根外丹（红）内紫，功效卓越，故得名。如丹参片，用于治疗气滞血瘀所致的胸痹，症见胸闷、心前区刺痛；冠心病、心绞痛见上述症候者。

35.郁金

药材色如金，药性理气开郁，故得名。如郁金银屑片，用于治疗银屑病（牛皮癣）。

36.土茯苓

《本草拾遗》："根如盏连缀，半在土上，皮如茯苓，肉赤味涩，人取以当谷，不饥。"因其形似茯苓，而非正宗，故曰"土茯苓"。如银屑颗粒，用于治疗银屑病。

37.山药

山药原名"薯蓣"，《本草纲目》记载，由于唐代宗叫李豫，为避讳而将薯蓣改为薯药，又因宋英宗叫赵曙，为避讳而改为山药。商品以河南产者道地，称"怀山药"或"淮山"。如无比山药丸，用于治疗脾肾两虚、食少肌瘦、腰膝酸软、目眩耳鸣等。

38.西洋参

因其与人参同，又来源于美洲，所以叫"西洋参"或"花旗参"（美国国旗是星条状的，即花旗）。如西洋参颗粒，用于治疗气虚阴亏所致的咳喘、烦躁体倦、口燥咽干等。

39.百部

百者，多也，其"根数十相连，似天门冬而苦强"，故得名。如百部丸，用于治疗慢性支气管炎和百日咳。

40.甘草

因味甘甜而得名，又称"国老"，有帝师之誉。《本草纲目》："诸药中甘草为君，治七十二种乳石毒，解一千二百草木毒，调和众药有功，故有国老之号。"产东北、华北者称"东草"，产陕西以西者称"西草"。如甘草酸二铵，用于治疗伴有谷丙转氨酶升高的急、慢性病毒性肝炎。

41.龙胆草

花形似胆，颜色青碧，又极苦寒，颇似蛇胆，古人多称蛇为龙，故有"龙胆草"之称。又说其根形似小龙，入胆经而得名。如龙胆泻肝丸，用于治疗肝胆湿热、头晕目赤、耳鸣耳聋、胁痛口苦、尿赤、湿热带下等。

42. 紫草

因色深紫而得名。商品有软硬之分。如紫草膏,用于治疗疮疡、痈疽已溃。复方紫草油,用于治疗轻度水烫伤、火烧伤。

43. 猫爪草

因其块根肉质,数个簇生,近纺锤形,外皮黄褐色,形似猫爪而得名。如猫爪草胶囊,用于治疗瘰疬、淋巴结核溃疡,也可用于治疗肺结核。

44. 天南星

因其根茎类似球形,颇似天上的星星,故得名。另一名叫"虎掌",因其由主块茎及多数附着的小块茎组成,形如虎的脚掌。如复方南星止痛膏,用于治疗骨性关节炎属寒湿瘀阻症,症见关节疼痛、肿胀、功能障碍,遇寒加重,舌质暗淡或有瘀斑。

45. 木香

因植株高大,似木而香,故得名。旧时因由印度等地经广州进口,故称"广木香",现产云南者称"云木香",产四川者称"川木香"。如木香顺气丸,用于治疗湿浊阻滞气机、胸膈痞闷、脘腹胀痛、呕吐恶心、嗳气讷呆等。

46. 乌药

乌药因根为黑色而得名。《本草拾遗》:"乌药树生似茶,高丈余,根状似芍药及乌樟根,色黑褐。"后来发现天台乌药根香白可爱,故现在的乌药并非黑色。如《太平惠民和剂局方》中的乌药顺气散,主治一切风气,攻注四肢,骨节疼痛,遍身顽麻,头目眩晕;瘫痪,语言謇涩,筋脉拘挛;脚气,步履艰难,脚膝软弱;妇人血风,老人冷气,上攻胸膈,两胁刺痛,心腹膨胀,吐泻肠鸣。

47. 柴胡

传说原为烧柴,却胡乱给人治好了病,故得名。商品有硬柴胡、软柴胡和芽柴胡之分。如柴胡注射液,用于治疗感冒、流感等上呼吸道感染病症。

48. 前胡

喜生阴湿之处,可能是在湖前发现的,渐演变为"前胡"。如雪梨止咳糖浆,用于治疗支气管炎、咳嗽、咯痰等。

49. 干姜

古人将块垒样的东西或不朽的东西称为"畺"。因姜为草,故写作"薑",后简写作"姜"。新鲜的叫"鲜姜""生姜",干制的叫"干姜",烫制的叫"炮姜"。道地品出自均州,故又叫"均姜"。如玉龙油,用于治疗风湿骨痛、关节扭伤、肩周炎、腰腿痛、跌打瘀痛、神经痛等。理中丸,主治中焦虚寒证、脾胃虚寒、霍乱、阳虚失血、小儿慢惊、胸痹虚证、胸痛彻背、倦怠少气、四肢不温等。

50. 骨碎补

《开宝本草》:"主破血、止血、补伤折,言能不使瘀结者留滞,不使流动者妄行,而补苴伤折,如未尝伤折也。"该药为骨科要药,骨碎能补,故得名。又因似姜,有毛,所以又叫"毛姜""猴姜"。如强骨胶囊,用于治疗原发性骨质疏松症,骨量减少患者的肾阳虚症候,症见腰背四肢酸痛、畏寒肢冷或抽筋、下肢无力、夜尿频多等。

51. 半夏

五月半夏生,因正当夏季的一半,故得名。道地品产自潜江,故有"潜半夏"之称。因炮制方法不同,商品有清夏、法夏、姜夏、半夏曲等。如半夏糖浆,用于治疗咳嗽痰多、支气管炎。

52. 天花粉

《唐本草》:"用栝楼根作粉,如作葛粉法,洁白美好。"天花,雪也,故名"天花粉"。如天花粉蛋白注射液,用于终止早期及中期妊娠。

53. 葛根

葛,古语覆盖的意思,葛为藤本,善蔓爬,系改造荒漠的先锋物种。商品有粉葛、野葛之分。如葛根素注射液,可用于辅助治疗冠心病、心绞痛、心肌梗死、视网膜动静脉阻塞、突发性耳聋及缺血性脑血管病、小儿病毒性心肌炎、糖尿病等。

54. 芦根

芦,似竹而非竹,苇大而似竹,通常称"芦苇"。其根叫"芦根"或"苇根",嫩茎叫"苇茎"。如芦根枇杷叶颗粒,用于治疗伤风咳嗽、支气管炎。

55. 板蓝根

因其可作染料,能将衣物等染成蓝色,故得名。如板蓝根颗粒,用于治疗肺胃热盛所致的咽喉肿痛、口咽干燥;急性扁桃体炎见上述症候者。

56. 威灵仙

能通十二经络,善治骨哽,威灵如仙,故得名。如威灵骨刺膏,用于治疗骨质增生、骨刺、急慢性扭挫伤、风湿及类风湿性疾病、腰肌劳损、软组织损伤,症见疼痛、肿胀、麻木、屈伸不利等。

57. 麻黄根

因其茎枝发表,根却敛汗,误用常惹麻烦,后演变为"麻黄"。如麻黄止嗽胶囊,用于治疗感冒风寒、无汗鼻塞、咳嗽痰喘等。

58. 白头翁

因其开花后花柱宿存,呈银丝状,形似白头老翁,故得名,又称"老公花"。如白头翁止痢片,用于治疗由敏感菌引起的感染,如扁桃体炎、咽炎、细菌性肺炎、支原体肺炎等。

59. 虎杖

植株有虎斑,可作拐杖,故得名。传说孙思邈用此药治好老虎的腿,因此叫"虎杖"。如复方虎杖氨敏片,用于治疗感冒引起的头痛、发热、流涕、咽喉炎等。

60. 大黄

大，形容词，黄，颜色也。既大又黄，故得名。大黄又名"将军"，主产于四川，所以有"川军"之谓。如大黄利胆片，用于治疗肝胆湿热所致的胁痛、口苦、食欲不振等症；胆囊炎、脂肪肝见上述症候者。

61. 天麻

原名赤箭，《唐本草》："赤箭，此芝类，茎似箭簳，赤色，端有花叶，远看如箭有羽。"宋代《开宝本草》始收载天麻之名。明代《本草纲目》中将二者合并称"天麻赤箭"，所以又称"明天麻"。如天麻丸，用于治疗风湿瘀阻、肝肾不足所致的痹病，症见肢体拘挛、手足麻木、腰腿酸痛等。

62. 桔梗

传说是一个美丽姑娘的化身，朝鲜叫它"道拉基"，即美女和桔梗之意。如可待因桔梗片，用于治疗感冒及流行性感冒引起的急慢性支气管炎、咽喉炎所致的咯痰或干咳。

63. 续断

因能"续折接骨"而得名。如续断壮骨胶囊，用于治疗原发性骨质疏松症属肝肾不足证，症见腰背疼痛、腰膝酸软、下肢疼痛、下肢痿弱、步履艰难等。

64. 石菖蒲

蒲，覆之意，可盖房。蒲草，水草。《诗经》："彼泽之坡，有蒲与荷。"菖蒲，"冬至后，菖始生。菖者百草之先生者也，于是始耕"。此物生于山间，故有"石菖蒲"之称。如复方石菖蒲碱式硝酸铋片，用于治疗胃溃疡、十二指肠溃疡、胃炎、胃酸过多及神经性消化不良等症。

65. 重楼

因其叶轮生，顶上生花，所以叫"七叶一枝花"，有如更上一层楼，故名"重楼"。《本草纲目》："蛇虫之毒，得此治之即休，故有蚤休、螫休诸名。重台三层，因其叶状也。"如宫血宁胶囊，用于崩漏下血、月经过多、产后或流产后宫缩不良出血及子宫功能性出血属于血热妄行证者，以及慢性盆腔炎之湿热瘀结所致少腹痛、腰骶痛、带下增多等。

66. 黄精

《本草纲目》："以其得坤土之精粹，故谓之黄精。"形似鸡头，故有"鸡头黄精"之名。如黄精养阴糖浆，用于治疗肺胃阴虚引起的咽干咳嗽、纳差便秘、神疲乏力等。

67. 牛膝

陶弘景记载："牛膝，今出近道，蔡州者最良。大柔润，其茎有节，似牛膝，故以为名也。"产四川者称"川牛膝"，产河南者称"怀牛膝"。如三妙丸，用于治疗湿热下注、足膝红肿热痛、下肢沉重、小便黄少等。

68.三棱

《本草纲目》："其叶茎花实俱有三棱。"因而得名。如舒心口服液,用于治疗气虚血瘀所致的胸闷胸痛、气短乏力;冠心病、心绞痛见上述症状者。

69.牛蒡根

牛吃了这种草就有劲,故叫"牛大力""大力根"或"牛蒡"。其籽可入药,称"牛蒡子"或"大力子"。如风热感冒颗粒,用于治疗风热感冒、发热、有汗、鼻塞、头痛、咽痛、咳嗽、多痰等。

70.狼毒

因其汁液有毒,猛于虎狼,故得名。又因狼毒根系大,能够适应干旱寒冷的气候,生命力强,周围草本植物很难与之抗争,所以称为"狼毒"。如百夫康软膏,用于治疗过敏性的瘙痒性皮肤病,如瘙痒症、神经性皮炎、接触性皮炎、脂溢性皮炎、慢性湿疹、银屑病等。

71.金荞麦

荞麦的一种,味苦,故又称"苦荞麦",药材断面为淡黄白色至黄棕色,故称"金荞麦"。如金荞麦片,用于治疗急性肺脓疡、急慢性气管炎、喘息型慢性气管炎、支气管哮喘及细菌性痢疾,症见咳吐腥臭脓血痰液或咳嗽痰多、喘息痰鸣及大便泻下、赤白脓血。

72.千年健

因功效卓著而尊为"千年健",能"祛风延年"。因其纤维素丰富,故又称"千颗针"。如舒筋定痛胶囊,用于治疗跌打损伤、慢性腰腿疼和风湿痹疼。

二、果实种子类

1.五味子

《新修本草》："五味皮肉甘酸,核中辛苦,都有咸味。"故有五味子之名。李时珍记载："五味今有南北之分,南产者色红,北产者色黑,入滋补药必用北产者良。"如五味子糖浆,用于治疗病后体虚、失眠。

2.栀子

栀同卮,酒器也,栀子颇似酒器,故得名。如栀子金花丸,用于治疗肺胃热盛、口舌生疮、牙龈肿痛、目赤眩晕、咽喉肿痛、大便秘结等。

3.女贞子

《本草纲目》："此木凌冬青翠,有贞守之操,故以女贞状之……近时以放蜡虫,故俗称为蜡树。"如女贞子糖浆,用于治疗肝肾两亏所致的腰膝酸软、耳鸣目昏、须发早白等。

4. 大风子

原为进口药材,古书多称"丢子",因其善治麻风病,故称"大风子"。如新肤螨灵软膏,用于杀螨止痒,治疗痤疮。

5. 使君子

一说刘备用此药治小儿疳积,刘备官名"使君";另说潘州郭使君治小儿诸疾独用此药,疗效颇佳,后人为了纪念他,号此药为"使君子"。如使君子丸,用于治疗小儿疳积、虫积腹痛。

6. 马钱子

马钱或马前,东南亚输入品,有毒。史载,南唐后主李煜被宋太宗用此药毒死,死状头足相接,如牵机,故称"牵机毒"。又因药材状如木鳖子,且来于南国,故曰"番木鳖";形似王八,略方正,故又称"方八"。如马钱子散,用于治疗因风、寒、湿引起的臂痛、腰痛、周身疼痛及肢体萎缩。

7. 川楝子

楝,一类树木名,川楝是其一种,其果实称"川楝子",因其呈金黄色,又称"金铃子"。李时珍记载:"楝叶可以练物,故谓之楝,其子如小铃,熟则黄色如金铃,象形也。"如《医学发明》中的天台乌药散,主治寒凝气滞所致的小肠疝气、少腹痛引睾丸、喜暖畏寒等。

8. 没食子

来自西域,一为意译,一为意会:它本身就不是果实,没有可食性。如复方次没食子酸铋栓Ⅱ,用于治疗内外痔疮的炎症及出血。

9. 车前子

因生于路旁、车道上,故名"车前草""车辙草"。全草入药称"车前草",种子称"车前子"。如车前番泻颗粒,用于治疗成人便秘、老年人肌张力降低引起的便秘及痔疮病人的便秘。

10. 菟丝子

本品经水煮,有丝吐出,故名"吐丝",后演变为"菟丝子"。如八子补肾胶囊,用于治疗肾阳不足所致的腰膝酸痛、头晕耳鸣、神疲健忘、体倦乏力、畏寒肢冷等。固肾安胎丸,用于治疗早期先兆流产属中医肾阴虚证,症见腰酸胀痛、小腹坠痛、阴道流血,可伴有头晕耳鸣、口干咽燥、神疲乏力、手足心热等。

11. 莱菔子

《本草纲目》:"莱菔乃根名,上古谓之芦菔,中古转为莱菔,后世讹为萝葡。"该药为十字花科植物萝卜的种子。如保儿安颗粒,用于治疗食滞及虫积所致的厌食消瘦、胸腹胀闷、泄泻腹痛、夜睡不宁、磨牙咬指等。

12. 苍耳子

苍,灰白之意,因果上有很多灰白的总苞刺,故得名。如苍耳子鼻炎胶囊,用于治疗风热型鼻疾，包括急慢性鼻炎、鼻窦炎、过敏性鼻炎等。

13. 山楂

楂，同渣，果肉少，渣多之意。果红色，故又称"红果"。山楂有南北之分。叶和种子可入药，种子称"山楂核"。如山楂内金口服液，用于治疗食积内停所致的小儿疳积症、食欲不振、脘腹胀痛、消化不良、大便失调等。

14. 马蔺子

蔺，茎中有髓的小草。马蔺习称"马兰花"，种子可入药。如马蔺子素胶囊，用于肺癌、食道癌和头颈部癌等的放射治疗。

15. 蛇床子

《本草纲目》："蛇床，蛇虺喜卧其下，故有蛇床、蛇粟诸名。"该药为伞形科植物蛇床的果实。如复方苦参洗剂，用于治疗妇女阴道炎，妇女带下过多，外阴瘙痒，皮肤及肛门湿疹、体癣、脚癣等症。

16. 酸枣仁

枣，树名，因味酸而名"酸枣"，种仁可入药。如枣仁安神液，用于治疗失眠、头晕、健忘等。

17. 砂仁

《本草原始》："此物实在根下，皮紧厚缩皱，仁类砂粒，密藏壳内，故名缩沙密也，俗呼砂仁。"广东阳春出产者称"阳春砂"；云南、福建出产者称"绿壳砂"或"缩砂"；海南出产者称"海南砂"。另有从东南亚进口的，均称"缩砂"。如砂仁祛风油，用于治疗食滞不化、腹胀、胃痛、呕吐、伤风鼻塞、头晕头痛、中暑、风湿骨痛、神经痛、蚊虫咬伤等。

18. 桃仁

桃，树名，种仁可入药。未发育完全的桃子，经冬干在树上者，称"碧桃干"。该药为蔷薇科植物桃、山桃的种子。如桃红清血丸，用于治疗气血不和、经络瘀滞所致的白癜风。

19. 杏仁

《本草图经》："杏核仁，今处处有之。其实亦数种，黄而圆者名金杏。相传云种出济南郡之分流山，彼人谓之汉帝杏，今近都多种之，熟最早。其扁而青黄者名木杏，味酢，不及金杏。杏子入药，今以东来者为胜。"杏仁有甜、苦之分。如麻杏止咳片，用于治疗急、慢性支气管炎及喘息等。

20. 木瓜

因其形似瓜而长在树上，故得名。《诗经》："投我以木瓜，报之以琼琚。"商品分光木瓜、皱木瓜，以安徽出产道地，称"宣木瓜"。如木瓜丸，用于治疗风寒湿痹、四肢麻木、周身疼痛、腰膝无力、步履艰难等。

21. 薏苡仁

薏苡,原产越南,音译。东汉伏波将军马援率军驻扎交趾,常吃薏苡以避瘴气。返京时,车载,拟种植。有人疑为珠宝向光武帝进谗,帝怒,收回马之封爵。后几经申诉,方得雪。故有成语"薏苡明珠"。如注射用薏苡仁油,适用于治疗不宜手术的气阴两虚、脾虚湿困型原发性非小细胞肺癌及原发性肝癌,配合放疗、化疗有一定的增效作用。

22. 王不留行

王不留行以善于行血知名,"虽有王命不能留其行",所以叫"王不留行"。种子可入药。该药为石竹科植物麦蓝菜的种子。如王不留行片,用于治疗产后气血亏损、乳汁不通不下或少乳痛、乳肿等症。

23. 枸杞子

枸杞子有增强性功能作用,故称"狗起"。民间有"君行千里,莫食枸杞"之说。如枸杞消渴胶囊,用于治疗气阴两虚所致消渴;2 型糖尿病见上述症候者。

24. 黑豆

黑色的大豆种子,色黑,故得名。如黑豆馏油软膏,用于治疗神经性皮炎和慢性湿疹。

25. 枳

枳,酸橙类,未成熟的果实称"枳实",行气力猛;成熟的称"枳壳",行气力缓。如枳实消痞丸,用于治疗湿热交蒸和胸腹痞痛。

26. 槐角

槐,中国古老树种之一,又称"国槐""金丝槐"。寿命长,素有"唐松晋槐"之说。周代朝廷种三槐九棘,公卿大夫分坐其下,故后以"槐棘"指三公或三公之位;其花蕾称"槐米";花称"槐花";果称"槐角";树上生长的菌类称"槐耳"。如地榆槐角丸,用于治疗痔疮便血和发炎肿痛。

27. 罗汉果

本品结果较多,林林总总,有如十八罗汉列阵,故得名。又说罗汉果的根块圆而肥大,像罗汉晒肚皮,由此得名。如罗汉果止咳片,用于治疗感冒咳嗽及支气管炎咳嗽。

28. 橘络

橘最外面的红皮称"福橘红",全外皮称"陈皮",内筋络称"橘络",种子称"橘核",叶子称"橘叶",均可入药用。如橘络具有通络、化痰止咳功效。

29. 小茴香

茴香同回香,因其可使腥鱼、臭肉变回香味,故得名。又说小茴香是张骞从西域带回来的种子,张骞历尽艰辛,终于回乡,故名"回乡",后演变为"茴香"。如茴香橘核丸,用于治疗寒凝气滞所致的寒疝,症见睾丸坠胀疼痛。

30. 橘核

橘核为芸香科橘属多种植物的种子。如茴香橘核丸,用于治疗寒凝气滞所致的寒疝,症见睾丸坠胀疼痛。

31. 连翘

果似鸟首仰起,中有许多带羽翅的种子。如连翘败毒片,用于治疗疮疖溃烂、灼热发烧、流脓流水、丹毒疱疹、疥癣疼痒等。

32. 柿蒂

柿之宿存花萼,蒂,把之意,蒂把。该药具有降逆止呕的作用。如复方大红袍止血胶囊,用于治疗功能性子宫出血、人工流产后出血、放取环术后出血、鼻衄、胃出血及内痔出血等。

33. 槟榔

槟,果实,榔,坚硬意,坚硬的果也。外果皮称"大腹皮";种子称"槟榔",又叫"大白"。如蒙药槟榔十三味丸,用于治疗心悸、失眠、精神失常、游走刺痛等。

34. 巴豆

《本草乘雅》:"巴,蛇名。性之至毒者也。谓巴豆毒烈之性相类尔。"《本草崇原》:"巴豆生于巴蜀,其性慓悍,故名。"如小儿七珍丸,用于治疗小儿感冒发热、夹食夹惊、乳食停滞、大便不通、惊风抽搐、痰涎壅盛等。

三、全草类

1. 紫花地丁

因花呈紫色,根如同钉子般深扎入土而得名。如紫花地丁软膏,可止咳、祛痰,用于治疗气管炎。

2. 积雪草

陶弘景记载:"此草以寒凉得名,其性大寒,故名积雪草。"如复方积雪草片,用于治疗跌打损伤和肢节疼痛。

3. 泽兰

泽,湿地也,兰,香草也。陶弘景记载:"或生泽傍,故名泽兰。"如泽桂癃爽胶囊,用于治疗膀胱瘀阴型前列腺增生症。

4. 千里光

因其明目,形容九里明、千里光,故得名。如千里光片,用于治疗细菌性痢疾、肠炎、急性阑尾炎、上呼吸道感染及一般炎症性疾病。

5. 荆芥

荆,杂乱丛生,芥,有锯齿的叶,象形故也。如复方荆芥熏洗剂,用于治疗外痔、混合痔、内痔脱垂嵌顿、肛裂、肛周脓肿、肛瘘急性发作等。

6. 仙鹤草

因小叶似鹤的羽毛,故称"仙鹤草";又说药王孙思邈山中采药,遇一仙鹤受伤,遂用此草为其治疗,愈后,仙鹤便驮药王采遍三山五岳,遂名"仙鹤草"。因其根茎逐年生发,残根茎3～5个呈牙齿排列状,故也称"龙牙草"。因其鲜根切断后,无体液渗出,创面立即干凝似旧伤,有收敛止血功能,故又称"止血草"。如复方仙鹤草肠炎片,用于治疗脾虚湿热内蕴所致泄泻急迫、泻而不爽,或大便溏泻、食少倦怠、腹胀腹痛;急、慢性肠炎见上述症候者。

7. 通草

茎中通,又善通气、通乳,因而得名。《本草拾遗》:"通脱木,生山侧。心中有瓤,轻白可爱,女工取以饰物。"如通乳颗粒,用于治疗产后气血亏虚、乳少、无乳、乳汁不通等症。

8. 蒲公英

一说,从欧洲传入,叶似"狮子的牙齿"。一说,大量的种子各带一个小伞,随风飘曳,故有"凫公英"之称。另一说,它可进行无性繁殖,没有雄株也可长英(种子),故得名。如蒲公英颗粒,用于治疗上呼吸道感染、急性扁桃体炎、疗肿、乳腺炎等症。

9. 益母草

益母,顾名思义,善治产后胎前诸病,有益于妇人也,所以有益母之名。如益母草软胶囊,用于治疗热结血瘀,月经过多;产后子宫出血、子宫复原不全见上述症候者。

10. 藿香

藿,粗劣之意,尽管粗劣,却香,故得名。广东产者著名,称"广藿香"。如藿香正气口服液,用于治疗外感风寒、内伤湿滞或夏伤暑湿所致的感冒,症见头痛昏重、胸膈痞闷、脘腹胀痛、呕吐泄泻;胃肠型感冒见上述症候者。

11. 金钱草

叶子是圆形的,很像金钱,且能化胆石,比金钱还贵重,故称"金钱草",又名"过路黄"。《纲目拾遗》:"蔓生,两叶相对,青圆,夏开小黄花,每节间有二朵,故名。"如金钱草胶囊,用于治疗热淋、沙淋、尿涩作痛、黄疸尿赤、痈肿疗疮、毒蛇咬伤、肝胆结石、尿路结石等。

12. 鱼腥草

植株有鱼腥气,故得名。如鱼腥草注射液,用于治疗痰热壅肺所致的肺脓疡,湿热下注所致的尿路感染,热毒壅盛所致的痈疖。

13. 白花蛇舌草

叶纤细,似蛇之舌,开白花,故得名。如白花蛇舌草注射液,用于治疗湿热蕴毒所致的呼吸道感染、扁桃体炎、肺炎、胆囊炎、阑尾炎、痈疖脓肿及手术后感染，亦可用于癌症辅助治疗。

14.夏枯草

春生植物，入夏即枯，故得名。如夏枯草片，用于治疗火热内蕴所致的头痛、眩晕、瘰疬、瘿瘤、乳痈肿痛；甲状腺肿大、淋巴结核、乳腺增生病见上述症候者。

15.石斛

茎节膨大似斛(容器)，故得名。商品有细黄草、大黄草、铁皮石斛、金钗石斛、耳环石斛等。如石斛明目丸，用于治疗肝肾两亏、虚火上升引起的瞳孔散大、夜盲昏花、视物不清、内障抽痛、头目眩晕、精神疲倦等。

16.白英

英，长毛状，植株遍体被白色长柔毛，故得名。该药为茄科植物白英的全草，具有清热利湿、解毒消肿、抗癌的作用。

17.半枝莲

花对生，偏于一侧，故得名。如半枝莲片，可用于治疗急性咽炎、急性支气管炎，亦可用于支气管肺炎、急性肺脓疡的辅助治疗。

18.薄荷

原种产于欧洲，译名。如清凉油，主治外感风寒、风热中暑、蚊虫螫咬、烧伤烫伤以及晕车晕船。

19.青蒿

蒿属，色青绿，故得名。如青蒿琥酯片，适用于脑型疟疾及各种危重疟疾的抢救。

20.半边莲

因其花萼、花冠均偏向一面，故得名。《本草纲目》："半边莲，小草也。秋开小花，淡红紫色，止有半边，如莲花状。"如复方半边莲注射液，适用于治疗食道癌、胃癌、直肠癌、宫颈癌、肾癌、肝癌、乳腺癌、淋巴癌、肺癌、鼻咽癌、膀胱癌、绒毛膜癌、甲状腺瘤、白血病等。

21.大蓟

蓟，有刺的草也，与小蓟比，此植株高大，故得名。如大蓟止血片，用于治疗妇女功能性子宫出血、子宫复旧不全等。

22.穿心莲

叶对生，茎穿心而过，故得名。另说，只要含一小片穿心莲叶子，立刻感到苦味，犹如直入心中，故名"穿心莲"。如穿心莲软胶囊，用于治疗感冒发热、咽喉肿痛、口舌生疮、顿咳劳嗽、泄泻痢疾、热淋涩痛、痈肿疮疡、毒蛇咬伤等。

23.鸭跖草

形似鸭的脚板，故得名。如清热止咳颗粒，用于治疗痰热阻肺所致的咳嗽、痰黏稠或黄、发热、咽痛、口渴、胸闷、便干、尿黄;急性支气管炎、慢性支气管炎(单纯型)急性发作见上述症候者。

24. 葎草

葎,全身布满短刺之意。如尿感宁颗粒,用于治疗膀胱湿热所致淋症,症见尿频、尿急、尿道涩痛、尿色偏黄、小便淋漓不尽等;急慢性尿路感染见上述症候者。

25. 绞股蓝

因茎蔓缠绕绞着,故得名。如绞股蓝总甙片,用于治疗高脂血症,症见心悸气短、胸闷肢麻、眩晕头痛、健忘耳鸣、自汗乏力或脘腹胀满等心脾气虚、痰阻血瘀者。

26. 淫羊藿

羊食此物后,能刺激发情,故得名。陶弘景记载:"服此使人好为阴阳。西川北部有淫羊,一日百遍合,盖食藿所致,故名淫羊藿。"《本草纲目》:"豆叶曰藿,此叶似之,故亦名藿。仙灵脾、千两金、放杖、刚前,皆言其功力也。鸡筋、黄连祖,皆因其根形也。"如仙灵脾颗粒,用于治疗阳痿遗精、筋骨痿软、胸闷头晕、气短乏力、风湿痹痛等(也用于性机能减退的阳痿遗精、冠心病、更年期高血压、胸闷气短及风湿症)。

四、花类

1. 菊花

菊,曲也,花瓣卷曲,花之隐逸者也,故得名。商品分毫菊、滁菊、贡菊和杭花四类。此花不落英,因此有诗赞曰:宁可枝头抱香死,何曾吹落北风中。菊花又称"节华""真菊""甘菊""家菊""甜菊花""药菊"。如蒙药菊花七味胶囊,用于治疗胃酸口苦、食欲不振、血热头痛等。

2. 西红花

来自西域,译名"泊夫蓝""撒法郎"。花柱亦红色,功同红花,故名。李时珍:"番红花出西番回回地面及天方国,即彼地红蓝花也。"如西红花总苷片,用于治疗胸痹心痛、心血阻症,症见胸痛、胸闷、憋气、心悸,舌紫暗或有瘀点、瘀斑。

3. 红花

花色红艳,故得名。如红花注射液,用于治疗闭塞性脑血管疾病、冠心病、脉管炎。

4. 野菊

花野生之菊也,又称"山菊花"。如野菊花栓,用于治疗前列腺炎及慢性盆腔炎等疾病。

5. 金银花

同一枝条上,花开两色,黄者似金,白者似银,故得名,又称"双花"。因能越冬,又称"忍冬花"。如复方金银花颗粒,用于治疗风热感冒、喉痹、乳蛾、目痛、牙痛及痈肿疮疖等症。

6.合欢花

其叶昼开夜合,故得名。如安神宝颗粒,用于治疗失眠健忘、眩晕耳鸣、腰膝酸软。

7.玫瑰花

原产于我国北方,玫瑰本指美艳的珠石,此花色紫鲜艳,又多重瓣,状似美珠,故名"玫瑰花"。杨万里诗:"非关月季姓名同,不与蔷薇谱牒通。接叶连枝干万绿,一花两色浅深红。"如玫瑰花糖膏,用于治疗肝郁津滞引起的胁闷腹胀、胃痛、心烦、健忘、便秘、食少。

8.槐花

豆科植物槐的花。如复方槐花胶囊,用于治疗因风湿热毒瘀阻所致的寻常型痤疮。

9.洋金花

原种来自北方回地,音译"曼陀罗"或"押不芦"。花有黄、白、紫等色,以黄色称金花,外来种,故名"洋金花"。如壮骨伸筋胶囊,用于治疗肝肾两虚、寒湿阻络所致的神经根型颈椎病。

10.蒲黄

草称"蒲",花序棒状,色黄,故得名。该药为香蒲科植物多种香蒲的花粉。如蒲黄片,用于治疗血脂、胆固醇过高症。

五、皮类

1.牡丹皮

牡,雄性也,言此物是以根上分生的。牡丹之根皮,外红而肉白,故称"丹皮"。《本草纲目》:"牡丹以色丹者为上,虽结子而根上生苗,故谓之牡丹。"如丹皮酚软膏,用于治疗湿疹、皮炎、皮肤瘙痒、蚊臭虫叮咬红肿等各种皮肤疾患,对防治过敏性鼻炎和感冒也有一定效果。

2.西瓜皮

本种来自西番,故称"西瓜"。如西瓜霜润喉片,用于治疗咽喉肿痛、声音嘶哑、口舌生疮、急慢性咽喉炎、急慢性扁桃体炎、口腔溃疡、牙龈肿痛。

3.陈皮

因入药用陈旧者良,故得名。如蛇胆陈皮口服液,用于治疗风寒咳嗽、痰多呃逆。

4.地骨皮

枸杞之根皮,皮内有骨,故曰"地骨皮",又善治骨蒸劳热,称为"地骨皮"。如地骨降糖丸,用于治疗阴虚血瘀所引起的消渴、2型糖尿病见上述症候者。

5.竹茹

茹,乱草也,竹之内皮,乱草状,故名。该药为禾本科植物青秆竹、大头典竹、淡竹的中间层。如清喉利咽颗粒,用于治疗外感风热所致的咽喉发干、声音嘶哑;急慢性咽炎、扁桃体炎见上述症候者,常用有保护声带作用。

6.祖师麻

根皮呈带状,富含纤维素,故有麻之称,传说为达摩祖师所赐。止痛效果极佳,有民谚:"打得满地爬,去找祖师麻。"该药为瑞香科植物黄瑞香的根皮或茎皮,用于治疗风湿痹症、关节炎、类风湿性关节炎。也可用于治疗坐骨神经痛、肩周炎寒湿阻络症,症见关节痛、遇寒增痛、得热痛减以及腰腿肩部疼痛等。

7.杜仲

传说杜仲善以此为人治病,后成仙得道,遂命名。因枝叶、皮中有胶质银丝,故又称"丝仙"。如杜仲降压片,用于治疗肾虚肝旺之高血压症。杜仲壮骨胶囊,用于治疗风湿痹痛、筋骨无力、屈伸不利、步履艰难、腰膝疼痛、畏寒喜温。

8.橘红

橘红,橘子的红皮。商品分橘类橘红和柚类橘红,前者为橘的最外层红皮,地道品出自福建,称"福橘红";后者为柚子未成熟的外果皮,地道品出自化州,称"化橘红"。橘红又有光绿七爪、毛绿七爪、副毛绿七爪、五爪红等不同规格。如止咳橘红颗粒,用于治疗痰热阻肺引起的咳嗽痰多、胸满气短、咽干喉痒。

9.黄柏

檗(同"柏"),木也,黄,色也。商品分"川黄柏"和"关黄柏",前者来源于黄皮树,后者来源于黄檗。该药为芸香科植物黄皮树、黄檗的树皮。如黄柏胶囊,用于治疗湿热泻痢、黄疸、带下、热淋、脚气、骨蒸劳热、盗汗、遗精、疮疡肿毒、湿疹瘙痒。

六、叶类

1.竹叶

淡竹之叶也,故得名。如《伤寒论》中竹叶石膏汤,用于治疗伤寒、温病、暑病余热未清、气津两伤症。症见身热多汗、心胸烦闷、气逆欲呕、口干喜饮或虚烦不寐、舌红苔少、脉虚数。

2.枇杷叶

因其叶形似琵琶,枇杷与琵琶同音,故得名。如枇杷叶膏,用于治疗肺热燥咳和痰少咽干。

3.番泻叶

此物能使人致泻,又来自外国,故得名。如番泻叶颗粒,用于治疗便秘。

4.大青叶

因系提取青黛的原料,故又称"大青叶"。该药为十字花科植物菘蓝的叶。如新复方大青叶片,用于治疗伤风感冒、发热头痛、鼻流清涕、骨节酸痛等。

5.石楠叶

《本草图经》:"终南斜谷近石处甚饶",故称"石南",属木则曰"石楠"。该药为蔷薇科植物石楠的叶。其藤也做药用,称"石楠藤"。如益视颗粒,用于治疗肝肾不足、气血亏虚引起的青少年假性近视及视力疲劳者。

6.艾叶

艾者,爱也,有调经脉、暖子宫的作用,故有爱子一说。传说有敌探受伤,被农夫救护,感其恩,告之明日将屠此村,请悬艾蒿于门,兵即绕而行。农夫遂遍告全村,家家悬艾,全村得免屠杀。如艾叶油软胶囊,用于治疗慢性气管炎的咳嗽痰多。

7.苦丁茶

多拧成长钉形,味特苦,似钉,故得名。该药为冬青科植物大叶冬青的叶。如苗药苦丁降压胶囊,用于治疗高血压、高血脂、高胆固醇等。

8.臭梧桐

叶似梧桐,有特殊气味,故得名。原植物称海州常山,苏颂:"海州出者,叶似楸叶。"该药为马鞭草科植物海州常山的嫩枝叶。如豨桐胶囊,用于治疗四肢麻痹、骨节疼痛和风湿性关节炎。

七、藤木类

1.苏木

色赤为苏,故又称"赤木"。以木质坚实、色红黄者为佳,可作染料。该药为豆科植物苏木的心材。如木丹颗粒,用于治疗糖尿病性周围神经病变属气虚络阻症,临床表现为四肢末梢及躯干部麻木、疼痛及感觉异常,或见肌肤甲错、面色晦暗、倦怠乏力、神疲懒言、自汗等。

2.寄生

寄生,顾名思义,就是寄生在其他植物上的植物。它四季常青,开黄色花朵,入冬结出白色或红色的浆果,商品分槲寄生和桑寄生。如独活寄生合剂,用于治疗风寒湿痹所致的腰膝冷痛、屈伸不利。

3.桂枝

桂枝为樟科植物肉桂的嫩枝。如桂枝茯苓胶囊,用于治疗妇人瘀血阻络所致癥块、经闭、痛经、产后恶露不尽、子宫肌瘤、慢性盆腔炎包块、痛经、子宫内膜异位症;卵巢囊肿见上述症候者。

4.功劳木

该药为小檗科植物阔叶十大功劳、细叶十大功劳的茎干。一说,此物具观赏和药用价值,功劳之大,以"十"取完美之意。一说此物有清热、止咳、凉血之功,能治疗内外科十种疾病,故得名。如金鸡胶囊,用于治疗附件炎、子宫内膜炎、盆腔炎属湿热下注者。

5.鸡血藤

本植物的横断面有树脂凝聚,色如鸡血,故得名。如金鸡胶囊,用于治疗附件炎、子宫内膜炎、盆腔炎属湿热下注者。

6.雷公藤

此木有毒,性情燥烈有如雷公,故得名。如雷公藤片,用于治疗类风湿性关节炎。雷公藤内酯软膏,用于治疗银屑病(牛皮癣)。

7.沉香

此木质重而香,能沉入水下,故得名。又称"沉水香",进口者称"伽南香"。该药为瑞香科沉香属多种植物含树脂的心材。如沉香舒气丸,用于治疗肝郁气滞、肝胃不和引起的胃脘胀痛,两胁胀满疼痛或刺痛,烦躁易怒,呕吐吞酸,呃逆嗳气,倒饱嘈杂,不思饮食。沉香曲,用于治疗表邪未尽、肝胃气滞、胸闷脘胀、胁肋作痛、吞酸呕吐等。

8.钩藤

本植物的枝刺弯曲,似钩,故得名。《唐本草》:"钩藤,出梁州。叶细长,茎间有刺,形若钓钩者。"单生者称"单钩",对生者称"双钩"。如复方钩藤片,用于治疗肝肾不足所致的头疼眩晕、心悸不宁、失眠多梦、健忘。钩藤片,用于治疗各期高血压病。

9.降香

质坚重,有香气,入水沉降,故得名。《本经逢原》:"降真香色赤,入血分而下降。"该药为豆科植物降香檀的心材和根。如十八味降香丸,用于治疗多血症引起的肝区疼痛、口唇指甲发绀、口干音哑、头晕眼花。

10.檀香

传自印度,檀应为音译。气味清香,佛家习称檀香为"栴檀",意思是"与乐""给人愉悦"。该药为檀香科植物檀香的心材,适应于治疗气血不通、气血相搏引起的心前区刺痛、胸闷不舒、心慌气短、心烦失眠、心神不宁、烦躁不安等症。临床用于冠心病、心绞痛、心肌缺血、心律失常等心血管病的预防和治疗。

八、树脂类

1.龙涎香

因其为鲸吐出物,似流出口水,故曰"涎",鲸鱼产自海,故曰"龙"。该药为抹香鲸科动物抹香鲸的肠内分泌物。如维药伊木萨克片,用于治疗阳痿、早泄、滑精、遗尿及神经衰弱。

2. 乳香

树脂如滴,清亮,似乳头,故得名。《梦溪笔谈》:"熏陆,即乳香也,本名熏陆,以其滴下如乳头者,谓之乳头香,溶塌在地上者,谓之塌香。"该药为橄榄科植物乳香树等皮部渗出的油胶树脂。如蒙药十味乳香胶囊,用于治疗湿疹、类风湿性关节炎、痛风等湿痹症、皮肤病。

3. 儿茶

善治小儿消化不良,故称"孩儿茶",简称"儿茶"。该药为豆科植物儿茶的枝干及心材干浸膏。如复方儿茶胶囊,用于治疗血、胆、疠引起的头痛病、云翳等眼病。如藏药二十五味儿茶丸,用于治疗"白脉"病、痛风、风湿性关节炎、关节肿痛变形、四肢僵硬、黄水病等。

4. 安息香

有开窍避秽之功,使人安息,故得名。《香谱》:"此乃树脂,形色类似胡桃瓤,不宜于烧,而能发众香。"该药为安息香科植物白花树的树脂。如六锐胶囊,用于治疗血、胆、疠引起的头痛、云翳等。

九、菌藻类

1. 五倍子

言其长至初生虫瘿五倍时采收,否则蚜虫穿出难成商品。体上有角者称"角倍",体长圆或纺锤形者称"肚倍"。如复方五倍子水杨酸搽剂,用于治疗手癣、足癣、体癣、头癣、甲癣等。

2. 雷丸菌

体圆形似丸,传打雷后生。该药为多孔菌科雷丸的菌核。如雷丸胶囊,化痰软坚,用于癌症的辅助治疗。

3. 昆布

长条的布称"纶"。《本草纲目》:"纶布一名昆布,则《尔雅》所谓纶似纶,东海有之者,即昆布也。"如骨刺胶囊,用于治疗颈椎、胸椎、腰椎、跟骨等骨关节增生性疾病。

4. 石花

地衣类,附石而生,似石开花,故得名。如风湿塞隆胶囊,用于治疗类风湿性关节炎引起的四肢关节疼痛、肿胀、屈伸不利、肌肤麻木、腰膝酸软等。

5. 紫梢花

着生枝梢似花,紫者,美其名也。《北梦琐言》:"紫梢花,粘着木枝,如蒲捶状,其色微青黄。"该药为淡水海绵科动物脆针海绵的群体。如疏肝益阳胶囊,用于治疗肝郁肾虚和肝郁肾虚兼血瘀证所致的功能性阳痿和轻度动脉供血不足性阳痿。

6.猪苓

《本草经集注》:"枫树苓,其皮去黑作块似猪屎,故以名之。肉白而实者佳,用之削去黑皮。"该药为多孔菌科真菌猪苓的菌核。如猪苓多糖胶囊,主治血瘀型眩晕症,症见眩晕、头痛耳鸣、舌质暗红、脉沉涩。

7.茯苓

茯同伏,苓同灵,有潜伏于地下的灵物之意。云南产者最佳,故称"云茯苓"。该药为多孔菌科真菌茯苓的菌核。如桂枝茯苓胶囊,用于治疗妇人瘀血阻络所致经闭、痛经、产后恶露不尽、子宫肌瘤、慢性盆腔炎包块、痛经等。

8.马勃

因其多生于牛马粪处,加之成熟后用手一挤,有粉末飞出,好似马屁,故有"马屁包""马屁勃"等称谓。又说其因善治马疥恶疮而得名。《名医别录》:"味辛平无毒,主治恶疮马疥。"该药为灰包科真菌脱皮马勃等的子实体。如马勃丸,用于治疗骨鲠在喉不出。

9.冬虫夏草

由于本品系虫类感染菌类后形成的复合体,冬天是虫,夏天变草,故得名。该药为麦角菌科真菌冬虫夏草菌的子座与其所寄生的蝙蝠蛾昆虫等幼虫体的复合体。如宁心宝胶囊,用于治疗多种心律失常、房室传导阻滞、难治性缓慢型心律失常、传导阻滞等。

10.海金砂

蕨类之孢子,色金黄,似细砂,故得名。该药为海金砂科植物海金砂的成熟孢子。如金砂五淋丸,用于治疗膀胱湿热、小便混浊、淋沥作痛等。

11.木灵芝

治愈万症,其功能应验,灵通神效,故名灵芝。如灵芝糖浆,用于治疗心悸、失眠、食欲不振、神经衰弱等。

十、动物类

1.穿山甲

该动物善挖洞穴居,身上长满甲片,故得名。如金甲排石胶囊,用于治疗砂淋、石淋等属于湿热瘀阻症候者。

2.瓦楞子

壳上排列的放射肋,颇似房上瓦垄,故称"瓦垄子",后演变为"瓦楞子"。如溃疡胶囊,用于治疗胃脘疼痛、呕恶泛酸、胃及十二指肠溃疡。

3.海马

本品头颇似马,又生于海中,故称"海马"。如麝香海马追风膏,用于治疗风寒麻木、腰腿疼痛、四肢不仁、积聚疝气等。

4.海龙

本品细长而灵活,故以龙命之,海产,故名"海龙"。如海龙胶口服液,用于治疗肾阳不足所致的腰酸足软、精神萎靡、面色无华等。

5.土元

形似鳖,故称"土鳖",鳖又称"鼋""土鼋",后简化为"土元"。如大黄䗪虫丸,用于治疗瘀血内停所致的症瘕、闭经、盆腔包块、子宫内膜异位症、继发性不孕症等。

6.鳖甲

鳖,憋之意,因其能将头龟缩在甲壳中。生河塘之中,形圆,故称"团鱼",因生有甲板,又称"甲鱼"。民间称其为"王八"。如我国苗药鳖甲消痔胶囊,用于治疗湿热蕴结所致的内痔少量出血、外痔肿痛、肛周瘙痒等。

7.鸡内金

鸡砂囊里面的内壁,黄色似金,故名"鸡内金"。如复方鸡内金片,用于治疗脾胃不和引起的食积胀满、饮食停滞、呕吐泄泻等。

8.刺猬皮

猬,多也,猬与猬同声,本品外皮生有大量针刺,故名"刺猬"。如七鞭回春乐胶囊,用于治疗肾虚阳痿、滑精早泄、性功能减退等。

9.鱼脑石

本品采自鱼头内,坚硬如石,故称"鱼脑石"。如鱼脑石散吹鼻,用于治疗鼻涕白黏、鼻塞或重或轻、嗅觉减退、鼻内肌膜淡红、肿胀、鼻甲肥大、遇风冷则鼻塞、流涕加重等。

10.珍珠母

因珍珠生在蚌中,视其为母也,故得名。如清脑降压片,用于治疗肝阳上亢、血压偏高、头昏头晕、失眠健忘等。

11.九香虫

会放出一种奇臭的气体,使人避而远之,故称"屁巴虫"或"打屁虫"。一经炒熟之后,即是一种香美可口、祛病延年的药用美食,因此,它又赢得了"九香虫"的美称。如康力欣胶囊,用于治疗消化道恶性肿瘤(食道癌、肝癌、胃癌、胰腺癌、大肠癌等)、乳腺恶性肿瘤;肺恶性肿瘤见于气血瘀阻证者。

12.水牛角

本品为牛科动物水牛的角。如水牛角解毒丸,用于治疗小儿热毒、疮疖痈疡、红肿热痛、发恶寒,或目赤口疮、咽喉肿痛,或痘疹余毒、烦热口渴。

13. 鹿角

雄鹿头上树枝样的角。如鹿角胶,用于治疗血虚头晕、腰膝酸冷、虚劳消瘦等。

14. 羚羊粉

长而硬的羽毛谓之翎,如鸡翎、雁翎。因其为羊,又有一对挺拔而弯曲的角,故称"羚羊"。有一种羚羊晚上把角挂在树上或石上,悬空而睡,故有"羚羊挂角"成语。如羚羊感冒胶囊,用于治疗流行性感冒、伤风、咳嗽、头晕、发热、咽喉肿痛等。

15. 蛤壳

蛤,合也,两扇外壳能开能合,故称"蛤"。该药为帘蛤科动物文蛤、青蛤的贝壳。如五海瘿瘤丸,用于治疗瘿瘤、瘰疬、乳中结核等症。

16. 龟板

龟,繁写"龜",有头有尾,象形也。古代将"神龟"分为八种:第八位名为"王龟",后人便将第八位的"王龟"简称为"王八"。久而久之,"王八"也就成了乌龟的别名。北方少见龟,故将鳖称"王八"。如龟甲养阴片,用于治疗动脉硬化、阴虚腰痛、胁痛、头晕耳鸣五心烦热、冠心病等症。

17. 蜂房

房者,巢也,蜂子的巢房。如宋代《太平圣惠方》中的蜂房散,用于治疗产后乳汁不出、蓄积在内、结成痈肿等。

18. 守宫

守宫,守卫房屋也,即壁虎。能行墙壁,善捕蚊蝇,故得虎名。该药为壁虎科动物无蹼壁虎、多疣壁虎等的全体。如明代董宿原的《奇效良方》中的守宫丸,可用于治疗破伤风、身如角弓反张及筋脉拘急、口噤。

19. 石决明

因能明目,与决明子功同,又属石类,故分"草决明"和"石决明"。石决明是鲍科动物杂色鲍、羊鲍等的贝壳。鲍,包也,单壳贝类,似龟,肉包在壳内。古称"鳆鱼",秦皇殁,李斯秘不发丧,载鳆鱼同归,一路臭气熏天,言鳆鱼味也。《本草纲目》:"鳆鱼乃王莽所嗜者,一边着石,光明可爱……登、莱海边甚多。人采肉供馔,及干充苞苴。形长如小蚌而扁,外皮甚粗,细孔杂杂,内则光耀,背侧一行有孔如穿成者。海人泅水,乘其不意,即易得之。否则紧粘难脱也。"如《太平圣惠方》中的石决明丸,用于治疗肝脏热极、目赤涩痛、泪不止、风湿痒、心膈壅滞、头目常疼等。

20. 蚕砂

桑为蚕之天,所以拆分称"天虫"。古人称颗粒状的动物粪便为"砂",本品是幼蚕的粪便,自然呼为"蚕砂"。《本草乘雅》:"桑为蚕食,桑是蚕之天矣。蚕质作丝,丝是蚕之精矣。"该药为蚕蛾科昆虫家蚕幼虫的粪便。如生血宁片,用于治疗轻、中度缺铁性贫血属气血两虚证者。

21.夜明砂

蝙蝠为夜行生物,其粪便能明目,形容夜间也能视物,故称"夜明砂"。该药为蝙蝠科动物多种蝙蝠的粪便。如羊肝明目片,用于治疗黑眼云翳、干眼夜盲、迎风流泪等。

22.麝香

著名香料之一。《本草纲目》:"麝之香气远射,故谓之麝。"商品分"毛壳麝香"和"散香"。该药为鹿科动物林麝、马麝雄性香囊中的分泌物。如复方麝香注射液,用于治疗痰热内闭所致的中风昏迷。

23.熊胆

熊,高大雄伟,胆大,故以其胆入药。商品分"铜胆""铁胆""菜花胆"数种。该药为熊科动物黑熊、棕熊的胆囊。如熊胆滴眼液,用于治疗急、慢性卡他性结膜炎。

24.血余炭

古人称"发为血之余",此物系用人发煅成的炭,故得名。如橡皮生肌膏,用于褥疮、烧伤及大面积创面感染的后期治疗。

25.鹿茸

雄鹿的嫩角没有长成硬骨时,带茸毛,含血液,叫作"鹿茸"。商品分"花鹿茸""马鹿茸",等级有"二杠""三岔""单门""莲花"等。该药为鹿科动物雄性梅花鹿、马鹿未骨化的角。如人参鹿茸丸,用于治疗肾精不足、气血两亏、目暗耳聋、腰腿酸软等。

26.珍珠

珍珠是由于贝类的内分泌作用而生成的。珠,圆球也,珍,贵重也。该药为珍珠贝科动物马氏珍珠贝、蚌科动物三角帆蚌等双壳贝类的外套膜受刺激后形成的颗粒状分泌物。如二十五味珍珠丸,用于治疗中风、半身不遂、口眼歪斜、昏迷不醒、神志紊乱、谵语发狂等。

27.蜈蚣

传说有一老者吴公,善食五毒,蛇、蝎、壁虎、蟾蜍皆有名,唯百足虫不知何名。既为老者喜食,人们就以老者名字称之,因为是虫,后将两字各加一虫字旁。如蜈蚣追风膏,用于治疗毒疮恶疮、痈疽发背、鼠疮瘰疬、乳痈乳炎等。

28.僵蚕

死后而硬为"僵",僵死的蚕,自然就是"僵蚕"。该药为蚕蛾科昆虫家蚕4～5

龄幼虫感染白僵菌而致死的干燥体。如《瑞竹堂经验方》中的僵蚕汤,主治喘嗽、喉中如锯、不能睡卧等。

29. 五灵脂

李时珍记载:"其粪名五灵脂者,谓状如凝脂而受五行之气也。"《本草纲目》:"寒号鸟,五台诸山甚多。其状如小鸡,四足有肉翅。夏月毛采五色,自鸣若曰:凤凰不如我。至冬毛落如鸟雏,忍寒而号曰:得过且过。其粪恒集一处,气甚臊恶,粒大如豆。采之有如糊者,有黏块如糖者。"该药为鼯鼠科动物复齿鼯鼠的粪便。如妇女痛经丸,用于治疗气血凝滞、小腹胀疼、经期腹痛等。

30. 地龙

古人讲究语言美,大凡细长的都称"龙",此物在地下生活,故称"地龙"。该药为巨蚓科动物环毛蚓、缟蚯蚓的全体。如小活络丸,用于治疗风寒湿邪闭阻、痰瘀阻络所致的痹病,症见肢体关节疼痛,或冷痛,或刺痛,或疼痛夜甚、关节屈伸不利、麻木拘挛。

31. 蛤蚧

此种动物,雌雄叫声一为"蛤"、一为"蚧",又系虫类,故名"蛤蚧"。该药为壁虎科动物蛤蚧的去脏全体。如复方蛤蚧口服液,用于治疗气血两亏、身体虚弱、精神不振和失眠健忘。

32. 牡蛎

牡,雄性也;蛎,粗糙锋利之意。牡蛎品种很多,多数为雌雄同体。南方多称"蠔"或"蚝"。该药为牡蛎科动物长牡蛎、大连湾牡蛎等的贝壳。如牡蛎碳酸钙咀嚼片,适用于预防和治疗钙缺乏所引起的各种疾病。

33. 牛黄

牛之结石,色黄,故得名。牛为丑,俗称"丑宝"。该药为牛科动物牛的胆结石。如牛黄解毒片,用于治疗火热内盛、咽喉肿痛、牙龈肿痛、口舌生疮、目赤肿痛等。

34. 紫河车

《本草纲目》:"天地之先,阴阳之祖,乾坤之始,胚胎将兆,九九数足,胎儿则乘而载之,遨游于西天佛国,南海仙山,飘荡于蓬莱仙境,万里天河,故称之为河车。"色紫,故称"紫河车",又称"胞衣""胎盘""胎衣"。该药为健康人的胎盘。如紫河车胶囊,用于治疗虚劳消瘦、骨蒸盗汗、咳嗽气喘、食少气短等。

35. 水蛭

蛭,无肢体的生物,生在水中,故称"水蛭",又称"蚂蟥"。该药为水蛭科动物水蛭等的全体。如脑血康胶囊,用于治疗中风、半身不遂、口眼歪斜、舌强语謇、舌紫暗、有瘀斑,更适用于治疗高血压脑出血后的脑血肿、脑血栓等。

36.蝉蜕

蝉羽化后脱下的壳皮,脱,蜕也,蝉之蜕也,又称"蝉退""蝉衣"。该药为蝉科昆虫黑蚱的若虫羽化时脱落的壳皮。如消风止痒颗粒,主治丘疹样荨麻疹,也用于治疗湿疹、皮肤瘙痒症等。

37.全蝎

蝎,毒虫。全体称"全蝎"或"全虫",又称"虿虫";用尾者称"蝎尾"。《酉阳杂俎》:"江南旧无蝎,开元初,尝有一主簿,竹筒盛过江,至今江南往往有之,俗呼为主簿虫。蝎常为蜗所食,先以迹规之,不复去。蝎前谓之螫,后谓之虿。"该药为钳蝎科动物东亚钳蝎的全体。如腰痛宁胶囊,用于治疗腰椎间盘突出症、腰椎增生症、坐骨神经痛、腰肌劳损、腰肌纤维炎、慢性风湿性关节炎等。

38.黑蚂蚁

色黑,故得名。又称"玄驹",玄,黑色也,驹,小马也。该药为蚁科昆虫黑蚂蚁的全虫。如红金消结浓缩丸,用于治疗气滞血瘀所致的乳腺小叶增生、子宫肌瘤、卵巢囊肿。复方玄驹胶囊,用于治疗肾阳虚,症见神疲乏力、腰膝酸软、少腹发凉、精冷滑泄、肢冷尿频、性欲低下、功能性勃起功能障碍等。

39.蟾酥

蟾蜍,满身疙瘩,长相丑陋,但有相当大的医药价值。该药为蟾蜍科动物中华大蟾蜍、黑眶蟾蜍的耳后腺或皮肤腺的分泌物。如六神丸,用于治疗烂喉丹痧、咽喉肿痛、喉风喉痈、单双乳蛾、小儿热疖、痈疡疔疮、乳痈发背、无名肿毒等。

十一、金石类

1.龙骨

古时认为是龙的骨化而为石,故得名。该药为古代多种大型哺乳动物的骨骼化石。如龙牡壮骨颗粒,用于治疗和预防小儿佝偻病和软骨病;对小儿多汗、夜惊、食欲不振、消化不良、发育迟缓也有治疗作用。

2.硼砂

似砂而蓬松,故又称"蓬砂"。该药为天然硼砂经精制而成。如冰硼散,用于治疗热毒蕴结所致的咽喉疼痛、牙龈肿痛、口舌生疮等。

3.炉甘石

色白,味甘,须经炉炼,故得名。该药为碳酸盐类矿物方解石族菱锌矿。如炉甘石洗剂,用于治疗急性瘙痒性皮肤病,如荨麻疹和痱子。

4.寒水石

性寒凉,古人说将此物碎片入水中,虽夏月亦成冰也。其实本品主含硫酸钠。如藏药十一味寒水石散,用于治疗胃痉挛。

5.朱砂

色赤称朱,颗粒似砂,故名"朱砂""丹砂"。又产辰州,故称"辰砂"。该药为硫化物类矿物辰砂族辰砂。如朱砂安神丸,用于治疗胸中烦热、心悸不宁、失眠多梦。

6.琥珀

琥珀,波斯语音译。古代认为琥珀为"虎魄",意思是虎之魂魄。该药为古代松科植物的树脂埋藏地下转化成化石样物质。如小儿琥珀丸,用于治疗四时感冒、风寒时疫、烦躁不宁、痰喘气急、关窍不利、惊痫不安等。

7.石膏

质软似膏,又系石类,故名"石膏"或"生石膏"。经煅制脱水后称"煅石膏"或"熟石膏"。该药为硫酸盐类矿物石膏矿石。如《伤寒论》中的麻杏石甘汤,主治肺热喘咳,甚则气急,鼻翼启扇,有汗或无汗,身热不解,口渴,脉滑数,舌苔薄黄。现用于治疗肺炎、慢性支气管炎、支气管哮喘、麻疹、百日咳、慢性鼻窦炎等属邪热闭肺者。

8.硫黄

矿物,多于温泉处出产,故又称"石流黄"或"石亭脂"。该药由硫黄矿或含硫矿物冶炼而成。如《医方考》中补火丸,用于治疗冷劳病瘠、血气枯竭、齿落不已、四肢倦怠、语言不足者。

9.红信石

本品出信州,故称"信石"。色赤者称"红信石",色白者称"白信石",打成粉者称"砒霜"。该药为氧化物类矿物砷华矿石或炼制品。如鹤顶红,其实是红信石。红信石是三氧化二砷的一种天然矿物,加工以后就是砒霜。

10.雄黄

世上有阴必有阳,有雌就有雄。《本草纲目》:"雌黄、雄黄同产,治病则二黄之功亦仿佛。"雄黄又名"苏雄黄";商品还有明雄,又名"雄精",半透明,经加工成椭圆形,多随身佩带,作装饰品,故又名"腰黄"。过去有的加工成杯状,称为"雄黄杯"。该药为硫化物类矿物雄黄矿石。如安宫牛黄丸,用于治疗热病、邪入心包、高热惊厥、神昏谵语;中风昏迷及脑炎、脑膜炎、中毒性脑病、脑出血、败血症见上述症候者。

十二、加工类

1.竹沥

竹沥是竹经烤灼而沥出的体液,故得名。该药为禾本科植物新鲜竹竿经火烤灼后流出的淡黄色澄清液汁。如祛痰灵口服液,用于治疗痰热咳嗽,其表现为咳嗽痰多,或喉中有痰鸣,质黏厚或稠黄,咯吐不爽。

2. 冰片

因从龙脑树中提取,故称"龙脑";结晶似冰,故称"冰片";又似梅花瓣块状,故称"梅片"。本品为龙脑香科植物龙脑香树干经蒸馏冷却而得的结晶。如冰硼散,用于治疗热毒蕴结所致的咽喉疼痛、牙龈肿痛、口舌生疮等。

3. 神曲

因消食作用显著,故称"神曲";因由六种药材制成,故称"六曲";因药用陈者好,故称"陈曲"。本药由辣蓼、青蒿、杏仁、赤豆、苍耳加入面粉或麸皮后发酵而成的曲剂。如大山楂丸,用于治疗食积内停所致的食欲不振、消化不良、脘腹胀闷等。

4. 建曲

功用与神曲相似,由 20 多种药物组成,因最早产自福建泉州,故称"建曲"。如建曲,用于治疗寒热头痛、食滞阻中、呕吐胀满等。

5. 半夏曲

以半夏所制的曲,故得名。本品为半夏加面粉、姜汁制成的曲剂,具有化痰止咳、消食宽中的作用。如法制半夏曲,用于治疗痰多气喘,因寒清、热稠引起的恶心呕吐。

6. 百草霜

烧杂草而结的灰,自然是"百草之灰",灰如霜结,故称"百草霜"。本品为杂草经燃烧后附于锅底或烟囱内的烟灰。如喉痛消炎丸,用于治疗咽喉肿痛、疔疮蛾喉、痈疖肿毒、口舌生疮等。

7. 青黛

黛,黑色的染料或化妆品,此处指青黑色的染料。该药为爵床科植物马蓝、蓼科植物蓼蓝、十字花科植物菘蓝的茎叶经加工制得的干燥粉末。如复方青黛丸,用于治疗进行期银屑病、玫瑰糠疹、药疹等。

8. 薄荷脑

脑者,结晶物也,该药为薄荷蒸馏的结晶,故得名,又称"薄荷冰"。该药为唇形科植物薄荷的结晶物。如川贝枇杷糖浆,用于治疗风热犯肺、痰热内阻所致的咳嗽痰黄或咳痰不爽、咽喉肿痛、胸闷胀痛;感冒、支气管炎见上述症候者。

9. 胆南星

本系南星,为胆汁所制,故得名。该药为天南星粉与牛羊胆汁发酵加工而成。如儿童七珍丸,用于治疗停食停乳引起的肚胀腹硬、呕吐乳食、大便秘结、痰热惊风等。

10. 樟脑

《本草纲目》:"樟脑,出韶州、漳州,状似龙脑,白色如雪,樟树脂膏也。"该药为樟科植物樟的枝叶、根干提炼而成的结晶。如复方樟脑乳膏,用于治疗过敏性皮炎、虫咬皮炎、丘疹性荨麻疹、湿疹、皮肤瘙痒症、神经性皮炎等。

11. 玄明粉

芒硝经风化而成的粉末。如冰硼含冰,用于治疗热毒蕴结所致的咽喉疼痛、牙龈肿痛、口舌生疮等。

12. 鹿角霜

鹿角经熬出胶质后,形成多孔性轻飘的残块,故称"鹿角霜"。该药为鹿科动物梅花鹿、马鹿的角熬去胶质后的角块。如《杨氏家藏方》中附子鹿角霜丸,用于涩精养神、益阴助阳,主治小便频数、遗泄诸疾。

13. 阿胶

因产于山东东阿县,故称"阿胶"。该药为马科动物驴的去毛皮张熬制成的固体胶。如复方阿胶浆,用于治疗气血两虚、头晕目眩、心悸失眠、食欲不振及贫血。

14. 鹿角胶

因是以鹿角熬制的胶,故得名。该药为鹿科动物梅花鹿或马鹿的角熬制成的胶。如龟鹿补肾片,用于治疗身体虚弱、精神疲乏、腰腿酸软、头晕目眩、夜多小便、健忘失眠等。

15. 芒硝

芒,锋芒也,本品多芒,故称"芒硝"。粗制品称"皮硝"或"朴硝",风化后称"玄明粉"。该药为硫酸盐类矿物芒硝族芒硝经加工制成的结晶体。如痔疮栓,用于治疗内痔、混合痔之内痔部分轻度脱垂等。

16. 龟板胶

因是以龟板熬制的胶,故得名。该药为龟科动物乌龟的背甲及腹甲熬制的胶,具有滋阴、补血、止血的作用。如龟苓膏,用于治疗虚火烦躁、口舌生疮、津亏便秘、热淋白浊、赤白带下、皮肤瘙痒、疖肿疮疡等。

17. 龟鹿二仙胶

李时珍:"龟鹿皆灵而有寿,龟首常藏于腹,能通任脉,故取其甲,以养阴也。鹿鼻常返向尾,能通督脉,故取其角,以养阳也。加上人参、枸杞,益气生精,四者合一,可达精生而气旺,气旺而神昌。久服可以延年益寿,故有'二仙'之美称。"该药为龟板和鹿角熬制的固体胶。如龟鹿补肾丸,用于治疗身体虚弱、精神疲乏、腰腿酸软、头晕目眩、夜多小便、健忘失眠等。

第四节　方剂命名文化

理、法、方、药结合是中医学独特的理论体系,方剂是其中的重要组成部分。

探求方剂名称的由来,不仅可加深对方剂组成、功能与主治的深入理解,而且可窥到历史镜头,开阔视野,从而提高我们的文化素养。

一、以全部药物命名

半夏秫米汤、百合地黄汤、芍药甘草汤、苏叶黄连汤、参附龙牡汤等,这些方剂以该药方中包含的所有药物名称来命名(有时采取缩略的方法)。再如良附丸(《良方集腋》)的配方为高良姜和香附;苏叶黄连汤(《温热经纬》)由黄连、苏叶 2 味药构成;参附龙牡汤由人参、附子、龙骨、牡蛎 4 味药组方而成。

二、以代表性药物命名

大多数方剂的组方药物都比较复杂,要在方名中包含所有构成药物的名称往往比较困难,因此很多方名只列出其中的一种或少数几种药物的名称作为代表。这些代表性的药物通常是该方剂中的主要药物(君药)。例如,五倍子汤(《疡科选粹》)由五倍子、朴硝、桑寄生、莲房、荆芥 5 味药构成,但仅以"五倍子"为名;防风汤(《宣明论方》)由防风等 12 味药组方而成,仅取其中的君药"防风"为名;知柏地黄丸(《医宗金鉴》)不仅包括知母、黄柏、熟地黄 3 味药,还有茯苓、山药、山茱萸、丹皮、泽泻 5 味药;桂枝茯苓丸(《金匮要略》)除含有桂枝和茯苓外,还包括赤芍、丹皮、桃仁 3 味药。

三、以数字加以统括命名

这是将方剂中构成药物(可能是所有组方药物,也可能是其中一部分药物)的名称以数字缩略的形式加以概括统称,从而得到该方剂的名称。例如,二冬汤(《医学心悟》)由 8 味药组成,其中包括天冬和麦冬 2 味主药,于是简称"二冬";十灰散(《十药神书》)系由大蓟、小蓟等 10 种中药烧成灰后炮制而得,于是以"十灰"名之;四物汤(《和剂局方》)一方则包括了当归、白芍药、川芎、熟地黄"四物",可谓名实相宜。其他如五仁丸、六神丸、八正合剂、十全大补汤等,也是按此规律命名,而特殊方剂六一散则是指用滑石粉 6 份、甘草 1 份制成。

四、以药物功用命名

依据药方的功用来命名,有的是以平实朴素的方式直接表达,有的则采用比喻、夸张等手法间接表述。

1. 直接型

以平实朴素的文字指出该药的主要功用。如开郁顺气丸、平胃散、健脾丸、肠宁汤、血府逐瘀汤、安神定志丸、归肾丸等,基本上可以由方名推知该药方的功用。

2.间接型

以比喻、夸张等手法间接地指出该药方的神奇疗效。例如,仙方活命饮(《校注妇人良方》)以夸张的手法表明该方剂的神奇疗效;逍遥丸(《和剂局方》)以"逍遥"描写服用该药后的效果;失笑散(《和剂局方》)的主要功效在于活血祛瘀、散结止痛,病人用此方后,每于不知不觉之中诸证悉除,不禁欣然失笑,故名"失笑散";舟车丸(《古今医统大全》)的得名是因为该药攻逐水饮之力极峻,服用之后有如"顺水之舟,下坡之车";泰山磐石散(《景岳全书》)一方,主治妊娠气血不足,可养血安胎,效果显著,有如"泰山磐石"一般。这些命名都形象生动,能给人留下深刻印象。

五、以成分加功用命名

该命名法也就是方剂命名中既包括构成该药方的全部或部分药物名称,又指出其功能主治(指出功用时同样既可能是直接型,也可能是间接型)。如龙胆泻肝汤、百合固金汤、辛夷清肺饮、枇杷清肺饮、羌活胜湿汤、香砂养胃丸、黄连解毒汤等,其中"龙胆""百合""辛夷""羌活"等为药物名称,"泻肝""固金""清肺""胜湿"等为其功用。

六、其他命名法

1.药物增减命名法

某些方是由某一基础方加减而成的。如桂枝加附子汤、桂枝去芍药汤、桂枝去芍药加附子汤等,均以桂枝汤为基础方而命名,又如"加味金刚丸""加减一阴煎""加减两地汤"等。还有用"大""小"来提示对应方剂作用力量的强弱和范围的大小。如"大承气汤""小承气汤""大建中汤""小建中汤""大柴胡汤""小柴胡汤""大青龙汤""小青龙汤""大半夏汤""小半夏汤"等。

2.成分比重命名法

这种方法和上文的"成分命名法"相似,但它不是指出方剂中的药物名称,而是以构成该方剂的药物所占比例命名。例如,"七三丹"系由熟石膏 7 份、升丹 3 份共研细末而成;"八二丹"由熟石膏 8 份、红升丹 2 份炮制而成;"九一丹"中二者的配方比例则变成了 9:1;"五五丹"则两者各占一半。

3.道教文化命名

我国的中医药历来与道教文化有着极为密切的关联。许多方剂其实是由追求"长生不老"的"炼丹家"发明或推广的,所以不少方名实则包含了浓厚的道教文化色彩。诸如"太乙膏""玉女煎""玉枢丹""白虎汤""青龙汤""真武汤"等。以"真武汤"为例,据陆渊雷考证,该方本名玄武汤,赵宋避其先人讳,改玄为真。在道教中,玄武为北方司水之神,本方能温阳补火、健脾利水,故得名"真武汤"。

4.复合方法命名

即采用多种方法来给方剂命名。如万氏牛黄清心丸既包括"成分"(牛黄),又包括"功用"(清心),还包括了"发明者"(万氏);金匮肾气丸得名是因为该药首载于《金匮要略》;"济生肾气丸"出自《济生方》,故名;真人养脏汤一方,既指明功用,又具有道教文化色彩。

5. 按成药的外观、色泽命名

如金黄散、红灵丹、红升丹、生肌玉红膏、紫雪丹和黑锡丹。

6.按服用方法命名

如伤科中成药七厘散,每次服用 0.21 克(约合七厘);再如清热祛暑的十滴水,因为每次服用十滴而得名。

七、举例

1.青龙汤

青龙汤有大小之分。小青龙汤由麻黄、桂枝、芍药、细辛、甘草、干姜、半夏、五味子配成,主治伤寒表不解、心下有水气之病症。小青龙汤症中,干呕,或咳,或噎,或喘,皆水寒为患之症。大青龙汤则由麻黄、桂枝、甘草、杏仁、石膏、生姜、大枣组成,主治风寒两伤,营卫俱实而出现的不出汗而烦躁之病症。二方均出自《伤寒论》,为何此二方皆以青龙命名呢? 青龙,即苍龙,乃古代所谓的"四灵"之一,主东方,司发育万物。大、小青龙汤都属发汗解表之法,这如同古人说的"龙现云从",而后行雨,用雨降来形象比喻汗出,而汗出则风寒已解。大青龙汤为发汗之重剂,所以明代吴昆在《医方考》中介绍:"名曰大青龙,特发表之尤者乎!"青龙汤形象地表示服药后的情景,可看出制方者想象丰富,寓意深远,只要看到"青龙"二字,就会使人有身处云雾之中,不觉产生汗如雨泄的痛快淋漓之感。

2.白虎汤

白虎汤由石膏、知母、甘草、粳米组成,在《伤寒论》中是治阳明病热证的主方。

白虎属金,主西方,肺属金,秋也属金,石膏色白,即以白虎命名。《医方考》中介绍:"须秋金之令行,则夏火之炎息。"李杲曾说:"身以前,胃之经也。胸前,肺之室也;邪在阳明,肺受火制,故用辛寒以清肺气,所以有白虎之名。"

虎,阴也;石膏性寒,体重而降,阴也。清代费伯雄在《医方论》中说,白虎汤可"大清肺胃之热"。虎为兽中之王,以"虎"之威力表明此方剂的作用。此方剂以"白虎"命名,不仅和五行相配,且喻指其性能与功用,一望"白虎汤",患者就会觉得内热尽除,感到气爽神清。

3.朱雀丸

朱雀丸为茯神二两,沉香五钱。治心火不降,肾水不升,心神不定,恍惚不乐,事多健忘,心悸怔忡。

"朱雀丸"主治惊气怔忡。"惊则气乱",茯神甘平,可宁心安神;沉香坚实,可降气温肾,气下则怔忡瘥矣。茯苓,即不带松根的菌核;茯神,是菌核带有松根的白色部分。茯苓同样可以安神,若用朱砂拌之,则称"朱茯苓",可加强安神宁心之功。

"朱雀丸",一曰"朱雀",乃古代祥瑞动物,主南方,南方属火,心火下降,肾水上升,心自安。"朱雀"既喻指病脏,又影射治法。二曰朱色象火,使人想到心火,也可使人从朱砂联想到朱茯苓。"朱雀丸"一名,既形象而又含意丰富,可以让人浮想联翩。

4.真武汤

真武汤,为《伤寒论》方,本名"玄武汤"。宋代赵彦卫在《云麓漫钞·卷九》中说:"祥符间,避圣祖讳,始改玄武为真武。"《医方集解》记载:"方名真武,盖取固肾为义。该方剂中,附子温肾壮阳,化气利水;茯苓、白术健脾渗湿利水;生姜温散水气;芍药和里益阴。诸药合用,温阳化气利水,命门之火升,内停之水消,自然上、中、下三焦俱无病矣。"

真武,即玄武,主北方,道家以为真武"被发,黑衣,仗剑,蹈龟蛇,从者执黑旗"(见宋代赵彦卫《云麓漫钞·卷九》)。肾,按五行归属属水,其色黑。这里用真武命名方剂,与本方作用相符。

青龙、白虎、朱雀、玄武,都是古代祥瑞动物,谓之"天之四灵"(图4-4)。古代军旗按东、西、南、北的方向,以青、白、赤、黑的颜色,分别绘有四灵形象,以正四方。《吴子·治兵》记载:"必左青龙,右白虎,前

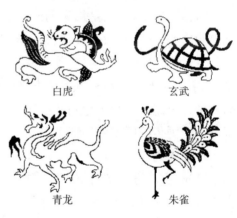

图4-4　古代四灵

朱雀,后玄武,招摇在上,执事于下。"以上4个方剂,分别以古代4种祥瑞动物命名,形象地表明这4个方剂在发汗、清热、安神、治承方面的作用及威力。

5.四君子汤

四君子汤,出自《太平惠民和剂局方》,由人参、白术、茯苓、甘草组成。本方主治脾胃气虚证,脾胃居于中焦,是后天之根本,脾胃之气健旺,运化有力,资生气血,百骸才能得以滋养。后世以本方为基础,衍化出补气健脾的系列方剂,如加陈皮即异功散,加陈皮、半夏为六君子汤,六君子汤加术香、砂仁为香砂六君子汤。四君子汤被称为补气基本方,当之无愧。

何谓君子? 君子乃泛指才德出众之人,尤以品德高尚为其标准。汉代班固在《白虎通》中说:"或称君子何? 道德之称也。"儒家主张"仁爱",君子者,与人为善,

正直中允,光明磊落,这种品格的人正是儒家心目中的典范。吴昆在《医方考》中说:"称其为君子者,谓其甘平,有冲和之德,无克伐之性也。"吴昆又说:"四药皆甘温,甘得中之味,温得中之气,犹之不偏不倚之君子也,故曰四君子。"本方剂以四君子命名,既表明脾胃居中,是人体健康之根本,又体现四君子的甘温补气的作用特点。

6. 普济消毒饮

普济消毒饮出自《东垣试效方》,由黄芩、黄连、陈皮、甘草等 14 味药物组成,功用为疏散风邪,清热解毒,主治大头瘟。所谓"大头瘟",即由于患者感受风热疫毒之邪而头面肿胀的一种传染病。

据元代李濂在《医史》中为李杲写的传记中称,李杲在任济源(今属河南)税官时,当地正流行疫疠,俗称"大头天行",医工遍阅方书,却找不到对证之汤头,都凭主观臆测妄下之,结果患者比比至死。李杲心中恻然,废寝忘食,沿波讨源,察标求本,制一方与服之,乃效。李杲把此方记入书中,并且刻印出来张贴在人群聚集的繁华地区,用此方治疗大头瘟,无不有效。此验方就是"普济清毒饮"。

"普济"二字,显然是佛家词语,孙思邈在《大医精诚》中介绍:"大医应先发大慈恻隐之心,誓愿普救含灵之苦。"李杲所制"普济消毒饮",扑灭济源一带流行的大头瘟,拯救许多人的生命,他公开秘方,以治急救危,其品德之高,日月可鉴,"普济"二字正恰如其分地表现了此方剂的巨大作用与李杲的高尚品格。从这个方剂名称中也可窥到佛教思想对我国医家的深远影响,佛门中的"慈悲""普度"等观点也成为我国传统医德的组成部分。

7. 补火丸

汪昂的《医方集解》讨论此方制法为:将硫黄为末,放入猪肠中烂煮三时取出,去皮蒸饼为丸,如梧子大,硫黄味酸,性温,有毒;入肾、大肠经。吴昆在《医方考》中介绍,补火丸可治"冷劳病瘠,血气枯竭,齿落不已,四肢倦怠,语言不足"。息之补火丸专治肾脏命门火衰之证。

硫黄,道家尊之为金液,认为硫黄是火之精,其性纯阳,方士用硫黄、辰砂等物炼制盒丹,幻想破除阴气,使人长生。《本草纲目》记载:"硫黄秉纯阳之精,赋大热之性,能补命门真火不足,且其性虽热而疏利大肠,又与燥涩者不同,盖亦救危妙药也。"吴昆在《医方考》中说:"然其性过热有毒,故用猪脏烂煮以解之。"若遇寒疫阴厥,猝急之时,当病投之,功效大而且速。自然,用量要小,且病瘥即止。以硫黄为君药的方剂也有不少,如金液丹、玉真丹、二气丹、紫霞丹、灵砂丹、玄黄丹、来苏丹等。

上述方剂反映儒、佛、道对中医药学均有深刻影响,同时许多方剂的名称含蓄、形象,具有丰富的文化内涵,与社会生活密切相关,常常反映制方者的思想意识与道德修养,也是我们观察社会历史的一面镜子。

❈ 目标检测 ❈

一、填空题

1.《诗经》中提到的药用植物有 _____、_____、_____、_____、_____ 等。

2. 我国早期将药物入诗的文学作品有 _____、_____、_____、_____、_____ 等。

3. 清代出现的药物剧有 _____、_____、_____ 等。

4. "药"字属于象形,早期的篆字很像 _____。

5. 中医药文化的核心价值可以用 _____、_____、_____、_____ 来概括。

6. 古代军旗按东、西、南、北的方向,以青、白、赤、黑之颜色,分别绘有四灵形象,为 _____、_____、_____、_____。

7. 三七之名一因 _____,二因 _____。

8. 防己之名因 _____。

9. 何首乌之名来自 _____ 传说。

10. 乌头之名因其根似 _____ 之头。

11. 贝母之名因其鳞茎如 _____ 聚在一起。

12. 芍药之名取 _____ 之谐音。

13. 古代葳蕤即现代中药 _____,其色绿润如玉,茎叶似竹。

14. 百合之名因其鳞茎状如 _____,相互抱合。

15. 黄连之名中"黄"指 _____,"连"指 _____。

16. 丹参之名因其根 _____,功效卓著,故得名。

17. 甘草之名因其味 _____ 而得名。

18. 龙胆草的花形似 _____,颜色青碧,又极苦寒,颇似蛇胆。

19. "一茎之上,得风不摇曳,无风偏自动",药性善行,指的是 _____。

20. 半夏因正当 _____ 的一半而得名。

21. 白头翁之名,因其花后花柱宿存,呈银丝状,形似 _____。

22. 虎杖之名因植株有 _____,可作拐杖而得名。

23. 重楼因其叶 _____,顶上生花,所以又叫"七叶一枝花"。

24. 五味子中"五味"指 _____、_____、_____、_____、_____。

25. 栀子颇似 _____ 而得名。

26. 车前子因生于 _____、_____ 上而得名。

27. 王不留行因其善于 _____ 而知名,"虽有王命不能留其行"。

28. 千里光因其_____，形容九里明，千里光。

29. 仙鹤草因其小叶似_____的羽毛，故得名。

30. 豨莶草中"豨"是_____，"莶"是_____。

31. 石斛的茎节膨大似_____，故得名。

32. 刘寄奴与宋武帝_____有关。

33. 大蓟中"蓟"指_____。

34. 穿心莲中叶对生，_____穿心而过。

35. 菊花中"菊"指_____。

36. 龙涎香中"龙"指_____。

37. 鸡内金因来自_____，黄色似金而得名。

38. 血余炭为_____制成的碳化物。

39. 珍珠中"珍"指_____，"珠"指_____。

40. 斑蝥中"斑"指_____，"蝥"指_____。

41. 玛瑙因其原石外形和_____相似而得名。

42. 人中白为_____积淀而成。

43. 人中黄为_____中渍成。

44. 神曲因其_____作用显著而得名。

45. 百合地黄汤是以_____命名，五倍子汤是以_____命名，血府逐瘀汤是以_____命名。

二、简答题

1. 我国中药品种繁多，较难记忆，请查阅相关资料，总结本书中中药的命名规律。

2. 试述青龙汤、白虎汤、朱雀丸、真武汤、四君子汤、普济消毒饮、补火丸的主要功效及其文化内涵。

3. 结合本章内容，以拟人的手法编制一幕小品，要求所有人物以药名取代。

4. 我国中药文化源远流长，结合 21 世纪传承中药文化需要，说说从哪些方面入手能将中药文化与社会生活紧密结合，实现中药文化的复兴。

第五章　药企和药房文化简介

教学目的与要求

1. 熟悉我国传统药房的发展史和特色药品。
2. 熟悉我国制药企业的发展现状和特色药品。
3. 了解世界制药巨头的发展史和特色药品。

第一节　制药企业

一、国外制药企业

1. 辉瑞

（1）发展简介　辉瑞（Prizer，美国）公司的创始人是一对从德国移民到美国的表兄弟，表弟叫查尔斯·辉瑞（Charles Prizer，1824—1906 年），表哥叫查尔斯·厄哈特（Charles Erhart，1821—1891 年）。辉瑞学习化学，厄哈特从事糖果生意。19 世纪 40 年代，他们一同来到美国发展。1849 年，辉瑞向父亲借了 2500 美元，与厄哈特在纽约曼哈顿的一座红砖小楼里成立查尔斯·辉瑞公司，主要为药剂师和药品公司提供碘酒、酒石酸、柠檬酸及驱虫药宝塔糖。

1861 年，美国爆发南北战争，辉瑞向北军提供大量的药品，战后成为美国国内较大的化学品生产企业之一，主营产品是柠檬酸。1941 年，第二次世界大战爆发后，辉瑞聘请约翰·史密斯研究青霉素，并由约翰·麦基领导，采用特有的深罐发酵技术完成了青霉素生产，成为首个生产青霉素的公司。1945 年，辉瑞公司生产的青霉素占全球产量的一半。1951 年，研发广谱抗生素土霉素取得成功，并获得专利权，两年间销售额达 4500 万美元。1965 年销售额突破 5 亿美元。此后成功研发了四环素、吡罗昔康等药物。1998 年，辉瑞公司研发的西地那非（万艾可）

上市,并且获得空前成功,据统计,在全世界每秒钟就有 4 粒万艾可被患者服用。

辉瑞公司也因为万艾可在商业上的巨大成功,先后吞并华纳兰伯特公司和法玛西亚公司。2009 年,辉瑞以股份加现金方式收购惠氏(Wyeth)。辉瑞公司的药品在心血管、内分泌、中枢神经、关节炎、抗感染、泌尿男科、眼科和抗肿瘤等治疗领域保持世界领先地位。2015 年全球销售收入达 496 亿美元。

(2)部分产品(表 5-1)。

表 5-1　辉瑞公司部分产品

商品名	通用名
立普妥	阿托伐他汀钙片
络活喜	苯磺酸氨氯地平片
西乐葆	塞来昔布胶囊
万艾可	枸橼酸西地那非片
大扶康	氟康唑胶囊/注射液
希舒美	阿奇霉素片/干混悬剂
左洛复	盐酸舍曲林片

2.葛兰素·史克

(1)发展简介　1873 年,约瑟夫·纳森(Joseph Nathan)创办葛兰素公司的前身约瑟夫·纳森公司。1880 年,美国药剂师亨利·威康(Henry Wellcome)和赛拉斯·巴勒斯(Silas Burroughs)在伦敦创办宝威公司(Burroughs Wellcome & Company)。1995 年,葛兰素(Glaxo)与威康(Wellcome)合并为葛兰素威康。

1830 年,约翰·K·史密斯(John K. Smith)的第一家药店在美国费城开业。1842 年,托马斯·必成(Thomas Beecham)在英国推出必成药丸。1989 年,史克(Smith Kline Beckman)与必成(The Beecham Group plc)合并,成立史克必成公司。2000 年,由葛兰素威康及史克必成合并而成的葛兰素·史克(Glaxo Smith Kline,英国)公司成立。2002 年,公司正式改名为葛兰素·史克有限公司。

葛兰素·史克总部设在英国,以美国为业务营运中心。在全球 39 个国家拥有 99 个生产基地,产品远销 191 个国家和地区。2015 年销售额为 379 亿美元。

葛兰素·史克公司的研究领域包括抗感染、中枢神经系统、呼吸和胃肠道、代谢等。此外,公司产品还包括非处方药、口腔护理品和营养保健饮料。

(2)部分产品(表5-2)。

表5-2　葛兰素·史克公司部分产品

时间	药物
1969 年	葛兰素推出喘乐宁(沙丁胺醇),该药成为治疗急性哮喘的经典用药
1972 年	必成开发出阿莫西林,该药成为广泛应用的抗生素
1976 年	泰胃美(西咪替丁)于英国率先上市
1981 年	葛兰素成功开发出抗胃溃疡药善卫得(雷尼替丁),该药在 20 世纪 80 年代雄居世界销售榜榜首
1987 年	威康研制成功世界上第一个抗艾滋病药齐多夫定
1991 年	史克必成在英国最先推出抗抑郁药帕罗西汀
1999 年	葛兰素威康在全球同步上市第一个口服有效抗乙肝药物贺普丁(拉米夫定)
1999 年	史克必成推出抗 2 型糖尿病药文迪雅(罗格列酮),该药是中国第一个抗糖尿病一类新药

3.赛诺菲

(1)发展简介　1973 年,法国石油企业埃尔福阿奎坦并购制药企业乐培士,创建赛诺菲。1970 年,两家法国制药实验室道斯(1834 年建立)和罗贝尔·卡利耶(1899 年建立)合并,成立圣德拉堡。1999 年,赛诺菲和圣德拉堡合并,成立赛诺菲—圣德拉堡公司。

1887 年,路易·巴斯德创建法国巴斯德研究所。1897 年,Marcel Měrieux 创立梅里厄研究院。

1990 年,梅里厄研究院与巴斯德生产部合并,成立巴斯德—梅里厄血清和疫苗公司。1996 年,更名为巴斯德—梅里厄—康纳公司。

1928 年,普朗克兄弟创建的化工产品公司和罗纳工厂化学公司合并,成立罗纳普朗克。1994 年,罗纳普朗克兼并巴斯德—梅里厄血清和疫苗公司。1863 年,赫司特化学公司成立。1999 年,罗纳普朗克与赫司特合并成立安万特。

2004 年,赛诺菲—圣德拉堡并购安万特,成立赛诺菲·安万特。2011 年,更名为赛诺菲。2015 年营业额为 370 亿欧元。

赛诺菲(Sanofi,法国)的业务遍布世界 100 多个国家,依靠世界级的研发组织,其药品在七大治疗领域居领先地位:心血管疾病、血栓形成、肿瘤学、糖尿病、中枢神经系统、内科学和疫苗。

（2）部分产品（表 5-3）。

表 5-3　赛诺菲公司部分产品

商品名	通用名
可达龙	盐酸胺碘酮
抵克力得	噻氯匹定
德巴金	丙戊酸钠缓释片
安博维	厄贝沙坦片
波立维	氯吡格雷
乐沙定	奥沙利铂

4.诺华

（1）发展简介　诺华（Novartis，瑞士）由汽巴—嘉基及山德士合并而成，以下为诺华公司的历史。

①嘉基（Geigy）。

1758 年，嘉基家族的 Johann Rudolf Geigy-Gemuseus 开始在瑞士巴塞尔经营化学品、染料、黏合剂和药品。

1857 年，Johann Rudolf Geigy-Merian 和 Johann Müller-Pack 在巴塞尔开设了一家染料作坊。2 年后，他们开始生产合成品红染料。

1901 年，嘉基家族企业转为有限公司，名称定为"J. R. 嘉基有限公司"。

1925 年起，嘉基开始生产纺织助剂，此业务部门在 3 年后被汽巴公司购入。

1935 年起，嘉基开始生产杀虫剂；1938 年后，嘉基又设立了制药部门。

1948 年，嘉基公司的研究人员保罗·赫尔曼·穆勒因发现杀虫剂滴滴涕而获得诺贝尔生理学或医学奖。

20 世纪 40—60 年代，嘉基公司继续在多个领域开发出新产品，其中包括抗风湿药物 Butazolidin、除草剂 Simazin 和 Atrazin、精神类抗抑郁症药物 Tofranil、利尿剂 Hygroton 及抗癫痫药 Tegretol。

②汽巴（Ciba）。

1859 年，Alexander Clavel 开始在巴塞尔的工厂生产丝绸用染料。1864 年，他创建了新的合成染料生产厂。

1873 年，Alexander Clavel 将自己的染料工厂出售给 Bindschedler & Busch 公司。

1884 年，Bindschedler & Busch 改为合伙制公司，名称变为"巴塞尔化工公司"（Gesellschaft für Chemische Industrie Basel）；1945 年起，由于公司缩写"CIBA"被广泛使用，故 CIBA 成为公司的正式名称。

1910—1920 年，在生产了抗菌药 Vioform 和抗风湿药 Salen 后，汽巴开始在英国、意大利、德国等地设厂。

1954 年,汽巴开始生产杀虫剂。

1963 年,用于治疗血液中铁、铝过剩的 Desferal 上市。

③汽巴—嘉基(Ciba-Geigy)。

1970 年,汽巴公司和嘉基公司合并成立汽巴—嘉基公司。

④山德士(Sandoz Laboratories)。

1886 年,Alfred Kern 博士和 Edouard Sandoz 合伙成立 Kern & Sandoz 化工公司。最早的产品是茜素蓝和金胺染料。

1895 年,Alfred Kern 博士去世后,Kern & Sandoz 由合伙制企业转为 Chemische Fabrik vormals Sandoz 公司。同年,公司开始生产退烧药安替比林。

1899 年,山德士公司研发了糖精。

1917 年开始,Arthur Stoll 教授在山德士负责药物开发工作。

在两次世界大战期间,镇痛药 Gynergen(1921 年)和补钙药 Calcium-Sandoz(1929 年)分别上市。

自 1929 年起,山德士开始生产纺织、造纸和皮革用化学品。1939 年起,开始生产农用化学品。

1938 年,山德士公司合成麦角酸二乙胺。

1964 年,山德士开始在瑞士以外的国家发展业务。

1967 年,山德士合并生产阿华田等营养食品的 Wander 公司。

⑤诺华公司。

早在 1918 年,汽巴公司、嘉基公司和山德士公司就曾经联合组成巴塞尔化工集团,但是该集团于 1950 年解散。

1996 年,汽巴—嘉基和山德士合并成立诺华公司。这是当时最大的公司合并案。

1997 年,汽巴—嘉基原有的精细化工部门从诺华脱离,成立汽巴精化。

2000 年 9 月,诺华收购美国眼力健(Wesley Jessen)公司,将其并入自己的子公司视康(CIBA Vision)。

2000 年,诺华将自己旗下的农药及种子业务剥离,成立先正达公司。

2002 年,诺华将拥有阿华田和乐口福等品牌的食品及饮料部出售给英国联合食品公司。

2002 年,诺华收购斯洛文尼亚非专利药生产商莱柯(Lek)公司。

2002 年,诺华增持瑞士罗氏(Roche)公司股份达 32.7%,试图收购罗氏,但是没有成功。

2003 年,诺华将旗下的非专利药生产部门整合为山德士(Sandoz)。

2005 年,诺华收购德国赫素(Hexal)公司,成为世界最大的非专利药生产企业。

诺华源于拉丁文 novae artes,意为"新技术"。"诺华"中文取意"承诺中华",即承诺通过不断创新的产品和服务致力于提高中国人民的健康水平和生活质量。2015 年,全球销售额为 536 亿美元。

（2）部分产品（表 5-4）。

表 5-4   诺华公司部分产品

类型	药物
抗风湿止痛药	扶他林（Voltaren,双氯芬酸钠肠溶片）
治疗帕金森症药物	溴隐亭（Parlodel）
抗肿瘤药物	善宁（Sandostatin,醋酸奥曲肽注射液）
治疗高脂血症药物	来适可（Lescol,氟伐他汀钠）
抗高血压药物	代文（Diovan,缬沙坦胶囊）
口服杀真菌药	兰美抒（Lamisil,特比萘芬）

5. 罗氏

（1）发展简介   1896 年,罗氏（Roche,瑞士）公司由 Fritz Hoffmann 和 La Roche（罗氏家族）共同创建,生产各种维生素和衍生物。1957 年,它引入苯化重氮类镇静剂药物（例如常见的安定和氟硝西泮等镇静剂）的分级机制。它生产的痤疮类药物（注册商标如 Accutane® 和 Roaccutane®）是市场上治疗恶性痤疮的首选药物,它还生产 HIV 抑制药物。

罗氏制药有限公司是奥司他韦的专利持有人,目前罗氏公司生产的奥司他韦磷酸盐胶囊剂是市场上唯一的奥司他韦制剂。罗氏公司研发以赫赛汀（Herceptin）、美罗华（Mab Thera）和贝伐单抗（Avastin）为代表的单克隆抗体靶向肿瘤治疗药。2000—2005 年,罗氏抗肿瘤药的销售额从 16 亿美元激增至 83 亿美元,并占据全球抗肿瘤药市场的 25%。2015 年,全球销售额为 518 亿美元。

（2）部分产品（见表 5-5）。

表 5-5   罗氏公司部分产品

商品名	通用名
赛尼可	奥利司他胶囊
罗盖全	骨化三醇胶丸
骁悉	吗替麦考酚酯
赛美维	更昔洛韦
达利全	卡维地洛片
多美康	马来酸咪达唑仑片
美多芭	多巴丝肼片
达菲	磷酸奥司他韦
赛尼哌	达利珠单抗

6. 阿斯利康

(1)阿斯特拉制药公司。1913年,阿斯特拉制药公司成立,总部位于瑞典。公司从事制药产品的研究、发展、制造和销售,主要产品分为消化、心血管、呼吸和止痛等药物。部分产品见表5-6。

表5-6　阿斯特拉公司部分产品

分类	产品
消化类药物	洛赛克(奥美拉唑)
心血管类药物	倍他乐克(酒石酸美托洛尔)、波依定(非洛地平)、雷米普利和氢氯噻嗪
呼吸类药物	普米克(布地奈德)、博利康尼(硫酸特布他林)、雷诺考特(布地奈德)和吸入剂推进装置
麻醉类药物	赛罗卡因(利多卡因)

(2)捷利康集团股份有限公司。1993年,帝国化学工业有限公司(简称ICI,成立于1926年)将旗下的三项业务(医药、农业化学和特种产品)剥离,组建一家独立的公司——捷利康。捷利康总部位于英国伦敦,在医药方面主攻癌症、心血管、中枢神经系统、呼吸和麻醉等治疗领域。部分产品见表5-7。

表5-7　捷利康公司部分产品

分类	产品
肿瘤类药物	诺雷德(戈舍瑞林醋酸)、康士得(比卡鲁胺)、诺瓦得士(他莫昔芬柠檬酸盐)和瑞宁得(阿那曲唑)
心血管类药物	捷赐瑞(赖诺普利)和天诺敏(阿替洛尔)
呼吸类药物	安可来(扎鲁司特)
中枢神经系统药物	佐米格(佐米曲普坦)
麻醉类药物	得普利麻(丙泊酚)

(3)1999年,原瑞典阿斯特拉公司和原英国捷利康公司合并成立阿斯利康公司(AstraZeneca,英国)。2015年,全球销售额超过261亿美元。

7. 强生

(1)发展简介　19世纪末,美国内战期间,一位著名的英国外科医生——约瑟夫·李斯特(Joseph Lister)发现手术室内通过空气传播的细菌,并率先创立"看不见的细菌"这一学说。1876年,罗伯特·乔森旁听了李斯特的演讲之后,研制出无菌、密封的外科用手套、包扎绷带,并取得良好的临床效果。

1886年,乔森和他的两个兄弟在美国新泽西州的新布鲁斯威克共同生产无菌外科敷料。第二年,公司改名为"强生"(Johnson & Johnson)。1910年,罗伯特·伍得·乔森(Robert Wood Johnson)辞世,强生公司由他弟弟詹姆斯·伍得·乔森(James Wood Johnson)掌管。此时,强生已成为名副其实的护理业领头羊。

1923 年,与父亲重名的小罗伯特(罗伯特·伍得·乔森二世)结束环球之旅,回到强生。小罗伯特非常有战略眼光与全球意识,在他的鼓动下,强生开始进军海外。1924 年,强生的英国分公司剪彩落成。1932 年,小罗伯特接替叔叔,成为强生公司主席。第二次世界大战爆发后,小罗伯特报名参战,他战功赫赫,被封为准将。战争结束后,他再次回到强生公司,并重新执掌帅印。但是,在小罗伯特之后,乔森家族的成员就再也没有担任过强生公司的总裁。1965 年,乔森三世被赶出家门。在此之前 2 年,乔森二世已经将董事长的职位交给一位家族之外的职业经理人。

2006 年,强生公司以 166 亿美元收购最大的一笔辉瑞公司的消费品。2009 年,强生公司以近 104 亿美元的价格收购 Cougar 生物科技公司,以 8.85 亿美元的价格购得 Elan 制药公司 18% 的股份。此外,强生公司还拿出 4.41 亿美元收购荷兰 Crucell 生物科技公司 18% 的股份,Crucell 公司主要进行疫苗研发,这笔交易将为强生公司提供一条生产线。2008 年,强生公司完成收购北京大宝化妆品有限公司。2015 年,全球销售额为 742 亿美元。

(2)部分产品(表 5-8)。

表 5-8　强生公司部分产品

分类	产品
婴儿护理	强生婴儿护理系列
创伤护理	邦迪创可贴
肌肤护理	可伶可俐、大宝化妆品、强生美肌
女性健康护理	o.b.、娇爽、达克宁栓
流行/非流行性感冒	酚麻美敏混悬液、小儿伪麻美芬滴剂
消化系统疾病	吗丁啉
皮肤病	采乐酮康唑洗液、派瑞松、达克宁
神经系统疾病	西比灵
多动症	专注达
精神疾病	维思通、喜普妙、来士普
肿瘤及相关	万珂、达珂

8.默沙东

(1)发展简介　1668 年,斐德利希·杰柯·默克(Friedrich Jacob Merck)在德国达姆施塔特成立一家药局。1816 年,其后代埃曼鲁埃尔·默克继承药局的生意,将其发展为一家化学制药厂。1891 年,乔治·默克(George Merck)接管德国默克在美国纽约的分公司,创立默克有限公司。1917 年,默克在由美国政府充公后转型成独立公司经营,自此与德国默克切断了关系。1933 年,美国默克设立第一家科研实验室,提炼、制造出维生素 B_{12},生产出第一种类固醇可的松。第二次世界大战期间,德国总公司乔治·默克将 80% 的德国股份转让给美国政府,自己则留下其余的 20%。

1953 年,美国默克与沙东公司(Sharp & Dohme)合并,正式成立默沙东药厂(Merck Sharp & Dohme,MSD),建立一体化的跨国药物生产及分发的实业公司。根据德国默克与默沙东(美国默克)协议,默沙东公司只可在北美地区(美国、加拿大等)使用"默克"之名,在美国以外的地区必须使用默沙东称呼,至此,德国默克与默沙东(美国默克)正式分手。

2009 年,默沙东公司宣布以 411 亿美元收购同为世界 500 强的跨国制药巨头先灵葆雅公司,组建新的默沙东公司。新默沙东公司继续秉承公司创始人乔治·默克先生名言:"我们应当永远铭记:药物是为人类而生产,不是为追求利润而制造的。只要我们坚守这一信念,利润必将随之而来。"

默沙东的营销网络遍及美国、欧洲、中南美洲以及亚太共 70 个国家和地区,设有 31 家工厂及 17 个物流发货中心。2015 年,销售额达 422 亿美元。

(2)部分产品(表 5-9)。

表 5-9　默沙东公司部分产品

产品	应用
依替米贝	一种胆固醇吸收抑制物,能降低低密度胆固醇
辛伐他汀	降低胆固醇
非那雄胺	应用于脱发(雄性秃)或前列腺疾病
阿瑞匹坦	预防化疗引起的急性和延迟性恶心、呕吐
阿仑膦酸钠	主要用于治疗骨质疏松症
孟鲁司特	可以抑制白三烯素(Leukotriene),以治疗气喘
茚地那韦	一种蛋白酶(protease)抑制剂,用于治疗艾滋病
利扎曲坦	一种用来治疗偏头痛的曲普坦(Triptans)类药物
氯沙坦	用于治疗高血压并降低中风几率
亚胺培南与西司他丁	一种广谱碳青霉烯类抗生素
四价人类乳突病毒基因重组疫苗	用于对抗人类乳突病毒(HPV),可预防生殖器疣与子宫颈癌等病变

9.礼来

(1)发展简介　1876 年,礼来上校在美国印第安纳州波利斯市创立礼来(Eli Lilly,美国)公司。2015 年,全球销售额达 196 亿美元。礼来在中国许多医药领域居领先地位,如抗生素、中枢神经药、肿瘤药、内分泌药等。

（2）部分产品（表 5-10）。

表 5-10　礼来公司部分产品

疾病领域	药物	研发简介
糖尿病领域	因苏林	1923 年研发，为世界上第一个动物胰岛素
	优泌林	1982 年研发，为世界上第一个人工基因合成的人胰岛素
	优泌乐	1996 年研发，为世界上第一个人胰岛素类似物
	Actos	1999 年研发，与武田公司合作推出的口服降糖药
	百泌达	2005 年研发，为治疗 2 型糖尿病的突破性新药
抗生素领域	青霉素	1943 年研发，进行大规模生产
	万古霉素	1958 年推出
	头孢菌素（Keflex 和 Kefzol）	1960 年推出
	希刻劳	1979 年推出
饲料领域	瘦肉精	莱克多巴胺（Ractopamine），用以促进猪、牛、火鸡等生出肌肉（俗称"瘦肉"），减少脂肪
抗肿瘤领域	长春碱类	1963 年研发
	健择	1995 年研发，用于治疗胰腺癌和非小细胞肺癌
	力比泰	2004 年研发，用于治疗恶性胸膜间皮瘤和非小细胞肺癌
中枢神经领域	百优解	1986 年研发，用于抑郁症治疗，被誉为"世纪之药"
	再普乐	1996 年研发，全球最畅销的精神分裂症药物
	择思达	2003 年研发，用于治疗注意缺陷和多动障碍

10. 拜耳

（1）发展简介　1863 年，染料推销员 Friedrich Bayer（图 5-1）和主染色员 Johann Friedrich Weskott 合作创立 Friedr. Bayer et comp.，主要生产和销售合成染料。1912 年，公司迁往德国莱茵河畔的勒沃库森。公司在伍珀塔尔爱伯福市设立科学实验室（1878 至 1912 年间为公司总部），制定行业研究的新标准。阿司匹林由 Felix Hoffmann 开发，于 1899 年投放市场。1899 年，拜耳获得阿司匹林的注册商标。1925 年，拜耳（Bayer，德国）公司同其他几家化学公司合并建立法本

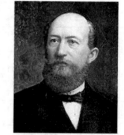

图 5-1　Friedrich Bayer

化学工业公司，战后被拆散。1951 年成为独立的法人公司，称拜耳颜料公司，1972 年取名"拜耳公司"。公司总部位于德国的勒沃库森，全球建有 750 家生产厂及 350 家分支机构，几乎遍布世界各地。高分子、医药保健、化工以及农业是该公司的四大支柱产业。公司的产品种类超过 10000 种，是德国最大的产业集团。

　　1988年,拜耳集团成为首家在东京股票交易所上市的德国公司。1994年,拜耳收购Sterling Winthrop北美自我药疗企业,这是具有里程碑意义的事件,此次收购使公司在美国重新使用"拜耳"名称,这是75年来拜耳首次以拜耳十字标志作为企业标志在美国开展运营。1995年,美国的Miles Inc.被重新命名为"拜耳公司"。2015年,全球销售额达560亿美元。

　　拜耳十字是拜耳公司的标志,1904年起开始使用。拜耳十字由横排和竖排的"拜耳"(BAYER)英文单词组成,两个词共用一个"Y"字母,最外面为一个圆圈。LIFE代表其价值观和领导原则:L代表Leadership(领导),I代表Integrity(正直),F代表Flexibility(灵活),E代表Efficiency(效率)。

　　(2)部分产品(表5-11)。

表5-11　拜耳公司部分产品

商品名	通用名	治疗疾病
拜新同	硝苯地平控释片	抗高血压、冠心病的长效药物
拜阿司匹林	阿司匹林肠溶片	预防心肌梗死和脑卒中的发作,包括稳定性和不稳定性心绞痛、急性心肌梗死等
达喜	铝碳酸镁	胃黏膜保护剂,治疗慢性胃炎等
爱乐维	复合维生素片	为备孕、妊娠和哺乳期妇女提供复合维生素
散利痛	复方对乙酰氨基酚片	感冒引起的发热,缓解轻度至中度疼痛
白加黑	氨酚伪麻美芬片,氨麻苯美片	感冒引起的发热、头痛、四肢酸痛、打喷嚏、流鼻涕、咳嗽、咽痛等
拜糖苹	阿卡波糖片	糖耐量异常和2型糖尿病
美克	联苯苄唑乳膏	用于各种皮肤真菌病,如手癣、足癣等

11.雅培

　　(1)发展简介　　1888年,华莱士·雅培博士在美国芝加哥创办雅培制药厂。历经百年发展,如今的雅培(Abbott,美国)公司已发展成一个医药及营养产品多元化的世界500强企业。

　　1923年,雅培进入麻醉领域。1927年,研制"心美力"婴儿奶粉。1936年,推出硫喷妥钠。1952年,推出含铁婴儿奶粉,后续推出加牛磺酸、加硒奶粉。雅培公司的产品涉及营养品、药品、医疗器械、诊断仪器及试剂领域。2015年,全球销售额达213亿美元。

(2)部分产品(表 5-12)。

表 5-12 雅培公司部分产品

产品	治疗疾病
乳果糖口服溶液	慢性或习惯性便秘;调节结肠的生理功能;肝性脑病
胰酶肠溶胶囊	治疗儿童或成人的胰腺外分泌不足
丁二磺酸腺苷蛋氨酸	用于病毒性肝炎、脂肪肝、酒精性肝病、药物性肝炎等疾病引起的肝内胆汁瘀积
雌二醇片/雌二醇地屈孕酮片复合	围绝经期妇女 HRT 治疗,改善骨质疏松,治疗血脂及心血管疾病
非诺贝特片	饮食控制疗法不理想的高胆固醇血症等
分子诊断产品	乳腺癌诊断探针;膀胱癌、肺癌非侵入性诊断探针;前列腺癌诊断探针;白血病、淋巴瘤等血液病诊断探针
艾滋病抗体测试	1985 年推出,用于艾滋病诊断
乙肝表面抗原测试	20 世纪 70 年代推出,用于乙肝诊断

12.百时美·施贵宝

(1)发展简介　1887 年,威廉姆·M·布里斯托尔(William McLaren Bristol)和约翰·R·迈耶斯(John Ripley Myers)在纽约州克林顿县创办克林顿制药公司,1898 年更名为布里斯托尔·迈耶斯公司(Bristol-Myers Company),1900 年将业务重点转向药品的批发与零售。1924 年,公司总利润第一次达到 100 万美元,其产品销往 26 个国家。1943 年,公司收购切普林生物技术实验室(Cheplin Laboratories),并为盟军部队大量生产青霉素及抗生素类药品。

1858 年,爱德华·罗宾逊·施贵宝成立施贵宝(Squibb)制药公司。后期收购假发厂家 Clairol 公司(1959 年)、家用产品制造商 Drackett 公司(1965 年)、外科产品公司 Zimmer 制造业公司(1972 年)、牙科产品制造商 Unitek 公司(1978 年)等。1974—1980 年,公司有 11 种抗癌新药投入市场,带来 2 亿美元利润。1986 年,公司兼并生物技术企业基因系统公司。

1989 年,布里斯托尔·迈耶斯公司和施贵宝股份有限公司合并,组成百时美·施贵宝(Bristol-Myers Squibb,美国)公司。1990 年,百时美·施贵宝药品研究所在普林斯顿(Princeton)成立。1991 年,美国国家肿瘤研究会(National Cancer Institute,NCI)授权百时美·施贵宝开发新的抗癌药品。1992 年,紫杉醇通过美国食品药品监督管理局批准,提前完成 NCI 任务。1993 年,百时美·施贵宝获得紫杉醇的生产专利并进行投产。

2000 年以前,全球 90% 紫杉醇市场被该公司垄断,带来丰厚利润。旗下美赞臣公司的创始者是爱德华·美赞臣(Edward Mead Johnson)。1888 年,因儿子泰德无法进食,于是美赞臣特别调制一种糊状精粥,加入牛奶后给儿子喂食,以保其命。这引发他发展婴幼儿营养食品事业的念头，从此他研究开发各类婴幼儿以及老年人的营养产品。旗下康复宝公司专门生产医疗产品，包括造口、护理创伤用品、皮肤和伤口护理产品。2015 年，百时美·施贵宝公司全球销售额达 159 亿美元。

（2）部分产品（表 5-13）。

表 5-13　百时美·施贵宝公司部分产品

商品名	通用名	治疗疾病
蒙诺	福辛普利钠片	高血压、心力衰竭
普拉固	普伐他汀钠片	饮食限制仍不能控制的原发性高胆固醇血症或合并有高甘油三酯血症患者
开博通	卡托普利片	高血压、心力衰竭
格华止	盐酸二甲双胍	单纯饮食控制及体育锻炼治疗无效的 2 型糖尿病
马斯平	盐酸头孢吡肟	敏感菌所致的轻、中度感染
博路定	恩替卡韦片	用于病毒复制活跃、血清转氨酶 ALT 持续升高或肝脏组织学显示有活动病变的慢性成人乙型肝炎
泰素	紫杉醇注射剂	进展期卵巢癌的一线和后期治疗
金施尔康	维生素成人产品	维生素 B、维生素 C 及铁缺乏患者
日夜百服宁	氨酚伪麻美芬片、氨麻美敏片	感冒引起的发热、头痛、四肢酸痛、打喷嚏、流鼻涕、鼻塞、咳嗽、咽痛等

二、中国制药企业

1. 扬子江药业

（1）发展简介　扬子江药业集团创建于 1971 年。1998 年，扬子江药业集团率先在江苏省医药行业成立企业博士后科研工作站。2001 年，扬子江药物研究院经原国家经贸委等部门认定为国家级企业技术中心。2006 年，扬子江药物研究院被科技部认定为国家级企业创新研发中心。集团对扬子江药物研究院下设的各研发中心进行资源整合，形成化学药物研发中心、药物制剂技术工程研究中心、生物药物研发中心、中药制造工艺工程研究中心等四大研发中心，并以此成立江苏省（泰州）新药研究院，致力于化学药、中成药、生物药及制剂技术的创新研发。

集团旗下 20 多家成员公司遍布泰州、北京、上海、广州、南京、成都等地；主要产品中西药并举，营销网络覆盖全国各省、自治区、直辖市。2015 年，集团实现销售收入 500 亿元。根据国家工信部公布数据，2009—2011 年连续三年公司主营业务收入名列全国医药工业企业百强前三位。

企业文化：秉承求索进取、护佑众生的理念，创新至善、高质惠民的核心价值观，坚忍不拔、锐意进取、团结拼搏、永不满足的企业精神。企业商标图案以母子手体现护佑众生，绿色橄榄枝象征和平、健康。

(2)部分产品(表5-14)。

表5-14　扬子江药业部分产品

通用名	功能主治
胃苏颗粒	理气消胀,主治气滞胃脘痛
蓝芩口服液	清热解毒,利咽消肿。用于急性咽炎、肺胃实热的咽痛、咽干、咽部灼热
地佐辛注射液	需要使用阿片类镇痛药治疗的各种疼痛
紫杉醇注射液	卵巢癌、乳腺癌及非小细胞肺癌的一线和二线治疗以及头颈癌、食管癌等
阿那曲唑片	绝经后妇女的晚期乳腺癌治疗
格列本脲片	用于节食、体育锻炼及减肥控制血糖均不满意的2型糖尿病
小儿氨酚黄那敏颗粒	儿童感冒引起的发热、头痛、四肢酸痛等
头孢拉定胶囊	敏感菌引起的急性咽炎、扁桃体炎、中耳炎、支气管炎、肺炎以及泌尿生殖道感染等
注射用阿昔洛韦	单纯疱疹病毒感染、带状疱疹等
非那雄胺片	治疗已有症状的良性前列腺增生症

2.云南白药集团

(1)发展简介　云南白药由云南名医曲焕章先生于1902年创制,问世百余年来,不但拯救了无数大众的生命,而且在北伐、长征、抗日战争、解放战争等重大历史过程中发挥重要的作用,享有"伤科圣药""药冠南滇"的美誉。1971年,公司前身云南白药厂正式成立。1993年,公司在深交所挂牌上市,成为云南省第一家A股上市公司。2015年,公司营业收入为207亿元。

云南白药公司经营涉及化学原料药、化学药制剂、中成药、中药材、生物制品、保健食品、化妆品及饮料的研制、生产及销售。

公司商标:宝相花融合牡丹、芍药、菊花等中国传统名花特点,图案中部为葫芦,喻"悬壶济世"。葫芦顶部有一粒灵丹,喻云南白药是功效卓著的灵丹妙药。

(2)部分产品(表5-15)。

表5-15　云南白药部分产品

通用名	功能主治
云南白药	化瘀止血,活血止痛,解毒消肿,用于跌打损伤、瘀血肿痛、吐血、便血、咳血、痔血等
云南白药酊	用于跌打损伤、风湿麻木、筋骨及关节疼痛、肌肉酸痛及冻伤
竹红菌素软膏	用于外阴白色病变、疤痕疙瘩、外阴瘙痒及外阴炎
气血康口服液	用于神倦乏力、气短心悸、阴虚津少、口干舌燥
痛舒胶囊	用于跌打损伤、风湿性关节痛、肩周炎、痛风性关节痛、乳腺小叶增生
云南白药创可贴	止血、镇痛、消炎、愈创,用于小面积开放性创伤
干石斛	用于热病津伤,口干烦渴,胃阴不足,食少干呕,病后虚热不退,阴虚火旺,骨蒸劳热,目暗不明,筋骨痿弱
灵芝粉	用于扶正固本,增强免疫功能
云南白药牙膏	口腔护理

3.哈药集团

(1)发展简介　2005 年,哈药集团有限公司通过增资扩股改制成为国有控股的中外合资企业。哈药集团拥有 2 家在上海证券交易所上市的公众公司(即哈药集团股份有限公司和哈药集团三精制药股份有限公司)和 27 家全资、控股及参股公司,集团下属医药生产企业 12 家。2015 年,实现营业收入 161 亿元。

哈药集团主营业务涵盖抗生素、化学药物制剂、非处方药品等领域,其中抗生素原料药及制剂有 20 多种剂型、1000 多个品种,年产抗生素及中间体 13000 吨、西药粉针 30 亿支、水针 4 亿支、片剂 200 亿片、胶囊 125 亿粒、口服液 30 亿支。部分产品打入欧洲、亚洲、非洲、中北美洲市场,年出口创汇 1 亿美元以上。

哈药集团秉承"做地道药品,做厚道企业"的企业宗旨,凭借"以正合、以奇胜、以德存"的企业理念,以"大文化战略整合,大品牌市场竞争,大手笔创新发展"为管理理念,以"济世救人,兴业报国"为企业精神。公司商标以英文缩写"H、P、G、C"借笔连代的多元素表现手法,体现企业紧密整合、不断发展,如一片波浪,衬托出一轮红日再冉升起。哈药集团目前拥有"哈药""三精""世一堂""护彤""钙中钙"等驰名商标。

(2)部分产品(表 5-16)。

表 5-16　哈药集团部分产品

通用名	功能主治
罗红霉素分散片	敏感菌引起的呼吸道感染、耳鼻喉感染、生殖器感染、皮肤软组织感染、支原体肺炎等
颠茄磺苄啶片	痢疾杆菌引起的慢性菌痢和敏感菌所致肠炎
乳酸菌素片	肠内异常发酵、消化不良、肠炎和小儿腹泻
小儿氨酚黄那敏颗粒	感冒引起的发热、头痛、四肢酸痛、打喷嚏、流鼻涕、鼻塞、咽痛等
丹王颗粒	下肢深静脉栓塞、血栓性静脉炎,症见肢体肿胀、沉重作痛、肌肤变化等
注射用哌拉西林钠	敏感肠杆菌、铜绿假单胞菌、不动杆菌所致的败血症、上尿路及复杂性尿路感染、呼吸道感染、胆道感染、腹腔感染等
参皇乳膏	手足皲裂、脂溢性皮炎、寻常痤疮和毛囊角化症
甲硝唑芬布芬胶囊	牙龈炎,牙周炎
头孢美唑钠	化脓性脑膜炎及敏感菌引起的呼吸道感染、肺炎、支气管炎、胆道感染、泌尿系统感染、妇产科细菌感染、皮肤软组织感染等
肌苷注射液	白细胞或血小板减少症、各种急慢性肝脏疾患、肺源性心脏病、中心性视网膜炎、视神经萎缩等

4.中美史克药业

(1)发展简介　1987 年,中美天津史克制药有限公司(简称"中美史克")成立,是由葛兰素·史克(GSK)与国内大型药厂天津中新药业集团股份有限公司、天津太平(集团)有限公司共同投资设立。1987年正式投产,主要生产胶囊、片剂和软膏3种剂型,年产能力23亿片(粒或支)。

2007年,公司开始推行"3T"文化——相互信任(Trust)、开放透明(Transparent)、积极主动(Take initiative),不断引导、鼓励员工追求卓越。公司的总体目标是让人们做到更多,感觉更舒适,生活得更长久,从而改善人类的生活质量。

(2)部分产品(表5-17)。

表5-17 中美史克部分产品

商品名	通用名	功能主治
新康泰克	复方盐酸伪麻黄碱缓释胶囊	感冒引起的上呼吸道症状和鼻窦炎、枯草热
芬必得	布洛芬缓释胶囊	缓解轻至中度疼痛,如关节痛、肌肉痛、神经痛、头痛、偏头痛、牙痛、痛经,也用于感冒发热
百多邦	莫匹罗星软膏	各种细菌性皮肤感染,如脓疱疮、疖病、毛囊炎等原发性皮肤感染,及湿疹合并感染、溃疡合并感染、创伤合并感染等继发性感染
史克肠虫清	阿苯达唑	驱蛔虫、蛲虫、绦虫、鞭虫、旋毛虫等线虫病及囊虫和包虫病
舒适达	舒适达牙膏	抗敏感、专业修复等牙膏,含硝酸钾、乙酸锶等成分
保丽净	假牙护理系列	假牙稳定剂、清洁片
兰美舒	特比萘芬	脚气、手癣、足癣、体癣、股癣、花斑癣及皮肤念珠菌感染
必理通	对乙酰氨基酚片	类风湿性关节炎、急慢性风湿性关节炎、风湿痛、感冒发热、头痛、神经痛、术后疼痛等

5.西安杨森药业

(1)发展简介 1985年,美国强生公司的全资子公司比利时杨森制药有限公司与陕西省医药总公司、陕西汉江药业股份有限公司、中国医药工业公司、中国医药对外贸易总公司合资兴建了大型制药企业——西安杨森。西安扬森的产品主要涉及胃肠病学、神经学、变态反应学、疼痛管理学和抗菌学等领域,生产基地位于西安市。

企业的核心价值观是以公正、诚实、尊重他人赢得信赖,该价值观由强生公司创始人罗伯特·伍德·乔森于1943年提出。在中国,把"止于至善"作为企业哲学,并提出鹰文化和雁文化,既有鹰的独立性,又有雁的合作意识。

(2)主要产品 见强生公司部分产品。

6.天士力集团

(1)发展简介 1994年,天士力集团成立。2000年,国家人事部批准天士力集团有限公司设立企业博士后科研工作站,研究方向包括冠心病血瘀症基因研究、天然植物药化学成分研究、细胞培养及产业化研究、生物酶工程技术等,公司先后与天津大学等签订博士后培养协议。2015 年,销售额达 132 亿元。2010 年,复方丹参滴丸顺利通过了美国 FDA Ⅱ 期临床试验。2016 年,完成美国 FDA Ⅲ 期临床试验,现正进入 COV(临床中心关闭访查)阶段。

　　企业秉承"追求天人合一,提高生命质量"的企业理念,以"以人为本,诚信通达"为共同价值观,以"百年企业,百年育人,百年品牌"为战略思想。

▶ 知识链接

"天士力"内涵

　　"天"乃使命,是生生不息的自然,是科学严谨的规律,是风云变幻的市场,是至高无上的顾客。"士"乃智者,是日月精华之生命,是固国兴邦之民众,是悬壶济世之人杰,是胸怀诚信之来者。"力"乃融通,是政通人和之凝聚力,是敢为人先之创新力,是抢抓机遇之竞争力,是业兴五洲之生产力。

(2)部分产品(表 5-18)。

表 5-18　天士力集团部分产品

通用名	功能主治
复方丹参滴丸	活血化瘀,理气止痛。用于气滞血瘀所致的胸痹,症见胸闷、心前区刺痛;冠心病心绞痛见上述症候者
穿心莲内酯滴丸	清热解毒,抗菌消炎。用于呼吸道感染风热症所致的咽痛
芪参益气滴丸	益气通脉,活血止痛。用于气虚血瘀型胸痹,症见胸闷胸痛、气短乏力、心悸、面色少华、自汗、舌体胖有齿痕、舌质暗或紫暗或有瘀斑,脉沉或沉弦。适用于冠心病、心绞痛见上述症状者
养血清脑颗粒	养血平肝,活血通络。用于血虚肝旺所致的头痛、眩晕眼花、心烦易怒、失眠多梦等
藿香正气滴丸	解表化湿,理气和中。用于外感风寒、内伤湿滞、头痛昏重、脘腹胀痛、呕吐泄泻、胃肠型感冒等
柴胡滴丸	解表退热。用于外感发热,症见身热面赤、头痛身楚、口干而渴等
荆花胃康胶丸	理气散寒,清热化瘀。用于寒热错杂症、气滞血瘀所致的胃脘胀闷、疼痛、嗳气、反酸、嘈杂、口苦;十二指肠溃疡见上述症候者
消渴清颗粒	滋阴清热,活血化瘀。配合抗糖尿病化学药品用于 2 型糖尿病属阴虚热盛挟血瘀症的治疗;可改善该症所见口渴欲饮、多食易饥、怕热心烦、溲赤或尿多、大便干结,或胸中闷痛,或肢体麻木、刺痛,以及盗汗等症
替莫唑胺	用于多形性胶质母细胞瘤或间变性星形细胞瘤
右佐匹克隆片	治疗失眠
富马酸酮替芬片	用于过敏性鼻炎、过敏性支气管哮喘

续表

通用名	功能主治
赖诺普利氢氯噻嗪片	用于治疗高血压。本复方不适用于高血压的初始治疗,适用于赖诺普利或氢氯噻嗪单独治疗不能满意控制血压的患者,也适用于两单药联合治疗获得满意疗效后的替代治疗
盐酸硫必利片	用于舞蹈症、抽动—秽语综合征及老年性精神病,亦可用于头痛、痛性痉挛、神经肌肉痛及乙醇中毒等
甲砜霉素胶囊	用于敏感菌如流感嗜血杆菌、大肠埃希菌、沙门菌属等所致的呼吸道、尿路、肠道等感染
氟他胺片	适用于前列腺癌,对初治及复治患者都可有效
舒必利片	对淡漠、退缩、木僵、抑郁、幻觉和妄想症状的效果较好,适用于精神分裂症单纯型、偏执型、紧张型及慢性精神分裂症的孤僻、退缩、淡漠症状
注射用重组人尿激酶原(商品名"普佑克")	急性 ST 段抬高性心肌梗死的溶栓治疗。本药应在症状发生后时间窗内尽可能早期使用
丹参精粹洗护系列	改善发质、滋养发根

7.广药集团

(1)发展简介　广州医药有限公司成立于 1951 年。2001 年正式改制为有限责任公司,原公司整体进入有限责任公司,参入两家制造业及原公司 33 个自然人构成新公司股东公司,注册资本为 2200 万元,同时更名为"广州医药集团有限公司",是华南地区最大的医药流通企业。2015 年,销售额达 748 亿元。

经过多年发展,广药集团逐步形成以"白云山"品牌推动的"大南药"、以"王老吉"品牌推动的"大健康"以及以"健民""采芝林"品牌推动的"大商业"等独具广药特色的"非典型创新"运作模式。广药集团拥有百年企业 6 家,包括"陈李济""王老吉""敬修堂""中一""潘高寿"和"明兴";获得中华老字号认证的企业 12 家,除上述 6 家百年企业外,还有"星群""何济公""采芝林""奇星""光华"和"健民连锁";拥有国家级非物质文化遗产 6 件(星群夏桑菊、白云山大神口炎清、王老吉凉茶、陈李济传统中药文化、潘高寿传统中药文化、中一"保滋堂保婴丹制作技艺");2010 年,广药集团旗下"王老吉"品牌价值评估为 1080 亿元,成为中国目前第一品牌;陈李济药厂获得"全球最长寿药厂"的吉尼斯纪录;2012 年,"白云山"品牌价值评估为 280 亿元;2008 年,"抗之霸"首次品牌评估为 21.03 亿元。

广药集团坚持"广药白云山,爱心满人间"的经营理念,以"责任就是追求企业价值的最大化"为企业的价值观。

(2)部分产品(表5-19)。

表5-19　广药集团部分产品

通用名	功能主治
阿莫西林克拉维酸钾片	指定敏感菌引起的下呼吸道感染、中耳炎、皮肤软组织感染、尿路感染等
头孢丙烯分散片	用于敏感菌引起的呼吸道感染、中耳炎、皮肤软组织感染
板蓝根颗粒	清热解毒,凉血利咽。用于肺胃热盛所致的咽喉肿痛、口咽干燥;急性扁桃体炎见上述症候者
复方丹参片	活血化瘀,理气止痛。用于气滞血瘀所致的胸痹,症见胸闷、心前区刺痛;冠心病、心绞痛见上述症候者
口炎清颗粒	滋阴清热,解毒消肿。用于阴虚火旺所致的口腔炎症
消渴丸	用于气阴两虚型消渴病(2型糖尿病),症见口渴喜饮、多尿、多食易饥、消瘦、体倦无力、气短懒言等
华佗再造丸	活血化瘀,化痰通络,行气止痛。用于痰瘀阻络的中风恢复期和后遗症,症见半身不遂、拘挛麻木、口眼歪斜、言语不清等
王老吉凉茶	凉茶植物饮料
蛇胆川贝枇杷膏	润肺止咳,祛痰定喘。用于燥邪犯肺引起的咳嗽咳痰、胸闷气喘、鼻燥、咽干喉痒等症
注射用头孢硫脒	用于敏感菌所引起呼吸系统、肝胆系统、五官、尿路感染及心内膜炎、败血症
江南卷柏片	适用于血热妄行所致的皮下紫斑,症见皮肤出现散在的青紫斑点和斑块、舌红、苔黄、脉数等,以及原发性血小板减少性紫癜见上述血热症候者
脂肪乳注射液	适用于因消化道疾患吸收障碍、新生婴儿、早产婴儿、手术前后、肿瘤、长期昏迷等不能进食或大面积烧伤等各种需要补充脂肪营养的病人
小柴胡颗粒	解表散热,疏肝和胃。用于外感病,邪犯少阳证,症见寒热往来、胸胁苦满、食欲不振、心烦喜呕、口苦咽干等

8.鲁抗医药

(1)发展简介　鲁抗的前身山东新华制药厂第三分厂创建于1966年,1970年易名为"山东济宁新华制药厂",1993年改制为山东鲁抗医药(集团)股份有限公司。鲁抗是我国大型的综合化学制药企业,国家重要的抗生素生产基地。

鲁抗目前拥有年产各类抗生素原料药12000吨、粉针20亿支、片剂70亿片、胶囊30亿粒的生产能力,具体包括:青霉素、氨苄西林、阿莫西林、哌拉西林、美洛西林、阿洛西林和阿莫西林克拉维酸钾等半合成原料药与制剂,以及头孢唑啉、头孢氨苄、头孢曲松、头孢他啶、头孢替唑、头孢匹胺、头孢匹罗、头孢硫脒、头孢米诺、头孢克肟、头孢他美酯等头孢菌素原料药与制剂系列。

鲁抗商标由图形与"鲁抗"文字组合而成,"鲁抗"二字的汉语拼音第一个字母"LK"缩写组成的双字母标志构成图形。"L"和"K"二者艺术结合,形似帆船,寓意为鲁抗公司乘风破浪,勇往直前,六边形外框象征"苯环",意为医药行业,图案右下方开口,意为改革开放,鲁抗产品冲出亚洲,走向世界,有无限广阔的发展前景。鲁抗以"发展生态医药,服务人类健康"为企业使命,以"创新,品质,品行"为核心价值观,以"追求卓越,自强不息"为企业精神。

（2）部分产品（表 5-20）。

表 5-20   鲁抗医药部分产品

商品名	通用名	功能主治
鲁原	注射用硫酸头孢匹罗	下呼吸道感染(支气管肺炎及大叶性肺炎);合并上(肾盂肾炎)及下泌尿道感染;皮肤及软组织感染(蜂窝织炎、皮肤脓肿及伤口感染);中性粒细胞减少患者的感染;菌血症、败血症
胜寒	头孢克洛胶囊	用于由敏感菌所致的呼吸系统、泌尿系统、耳鼻喉科及皮肤、软组织感染等
康哌	头孢克肟片	对链球菌属(肠球菌除外)、肺炎球菌、淋球菌、卡他布兰汉球菌、大肠杆菌、克雷伯杆菌属、沙雷菌属、变形杆菌属、流感杆菌中头孢克肟敏感菌引起的以下感染有效。慢性支气管炎急性发作、急性支气管炎并发菌感染、支气管扩张合并感染、肺炎;肾盂肾炎、膀胱炎、淋球菌性尿道炎;急性胆道系统细菌性感染(胆囊炎、胆管炎);猩红热;中耳炎、鼻窦炎
美抒达	注射用盐酸丙帕他莫	主要用于疼痛的对症治疗,尤其是外科手术后疼痛及癌症疼痛。也可用于发热的对症治疗,如感染性疾病的发热、恶性疾病的发热

9. 地奥集团

（1）发展简介   成都地奥集团是李伯刚于 1988 年借款 50 万元创办的高新技术企业,目前已成为集天然药物、合成药物、基因工程药物、微生物药物、药物制剂研制等为一体的大型骨干制药企业,是国内实力最强的药物研制、中试、生产基地之一,是世界上最大的高纯度甾体皂苷和高纯度胸腺肽生产企业。集团净资产已超过 50 亿元,2016 年销售收入达 20.48 亿元。

"地奥"（DI'AO）是由地奥心血康有效部分化学结构的母核"Diosgenin"（音译"地奥基宁"）衍生而来的。"地奥"商标由"DI'AO"缩写组成。"D"和"A"构成一个三角形造型,象征地奥"踏实稳健、积极上进、追求卓越"的经营理念。红色的"D"像一颗心脏,寓意地奥从关爱心脏健康入手,用心造药,造良心药;"心脏"中的星形镂空图案,象征将地奥建设成中国医药界的明星企业,立足中国,服务全球。深灰色的两条线像动、静脉血管,代表地奥的科技和管理两大优势,源源不断地向地奥发展输送动能。整个标志为"A"形,象征地奥争当行业先锋的雄心与目标。

地奥以"致力于人类健康,培育药物研究、生产、营销的核心能力,成为世界一流制药企业"为企业宗旨,以"务实、创新、诚信、奉献"为企业精神。

（2）部分产品（表 5-21）。

表 5-21　地奥集团部分产品

通用名	功能主治
地奥心血康胶囊	活血化瘀，行气止痛，扩张冠脉血管，改善心肌缺血。用于预防和治疗冠心病、心绞痛及瘀血内阻的胸痹、眩晕、气短、心悸、胸闷或胸痛等症
脂必妥片	健脾消食、除湿祛痰、活血化瘀。用于脾瘀阻滞、气短、乏力、头晕、头痛、胸闷、腹胀、食少纳呆等。也用于高脂血症及动脉粥样硬化引起的其他心脑血管疾病的辅助治疗
回生口服液	消症化瘀，用于原发性肝癌、肺癌
注射用胸腺法新	用于慢性乙型肝炎。作为免疫损害病者的疫苗免疫应答增强剂。免疫系统功能受到抑制者，包括接受慢性血液透析和老年病患，可增强病者对病毒性疫苗如流感疫苗或乙肝疫苗的免疫应答能力
氨氯地平贝那普利片（Ⅱ）	用于治疗高血压，但非初治高血压。适用于单独服用氨氯地平或者贝那普利不能满意控制血压的患者；或同时服用氨氯地平和贝那普利的替代治疗
注射用胸腺五肽	恶性肿瘤病人因放疗、化疗所致的免疫功能低下
注射用重组人促红素（CHO 细胞）	肾不全所致贫血，包括慢性肾衰竭行血液透析、腹膜透析治疗及非透析治疗

10. 太极集团

（1）发展简介　重庆太极实业（集团）股份有限公司成立于 1993 年，是以四川涪陵制药厂为主体进行改制而组建的股份有限公司。太极集团拥有 10000 家药房，20 多家医药商业公司，13 家制药厂；拥有太极集团（重庆太极实业（集团）股份有限公司）、西南药业（西南药业股份有限公司）、桐君阁（重庆桐君阁股份有限公司）等上市公司；拥有西南药业股份有限公司、太极集团重庆涪陵制药厂有限公司等控股子公司。2016 年，集团销售总额达 330 亿元。公司主要从事中成药、西药、保健用品加工、销售，医疗包装制品加工，医疗器械销售，中草药种植，商品包装，旅游开发等业务。

（2）部分产品（表 5-22）。

表 5-22　太极集团部分产品

通用名	功能主治
补肾益寿胶囊	补肾益气，能调节老年人的免疫功能趋于正常。用于失眠、耳鸣、腰酸、健忘、倦怠、胸闷气短、夜尿频数等
藿香正气液	解表祛暑，化湿和中。用于外感风寒、内伤湿滞、夏伤暑湿、头痛昏重、脘腹胀痛、呕吐泄泻、胃肠型感冒等
急支糖浆	清热化痰，宣肺止咳。用于外感风热所致的咳嗽，症见发热、恶寒、胸膈满闷、咳嗽咽痛；急性支气管炎、慢性支气管炎急性发作见上述症候者
罗格列酮（太罗）	仅适用于其他降糖药无法达到血糖控制目标的 2 型糖尿病患者。单一服用本品，并辅以饮食控制和运动，可控制 2 型糖尿病患者的血糖

通用名	功能主治
鼻窦炎口服液	疏散风热，清热利湿，宣通鼻窍。用于风热犯肺、湿热内蕴所致的鼻塞不通、流黄稠涕；急慢性鼻炎、鼻窦炎见上述症候者
归芪补血颗粒	健脾益肾，调畅气血，适用于脾肾不足、气血亏虚、肌肤失养所致颜面皮肤枯燥干黄、弹性降低、皮肤松弛等症
通天口服液	活血化瘀，祛风止痛。用于瘀血阻滞、风邪上扰所致的偏头痛，症见头部胀痛或刺痛、痛有定处、反复发作、头晕目眩或恶心呕吐、恶风；用于轻中度中风病（轻中度脑梗死）恢复期瘀血阻络挟风症，症见半身不遂、口舌歪斜、语言不利、肢体麻木等
盐酸吗啡缓释片	中重度癌症疼痛
益心酮片	活血化瘀，宣通心脉，理气舒络。用于气结血瘀、胸闷憋气、心悸健忘、眩晕耳鸣；冠心病、心绞痛、高脂血症、脑动脉供血不足属上述症候者

第二节　传统药房

一、北京同仁堂

（1）发展简介　乐氏祖籍在浙江宁波，以串铃做游方医生为业。其后世第四代乐显扬成为太医院吏目，于1669年（康熙八年）在北京前门外打磨厂开办一家制药作坊，取名"乐家老铺"，后改名"同仁堂"。其子乐凤鸣接续祖业，1702年在同仁堂药室的基础上开设同仁堂药店。他不惜五易寒暑之功，苦钻医术，刻意精求丸散膏丹及各类型配方，分门汇集成书，完成《乐氏世代祖传丸散膏丹下料配方》一书，提出"炮制虽繁必不敢减人工，品味虽贵必不敢省物力"的训条，建立严格的选方、用药、配比及工艺规范，强调必须按方配药。1721年（雍正元年），被钦定供奉清宫御药房用药，独办官药。

据记载，制造紫雪丹的古配方要求使用"金锅银铲"煎制。20世纪初，乐氏家族曾经为制造紫雪丹发动各房将金银首饰拿出来，放入锅内与药同煮，使金、银元素在药中发挥作用，确保古方紫雪丹的制药质量。

在340多年的历史中，北京同仁堂恪守传统古训，树立"修合无人见，存心有天知"的自律意识，一直以"配方独特、选料上乘、工艺精湛、疗效显著"而享誉海内外。2006年，同仁堂中医药文化被列入国家非物质文化遗产名录。目前，同仁堂在集团整体框架下发展现代制药业、零售药业和医疗服务三大板块，并拥有2家上市公司，零售门店800余家，海外合资公司（门店）28家，遍布15个国家和地区。2015年，销售额达108亿元。

▶ **知识链接**

铜人与同仁

《中国国家地理》有一期封面是一个铸于公元 1027 年的刻有针灸穴位的铜人。同仁堂的总店里摆放着一个铜人，该铜人是其镇堂之宝。这个铜人比真人略小，周身刻满人的十四经，三百六十多个穴位。每个穴位上有一个针孔，旁边刻有该穴位的名称，如头顶上的"百会""玉枕"，耳后两侧的"风池"，手臂上的"合谷""外关"等。据说，如果给这个铜人穿上衣服，可以作中医针灸考试之用，让被考人用银针刺向铜人的某穴位，如果找准了穴位，针就能刺进去，找不准则刺不进去，就要扣分。许多人是听了铜人的故事才知道同仁堂的，甚至误认为同仁堂就是"铜人堂"。

实际上，"同仁"一词源于《易经》，意为"和同于人，宽广无私"，同时也有无论亲疏远近均一视同仁的和爱思想蕴意其间。乐显扬因喜欢"同仁"二字公而雅，故以之为店名，和铜人并无任何瓜葛，所谓谐音传说，不过后人臆测。同仁首先体现在为消费者负责上。像再造丸在炮制后，不是马上就卖，而是先存放 1 年，使药的燥气减少，以提高疗效。同仁还体现在"不以利害义"的盈利观上。

（2）部分产品（表 5-23）。

表 5-23　同仁堂部分产品

通用名	功能主治
安宫牛黄丸	清热解毒，镇惊开窍。用于热病、邪入心包、高热惊厥、神昏谵语等
同仁牛黄清心丸	益气养血，镇静安神，化痰熄风。用于气血不足、痰热上扰引起的胸中郁热、惊悸虚烦、头目眩晕、中风不语、口眼歪斜、半身不遂、言语不清、神志昏迷、痰涎壅盛等
愈风宁心片	解痉止痛，增强脑及冠脉血流量。用于高血压头晕、头痛、颈项疼痛、冠心病、心绞痛、神经性头痛、早期突发性耳聋等
同仁乌鸡白凤丸	补气养血，调经止带。用于气血两亏引起的月经不调、行经腹痛、崩漏带下、少腹冷痛、体弱乏力、腰酸腿软、产后虚弱、阴虚盗汗等
同仁大活络丸	祛风，舒筋，活络，除湿。用于风寒湿痹引起的肢体疼痛、手足麻木、筋脉拘挛、中风瘫痪、口眼歪斜、半身不遂、言语不清等
紫雪	清热解毒，止痉开窍。用于热病、高烧烦躁、神昏谵语、惊风抽搐、斑疹吐衄、尿赤便秘等
国公酒	散风祛湿，舒筋活络。用于经络不和、风寒湿痹引起的手足麻木、半身不遂、口眼歪斜、腰腿酸痛、下肢痿软、行步无力等
壮骨药酒	祛风散寒，舒筋活络。用于风寒湿痹、四肢拘挛、半身不遂、腰腿疼痛、跌打损伤、瘀血作痛等
再造丸	祛风化痰，活血通络。用于中风、口眼歪斜、半身不遂、手足麻木、疼痛拘挛、语言蹇涩等
局方至宝丸	清热解毒、开窍镇惊。用于温邪入里、逆传心包引起的高烧痉厥、烦躁不安、神昏谵语、小儿急热惊风等

二、胡庆余堂

(1)发展简介　胡光墉(1823—1885 年),字雪岩,安徽绩溪人。幼时家境贫困,帮人放牛。但胡雪岩贫不失志,少年时即表现出诚信不贪的品德。小时候有一次给东家放牛时,在路上拾得一个包袱,打开一看,里面尽是白花花的银子。他把牛拴在路边,将包袱藏起来,然后坐在路边等待失主。几个时辰以后,失主才慌慌张张地找了来,胡雪岩问清情况后,从路边草丛中将包袱取出,交还给失主,失主非常感动。这位失主原是杭州的大客商。不久,他又来到绩溪,把胡雪岩带到杭州学做生意。胡雪岩天资聪颖,勤奋好学,一跃而成为阜康钱庄的老板,再跃而成为徽商巨头。清同治十三年(1874 年),胡雪岩筹设胡庆余堂雪记国药号;光绪二年(1876 年),他在杭州涌金门外购置土地十余亩建成中药厂。

胡雪岩告诫属下:"凡百贸易均着不得欺字,药业关系性命,尤为万不可欺。""采办务真,修制务精。"胡庆余堂药号所用药材,均直接从主产地采购,并自设养鹿场,成为国内规模较大的全面配置中成药的国药号。胡雪岩也有"江南药王"之称。2015 年,胡庆余堂销售额达 10 亿元。

(2)部分产品(表 5-24)。

表 5-24　胡庆余堂部分产品

通用名	功能主治
胃复春片	健脾益气,活血解毒。用于治疗胃癌前期病变、胃癌手术后辅助治疗、慢性浅表性胃炎属脾胃虚弱症者
沉香化气胶囊	理气疏肝,消积和胃。用于肝胃气滞、脘腹胀痛、胸膈痞满、不思饮食、嗳气泛酸等
乌鸡白凤丸	补气养血,调经止带。用于气血两虚、身体瘦弱、腰膝酸软、月经不调、白带量多等
小儿泄泻停	健脾化湿,消积止泻。用于婴幼儿腹泻
通便灵胶囊	泻热导滞,润肠通便。用于热结便秘、长期卧床便秘、一时性腹胀便秘、老年习惯性便秘等
神香苏合丸	温通开痹,行气化浊。用于胸闷、气憋、心绞痛以及气厥、心腹疼痛,及冠心病具有上述症候者
大补阴丸	滋阴降火,用于阴虚火旺、潮热盗汗、咳嗽、耳鸣遗精等
强力枇杷露	养阴敛肺,止咳祛痰。用于支气管炎咳嗽
杞菊地黄口服液	滋肾养肝。用于肝肾阴亏的眩晕、耳鸣、目涩畏光、视物昏花等
安宫牛黄丸	清热解毒,镇惊开窍。用于热病、邪入心包、高热惊厥、神昏谵语;中风昏迷及脑炎、脑膜炎、中毒性脑病、脑出血、败血症见上述症候者
小金丸	散结消肿,化瘀止痛。用于痰气凝滞所致的瘰疬、瘿瘤、乳岩、乳癖,症见肌肤或肌肤下肿块一处或数处,推之能动,或骨及骨关节肿大、皮色不变、肿硬作痛
障翳散	行滞祛瘀,退障消翳。用于老年性白内障及角膜翳
石斛夜光丸	滋阴补肾,清肝明目。用于肝肾两亏、阴虚火旺、内障目暗、视物昏花等
宁心安神	镇惊安神,宽胸宁心。用于更年期综合征、神经衰弱
铁皮枫斗晶	免疫调节、抗疲劳

三、叶开泰

(1)发展简介 中国自明代崇祯以来,产生四大药房,即北京的同仁堂、杭州的胡庆余堂、广州的陈李济和武汉的叶开泰。这四家大药房都是以前店后场(前店卖药,后场制药)方式经营各自的名牌药品。

武汉三镇曾流传一首儿歌:"叶开泰,卖得快,金字招牌传九州。论药店,它为首,卖的人参燕窝头,质既真,价又实,不欺童叟。富不骄,济苦贫,心地仁厚爱同仁;培良材,亲员工,宽雅有度;善必报,福泽长,芳名永留。"

叶开泰的创始人名叫叶文机,安徽徽州人。明崇祯四年(1631年),因李自成造反,安徽大乱。叶文机随父逃难到湖北汉口镇,在今汉阳古琴台附近摆起药摊,行医卖药。1637年,其父去世,叶文机在汉口汉正街一带的大夹街第23家买了一座青砖古屋,正式挂出"叶开泰药铺"招牌。取名叶开泰,乃其父之嘱:"叶家药铺开业,只图国泰民安",以叶氏之姓加开泰之意,便名为叶开泰(图5-2)。

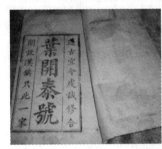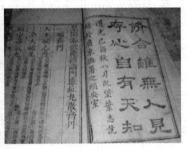

图5-2 叶开泰卷宗记录

从1631年到1736年为叶开泰创业期。叶开泰的制药原则是从严格购进优质原材料开始,以"修合虽无人见,诚心自有天知"的慎独精神,按照中医药传统炮制法制药,正所谓"虔诚修合,遵古炮制"。1858年至1930年为兴盛期。1912年,第九代传人叶凤池接管叶开泰,进行改革。其一,创立所有权与经营权相分离的现代企业经营体制和分配制度。叶氏家族人只当老板、董事长,而不当经理,经理全部由从社会上聘任的有现代商业管理经验者担任。叶氏家族只是每年年终去算账分红,日常经营管理全部由经理负责。这就避免了资产所有者能力有限而导致企业衰亡的局面。其二,推行股份制,管理人员、技术员、普通员工皆可以工龄和工资、资金入股,使员工从雇用者变为股东与主人。1938年至1949年为衰落期。衰落的主要原因是抗日战争和国内战争导致店铺一迁再迁,无法经营。

1953年6月1日,叶开泰被迫联合武汉的两家小药店陈太乙、陈天宝共同成立"私营武汉市健民制药厂"。它们先后创造龙牡壮骨颗粒、健民咽喉片等产品。2015年销售额达22亿元。

(2)部分产品(表5-25)。

表 5-25　叶开泰部分产品

通用名	功能主治
壮骨酒	祛风除湿,活血止痛
参桂鹿茸丸	补气益肾,养血调经
滋补水鸭合剂	益气补血,滋阴养神
参芪膏	补脾益肺,主治喘乏、四肢无力、食少纳呆、大便溏泄等
参苓归元膏	源自"参苓白术丸"和"人参健脾丸",具有补脾肾作用
益肾兴阳丸	培补肾阳,生精益血,主治肾阳虚之腰膝酸软、精神疲倦、头晕耳鸣、失眠健忘等

四、陈李济

(1)发展简介　陈体全、李升佐于公元 1600 年(明万历二十七年)创建陈李济,寓意"陈李同心,和衷济世"。1650 年创制乌鸡丸,后由其衍生出乌鸡白凤丸。在清代,同治皇帝因服其"追风苏合丸",药到病除,称其神效,获"杏和堂"封号。

陈李济后人陈永涓介绍:"陈李济创建于 1600 年,除史料外,有家谱为证。"陈李济创建于明、兴盛于清、图存于民国、尚存于今世,历史上曾与北京同仁堂、杭州胡庆余堂三足鼎立,而陈李济的历史比同仁堂早 69 年,比胡庆余堂早 274 年。

(2)部分产品(表 5-26)。

表 5-26　陈李济部分产品

通用名	功能主治
妇科养坤丸	疏肝理气,养血活血。用于血虚肝郁致月经不调、痛经、经期头痛等
参茸白凤丸	益气补血,调经。用于气血不足、月经不调、经期腹痛等
千金保孕丸	养血安胎。用于胎动漏血、妊娠腰痛、预防流产等
乌鸡白凤丸	补气养血,调经止带。用于气血两虚、身体瘦弱、腰膝酸软、月经不调、白带量多等
全鹿丸	补肾填精,益气培元。用于老年阳虚、腰膝酸软、畏寒肢冷、肾虚尿频、妇女血亏、带下等
新血宝胶囊	补血益气,健脾和胃。用于痔疮出血、月经过多、偏食等原因所致的缺铁性贫血等
石斛夜光丸	滋阴补肾,清肝明目。用于肝肾两亏、阴虚火旺、内障目暗、视物昏花等
壮腰健肾丸	壮腰健肾,养血,祛风湿。用于肾亏腰痛、膝软无力、小便频数、风湿骨痛、神经衰弱等
咳喘顺丸	健脾燥湿,宣肺平喘,化痰止咳。用于慢性支气管炎所致的气喘胸闷、咳嗽痰多等
理中丸	温中散寒,健胃。用于脾胃虚寒、呕吐泄泻、胸满腹痛、消化不良等
补脾益肠丸	补中益气,健脾和胃,涩肠止泻。用于脾虚泄泻症,临床表现为腹泻腹痛、腹胀、肠鸣等
桂附理中丸	补肾助阳,温中健脾。用于肾阳衰弱、脾胃虚寒、脘腹冷痛、呕吐泄泻、四肢厥冷等
保和丸	消食,导滞,和胃。用于食积停滞、脘腹胀满、嗳腐吞酸、不欲饮食等
胃疡宁丸	温中散寒,理气止痛,制酸止血。用于胃脘胀痛或刺痛、呕吐泛酸等

续表

通用名	功能主治
昆仙胶囊	补肾通络,祛风除湿。主治类风湿关节炎属风湿痹阻兼肾虚症。症见关节肿胀疼痛、屈伸不利、晨僵、关节压痛、关节喜暖畏寒、腰膝酸软、舌质淡、苔白、脉沉细等
屏风生脉胶囊	益气,扶阳,固表。用于气短心悸、表虚自汗、乏力眩晕、易感风邪等
小活络丸	用于风寒湿邪闭阻,痰瘀阻络所致的痹病,症见肢体关节疼痛,或冷痛,或刺痛,或疼痛夜甚、关节屈伸不利、麻木拘挛
大活络丸	祛风止痛,除湿豁痰,舒筋活络。用于中风痰厥引起的瘫痪,足痿痹痛,筋脉拘急、腰腿疼痛及跌打损伤、行走不便、胸痹等症
舒筋健腰丸	补益肝肾,强健筋骨,祛风除湿,活络止痛。用于腰膝酸痛
活络止痛丸	活血舒筋,祛风除湿。用于风湿痹痛、手足麻木酸软
养心宁神丸	养心益脾,镇静安神。用于神经衰弱、心悸失眠、耳鸣目眩等
康尔心胶囊	益气活血,滋阴补肾,增加冠脉血流量,降血脂。用于治疗冠心病、心绞痛、胸闷气短等症

五、桐君阁

(1)发展简介 清光绪三十四年(1908 年),四川巴县名医许健安因敬慕中药鼻祖桐君之功德,专程前往浙江桐君山桐君祠拜祭,随后将其所开设的药房冠以"桐君阁",取名为"桐君阁熟药房"。据明代李时珍《本草纲目》记载:"桐君,黄帝时臣也,著有《桐君采药录》,书凡二卷。"自创建之日起,许健安便以"修合虽无人见,诚心自有天知"为宗旨,悬壶济世,救死扶伤。后经几代桐君阁人的不懈努力,赢得"北有同仁堂,南有桐君阁"的口碑。一粒止痛丹、六神丸、大活络丸等 20 多个品种先后获国家、省、市级优质产品奖,鼻窦炎口服液、生力雄丸、嫦娥加丽丸等为国家中药保护品种。

(2)部分产品(表 5-27)。

表 5-27 桐君阁部分产品

通用名	功能主治
乳核内消液	疏肝活血,软坚散结。用于经期乳胀痛有块、月经不调或量少、色紫成块及乳腺增生
穿龙骨刺片	补肾,健骨,活血,止痛。用于骨质增生、骨刺疼痛等
麻仁丸	润肠通便,用于老年便秘、习惯性便秘等
槐角丸	凉血止血,治疗痔疮肿痛
一清颗粒	清热燥湿,泻火解毒。用于口疮、咽喉、牙龈肿痛、咽炎、扁桃体炎、牙龈炎及见上述症状者
柏子养心丸	补气、养血、安神,治疗失眠多梦、健忘、心悸易惊等
清眩片	治疗头晕目眩、偏正头痛等
蚕蛾公补片	补肾壮阳,养血,填精。用于肾阳虚损、阳痿早泄、宫冷不孕、性机能衰退等症

续表

通用名	功能主治
天王补心丸	滋阴养血、补心安神。用于心阴不足、心悸健忘、失眠多梦、大便干燥等
六合定中丸	祛暑除湿、和中消食。用于夏伤暑湿、宿食停滞、寒热头痛、胸闷恶心、吐泻腹痛等
十全大补丸	温补气血。用于气血两虚、面色苍白、气短心悸、头晕自汗、体倦乏力、四肢不温、月经量多等
嫦娥加丽丸	补肾益气、养血活血、调经赞育。用于肾阳虚损、更年期综合征、月经紊乱、痛经、功能性不孕症、性欲减退等症
八珍益母丸	补气血、调月经。用于妇女气血两虚、体弱无力、月经量少后错等
锡类散	清热解毒、消肿止痛。用于内有蕴热、外感时邪引起的瘟疫白喉、咽喉肿痛、喉闭乳蛾、兼治结肠溃疡
右归丸	温补肾阳、填精止遗。用于肾阳不足、命门火衰、腰膝酸冷、精神不振、怯寒畏冷、阳痿遗精、大便溏薄、尿频而清等
左归丸	滋肾补阴。用于真阴不足、腰酸膝软、盗汗、神疲口燥等

六、雷允上

（1）发展简介　雷允上药店原称"雷诵芬堂"，创始人雷大升，字允上，号南山。雷氏祖籍为江西丰城，后移苏州定居。其父名嗣源，清康熙年间官居内阁中书舍人，中年亡故。雷大升生于清康熙三十五年（1696 年），年轻时读书学医，善琴工诗，清雍正初期正值壮年时在北京患重病。愈后弃儒从医经商，游历山东等地，采集中药材回到故里苏州，从此行医济众，同时研究中药丸散膏丹的制作，并著有《金匮辩证》《要症论略》《丹丸方论》《经病方论》等 4 部医学书籍，所著原件均已散失无存。

清雍正十二年（1734 年），雷大升在苏州阊门内穿珠巷天库前开设一家中药店，取名为"雷诵芬堂"，销售自产成药，并以他自己的字"允上"在店内挂牌，坐堂行医。雷大升医术高明，治病有方，于是"雷允上医生"名声遍闻苏州。清咸丰十年（1860 年），太平天国进军北上，药店无法正常营业而关闭。雷氏族人将店内库存贵重药品分发给各房子孙，相继离乡谋生。此时雷子纯、雷骏声结伴到达上海，在城外新北门一带设摊卖药以维持生计，以后各房子孙也陆续到上海摆药摊度日，日久这一带形成市面。其后在沪招募平、童两户外姓股东入伙，于清咸丰十一年（1861 年）在上海法租界兴圣街（今新北门永胜路）京江弄口开设药店，称"雷诵芬堂"。

2000 年，上海雷允上药业有限公司正式成立，拥有原上海市药材公司下属的上海中药制药一厂、二厂、三厂、上海雷允上制药厂、上海中药研究所、神象参茸有限公司以及成药销售分公司等企业；拥有"雷氏""神象"等著名品牌，生产各类中成药及营养保健品。雷氏商标由黄底红字及图形组成,整体呈方形,突出中间隶书手写体"雷氏"二字。下方的古代孩童双手合抱一支巨大的如意。古代孩童象征着青春长驻,生命健康。如意是象征吉祥的器物,标志着人生如意,社会和谐。黄色代表高贵,隐喻产品品质。红色"雷氏"二字醒目突出,蕴涵着企业强大的生命力。神象商标由实体大象图案和"神象"二字组成。大象形象逼真,寓意神象产品的真实。大象性格敦厚,温顺善良,整体寓意神象产品源于自然,真实、高贵、可信。象是长寿、智慧、力量和尊贵的象征,代表着名贵和珍稀。象谐音"祥",代表吉祥、幸福。黄色代表富贵,寓意神象产品的高贵;绿色象征神象产品源于自然,代表着健康、生机盎然。底部是"神象"两个中文字。

雷允上公司传承"至诚至信,关爱生命"的企业精神,实践"绿色安全、名医名药、服务健康"的品牌承诺。

(2)部分产品(表 5-28)。

表 5-28　雷允上部分产品

通用名	功能主治
健延龄	填精髓,养气血,调脏腑,固本元。用于精气虚乏、阴血亏损所致神疲乏力、食欲减退、健忘失眠、头晕耳鸣等
冯了性药酒	祛风通络、散寒止痛,治疗风寒湿痹、四肢麻木、筋骨疼痛等
六神丸	清凉解毒,消炎止痛。本品用于治疗烂喉丹痧、咽喉肿痛、喉风喉痛、单双乳蛾、小儿热疖、痈疡疔疮、乳痈发背、无名肿毒等
雷氏炮天红酒	补肾健腰,舒筋活络,健脾养血。用于精神萎靡、头晕耳鸣、腰膝酸痛、食欲不振、须发早白等症
红棉散	除湿止痒,消肿定痛。用于耳内生疮、破流脓水、痛痒浸淫等
鸬鹚涎丸	清肺,化痰,止咳。用于小儿百日咳
麝香熊羚丸	芳香宽胸,辟秽解毒。用于热毒口疳、暑热痧胀、呕吐腹泻、胸腹闷痛等,也可用于晕船
局方至宝散	清热解毒,开窍定惊。用于热病、痰热内闭、高热惊厥、神昏谵语等

第三节　经典名药

一、云南白药

曲焕章,字星阶,原名曲占恩,1880 年出生于云南省江川县赵官村。1902 年,曲焕章研制成功百宝丹(即云南白药)。

1930 年前后,曲焕章曾在报纸上说他的百宝丹是受"异人"相传。1956 年,

《云南日报》登载曲焕章妻子缪兰英的讲话，证实这个"异人"就是云南个旧县的姚连钧。据缪兰英讲述，曲焕章年少时，父母双亡，16 岁时，有一天突患重病，倒在个旧县街头，被姚连钧所救。姚连钧是一位精通外科的游医。随后曲焕章就拜姚连钧为师，并跟随他在云南北部、四川、贵州一带游历。在姚连钧的教授下，百宝丹被研制出来。

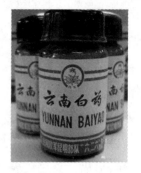

图 5-3　云南白药

1916 年，曲焕章将白药交给云南省政府警察厅卫生所检验，合格后允许公开出售。1917 年，云南白药由纸包装改为瓷瓶包装，行销全国。1923 年前后，云南政局混乱，曲焕章在此期间，钻研配方，形成"一药化三丹一子"，即普通百宝丹、重升百宝丹、三升百宝丹、保险子。此时百宝丹已享誉海外，在东南亚地区十分畅销。1931 年，曲焕章在昆明金碧路建成"曲焕章大药房"。1938 年 3 月，中国军队取得台儿庄战役的胜利。在中方军队的阵营里，一支来自云南的部队让人惊讶。他们头戴法式钢盔，脚踏剪刀口布鞋，作战十分骁勇。他们身上还带有一小瓶白色的粉末。这些战士受了伤，不管伤势如何，只要还能动，就不打绷带、不坐担架，只把这白色的粉末吃一点，外敷一点，又上阵拼杀。滇军将士们所用的白色粉末，究竟是什么神奇的东西呢？这就是被称作"疗伤圣药"的曲焕章万应百宝丹，后来人们又把它叫作"云南白药"。

1955 年，曲焕章妻子缪兰英向政府献出该药的配方，之后云南白药（图 5-3）开始在其他药厂生产。从 20 世纪初行销以来，誉满中外，历久不衰，被誉为"伤科圣药"。

据资料显示，我国中药研究成果的保护形式主要有国家保密保护、商标保护、中药品种保护、专利保护、商业秘密保护、原产地域产品保护及新药保护等。保密级别划分为绝密级（长期保密）、机密级（一般保密期限不少于 20 年）和秘密级（一般保密期限不少于 5 年）。云南白药的配方和制法从不外传，1955 年，缪兰英将配方献给中华人民共和国中央人民政府，之后一直在卫生部为其绝密保存。

二、片仔癀

片仔癀在 500 多年前为明朝宫廷内御用药。明嘉靖三十四年（1555 年），明世宗的一位御医因不满朝廷的严嵩父子残害忠良，遂逃离京城，辗转到福建漳州，隐姓埋名，在漳州东郊璞山岩寺出家为僧。当时寺僧多有练武习拳、舞刀弄枪，难免身伤骨损等。这位御医出身的寺僧根据带来的宫廷秘方，采用上等麝香、天然牛黄、田七、蛇胆等名贵中药，炼制成药锭，专治热毒肿痛、跌打损伤，疗效显著，口服外敷均可，无副作用。附近百姓有伤病，寺僧也广为施治，无不药到病除，逐渐在社会上享有盛誉。并因"一片即可退癀"("仔"为闽南方言中语气词,"癀"为热毒肿痛)而得名"片仔癀"(图5-4)。由此,片仔癀被誉为佛门圣药。御医出身的寺僧临终前,将秘方传给寺院住持,代代相传,秘不外泄,成为璞山岩寺的传世之宝。后片仔癀秘方和制作技术传承到漳州馨苑茶庄。

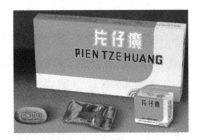

图5-4　片仔癀

新中国建立后,漳州馨苑茶庄被划入医药行业。1956年,私营工商业进行社会主义改造,馨苑茶庄与同善堂等药店组建公私合营同善堂联合制药厂。1957年12月,同善堂联合制药厂与公私合营存恒联合神釉厂合并,改名为公私合营漳州制药厂。1993年,以漳州市制药厂为核心企业成立漳州片仔癀集团公司。1999年底,以漳州片仔癀集团公司为主要发起人,联合其他法人单位共同设立漳州片仔癀药业股份有限公司。2003年,漳州片仔癀药业股份有限公司在上海证券交易所上市。

片仔癀因疗效显著,闽南民间奉之为"镇宅之宝",当地人拜访长辈亲戚素有送片仔癀的习惯。随着华侨移居南洋,片仔癀的声誉逐渐远播东南亚。最初发现片仔癀对刀枪伤痛、蜂蛇咬伤有奇效。据说1960年越战期间,因片仔癀对使用抗生素疗效不高的枪伤刀创、恶疮虫毒能药到病除,美军大量采购片仔癀作为士兵在丛林中作战的军需,从此片仔癀在西方国家名声大振。1972年,中日建交,片仔癀被当作"国礼"送给田中首相,引起日本民众对片仔癀的热情。由于当时两国民众交往尚未正常,故而许多日本民众纷纷前往或委托他人在香港购买。1988年,上海及其相邻省市暴发急性甲肝,片仔癀因疗效快、治愈率高而在上海被抢购一空。片仔癀在印尼被用于治疗热血病、登革热,在日本被用于治疗前列腺炎;在泰国被用于预防和治疗性病,在四川发现片仔癀对吸毒人员、服用摇头丸人员的症状具有明显改善作用等。

片仔癀商标原为僧帽牌,1956年纳入漳州制药厂,成为全国独家生产的名贵药品,改名荔枝牌。1979年获国家银质奖,1984年获国家金质奖,1989年蝉联国家金质奖等。片仔癀的功效为清热解毒、凉血化瘀、消肿止痛,用于热毒血瘀所致急慢性病毒性肝炎、痈疽疔疮、无名肿毒、跌打损伤及各种炎症。其四大主要成分为麝香3%、牛黄5%、田七85%、蛇胆7%。片仔癀对肝炎、胆囊炎、跌打损伤、烧伤等均有独特功效,特别是对癌症患者,一般早期服用可根除,晚期服用可延长寿命,并具有明显的镇痛作用。

三、六神丸

相传同治三年(1864年),雷大升(字允上)绮三房的雷子纯根据祖传秘方,经多次试验，开发出用于外症和咽喉炎症的六神丸。

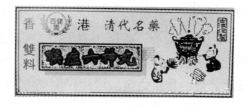

图 5-5　香港产六神丸

六神丸具有清热解毒、凉血化瘀、消肿止痛的功效，用于热毒血瘀所致急慢性病毒性肝炎、痈疽疔疮、无名肿毒、跌打损伤及各种炎症。该药具有清热解毒、消炎止痛的作用，可治疗单双乳蛾（扁桃体炎）、小儿热疖和痈疡疔疮等症，还具有强心、抗病毒、增强免疫力等作用，用于治疗肺心病、心衰、寻常疣、腮腺炎、带状疱疹、流行性感冒、病毒性肝炎、支气管炎等疾病。

六神丸（图 5-5）含有蟾酥、麝香、雄黄等成分，其中蟾酥含有毒成分蟾毒素等。中毒离服药时间快则 20 分钟，慢则 0.5～2 小时，个别在 12 小时以上，故需严格控制适应证与剂量；儿童慎用，新生儿禁用。

四、温病三宝

中医有"温病三宝"（图 5-6）之说，即安宫牛黄丸、紫雪丹、至宝丹。安宫牛黄丸适用于高烧不止、神志昏迷的患者；紫雪丹适用于伴热惊厥、手脚抽搐、经常高热、烦躁甚至昏迷的患者；而至宝丹因为药方采用了许多芳香开窍的药材，所以对于昏迷深重伴发热痰盛，表现不声不响的患者更为适用。综合这些特点，中医界流传着"乒乒乓乓紫雪丹，不声不响至宝丹，稀里糊涂牛黄丸"之说。

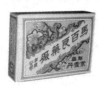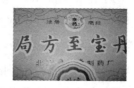

图 5-6　温病三宝（从左到右依次是紫雪丹、安宫牛黄丸、至宝丹）

安宫牛黄丸出自清代吴鞠通的《温病条辨》，由牛黄、水牛角、黄连、黄芩、生栀子、朱砂、珍珠、麝香、冰片、雄黄、郁金等组成。吴鞠通通过自己的临床实践，以明代医学家万全的牛黄清心丸为蓝本而研制出安宫牛黄丸。该药对急性脑血管疾病（脑出血、脑血栓）、流行性乙型脑炎、流行性脑脊髓膜炎、急性黄疸性肝炎、原发性肝炎、肾衰竭、尿毒症、中毒性痢疾、阿米巴痢疾、传染性单核细胞增多症等有较显著的疗效，对各类原因引起的昏迷（脑出血、脑梗死及煤气中毒、外伤等）也有一定效果。近年来，在安宫牛黄丸的基础上，推出静脉输液的新剂型"清开灵"注射液等，用于幽门螺杆菌相关性胃炎、慢性肾衰竭等急症的治疗。

紫雪丹适用于温热病、热邪内陷心包而致的高热烦躁、神昏谵语、抽风惊厥、口渴唇焦、尿赤便闭及小儿热盛惊厥，有清热解毒、镇痉开窍之功。现代常以加减方运用于治疗乙脑、流脑的发病后期,重症肺炎,化脓性感染败血症,小儿麻疹毒陷营血,斑疹伤寒及猩红热等有上述症状者。

至宝丹适用于痰热内闭心包症、神昏谵语、身热烦躁、痰盛气粗、舌红苔黄垢腻、脉滑数以及中风、中暑、小儿惊厥属于痰热内闭者。由于本方中芳香辛燥之品较多,有耗阴竭液之弊,故神昏谵语由于阳盛阴虚所致者不宜使用。现代常以其加减方运用于治疗乙脑、流脑、脑血管意外、中暑、肝昏迷等属于痰热内闭、神昏较重者。

五、华佗再造丸

华佗再造丸来源于新中国成立初期"京城四大名医"之一的冉雪峰祖传治疗中风的秘方。20 世纪 80 年代,冉雪峰之子冉小峰将这一家传验方无偿献给国家。

华佗再造丸处方在中医"治风先治血,血行风自灭"理论指导下,精选十多味纯植物药组方,摒弃中医治"风"常用的全蝎、蜈蚣、水蛭、土鳖虫等药。该药能活血化瘀、化痰通络、行气止痛,用于痰瘀阻络之中风恢复期和后遗症,症见半身不遂、拘挛麻木、口眼歪斜、言语不清等。

六、麝香保心丸

麝香保心丸源于宋代《太平惠民和剂局方》所记载的苏合香丸。自宋代以来,苏合香丸一直是历代岐黄高手"治卒心痛"的首选良药。

20 世纪 70 年代,在上海市卫生局的领导下,上海华山医院等单位组成科研攻关小组,去除苏合香丸中朱砂、青木香等毒性成分,增加人参等补益成分,历时 8 年,经过反复动物实验和临床研究,研制出麝香保心丸。该药芳香温通、益气强心,用于心肌缺血引起的心绞痛、胸闷及心肌梗死,为第一种具有促进缺血心肌血管新生作用的中成药,也是缓解胸闷胸痛起效较快的中成药。

❈ 目标检测 ❈

一、填空题

1.2000 年,由葛兰素威康及史克必成合并而成_____,由其研发的药物有_____、_____、_____、_____、_____等。

2.1998 年,辉瑞公司研发的_____上市,并且获得空前成功。

3.1996 年,瑞士莱茵河畔两家拥有百年历史的公司——汽巴·嘉基公司和山德士公司宣布合并,成立了_____。

4. 由前瑞典阿斯特拉公司和前英国捷利康公司于 1999 年合并而成_____。

5. 1953 年,美国默克与沙东公司(Sharp & Dohme)合并,正式成立_____,建立了一体化的跨国药物生产及分发的实业公司。

6. 1863 年,拜耳染料推销员 Friedrich Bayer 和主染色员 Johann Friedrich Weskott 合作创立_____。

7. 1989 年,布里斯托尔·迈耶斯公司和施贵宝股份有限公司合并,组成今天的_____。

8. 广药集团拥有_____、_____、_____、_____、_____等品牌。

9. "地奥"(DI'AO)是由地奥心血康有效部分化学结构的母核_____衍生而来的。

10. 北京同仁堂由乐显扬创建于_____年。在 340 多年的历史中,恪守_____的传统古训。

11. 胡庆余堂的创始人是_____。

12. _____于明万历二十七年(1600 年)创建陈李济,寓意_____。1650 年,创制乌鸡丸,后由其衍生出_____。

13. 1908 年,四川巴县名医许健安因敬慕中药鼻祖桐君的功德,将其所开设的药房冠以_____之名。

14. 雷允上药店原称_____,创始人为雷大升。相传同治三年(1864 年),雷大升之子雷子纯根据祖传秘方,开发出用于外症和咽喉炎症的_____。

15. 云南白药的发明人是_____。

16. 中医有"温病三宝"之说,即_____、_____、_____。

二、简答题

1. 根据世界制药巨头的发展经验,谈谈如何激活我国药企重组的体制和机制,参与国际竞争。

2. 我国古代药房历史悠久,名方众多,谈谈如何通过现代手段复兴传统名方名药。

第六章　药品不良反应

1. 了解药品不良反应的定义、分类。

2. 熟悉国外和我国药品不良反应事件。

3. 熟悉药品不良反应产生的原因及自愿报告制度。

一、概述

世界卫生组织（WHO）将药品不良反应（adverse drug reactions，ADR）定义为：质量检验合格的药品，在正常用法用量的情况下，出现的与治疗目的无关的有害反应。药品不良反应包括副作用、毒性反应、过敏反应，药物的致畸、致癌、致突变，药物依赖性、菌群失调等。

根据《药品不良反应报告和监测管理办法》（卫生部令第 81 号），严重药品不良反应是指因使用药品引起以下损害情形之一的反应：导致死亡；危及生命；致癌、致畸、致出生缺陷；导致显著的或者永久的人体伤残或者器官功能的损伤；导致住院或者住院时间延长；导致其他重要医学事件，如不进行治疗可能出现上述所列情况的。

不良反应的发生率表示方法，按照国际医学科学组织委员会（CIOMS）规定为：十分常见（$\geqslant 10\%$），常见（$1\% \sim 10\%$，含 1%），偶见（$0.1\% \sim 1\%$，含 0.1%），罕见（$0.01\% \sim 0.1\%$，含 0.01%），十分罕见（$<0.01\%$）。

二、分类

目前，药品不良反应分类有很多种，这里仅介绍一种最简单的药理学分类。这种分类是根据药品不良反应与药理作用的关系将药品不良反应分为三类：A 型反应、B 型反应和 C 型反应。

A 型反应是由药物的药理作用增强所致，其特点是可以预测，常与剂量有关，停药或减量后症状很快减轻或消失，发生率高，但死亡率低。A 型反应通常包括副作用、毒性作用、后遗效应、继发反应等。

B 型反应是与正常药理作用完全无关的一种异常反应，一般很难预测，常规毒理学筛选不能发现，发生率低，但死亡率高。B 型反应包括特异性遗传素质反应、药物过敏反应等。

C 型反应是指 A 型和 B 型反应之外的异常反应，一般在长期用药后出现，潜伏期较长，没有明确的时间关系，难以预测。发病机理有些与致癌、致畸以及长期用药后心血管疾患、纤溶系统变化等有关，有些机理不清，尚在探讨之中。

三、事件

从总体上来说，药品的不良反应可能涉及人体的各个系统、器官、组织，其临床表现与常见病、多发病的表现很相似，如表现为皮肤附件损害（皮疹、瘙痒等）、消化系统损害（恶心、呕吐、肝功能异常等）、泌尿系统损害（血尿、肾功能异常等）和全身损害（过敏性休克、发热等）。

1.化学药物事件

(1)1922—1934 年，退热药氨基比林（Aminopyrine），造成粒细胞缺乏，美国死亡 1981 人，欧洲死亡 200 余人。

(2)1935—1937 年，减肥药二硝基酚（Dinifrophenol），引起白内障和骨髓抑制，死亡 177 人。

(3)1937—1938 年，磺胺酏剂中磺胺药物与有毒溶剂乙二醇合用，造成 107 例病人死亡。

(4)1900—1940 年，尿道杀菌药蛋白银（Argento Protienum），引起体内银质沉淀，死亡 100 人以上。

(5)1939—1948 年，泻药和驱虫剂甘汞（Calomel），引起汞中毒、肢端疼痛病，585 名儿童中毒。

(6)1939—1950 年，治疗先兆流产药黄体酮（Progesterone），引起女婴外生殖器官男性化涉及 600 余人。

(7)1953 年，止痛退热药非那西丁（Phenacetin），引起肾损害、肾衰竭 2000 余人。

(8)1954—1956 年，治疗疮肿和葡萄球菌感染药二碘二乙基锡，引起神经中毒、失明和中毒性脑炎，中毒 270 人。

(9)1959—1962 年，降低胆固醇药三苯乙醇，引起白内障、男性乳房增大、阳痿、脱发等，涉及 1000 余人。

(10)1959—1962 年，安眠药和治疗妊娠呕吐药反应停（Thalidomide），引起畸胎和多发性神经炎,涉及约 12000 人。

(11)1960—1966 年,治疗哮喘药异丙基肾上腺素气雾剂,引起心律不全和心动过速,死亡约 3500 人。

(12)1965—1972 年,治疗肠道感染药氯碘喹(Vioform),引起 SMON 症,涉及 7865 人,死亡近 1/20。

(13)1966—1972 年,治疗先兆流产药己烯雌酚(Diethylstibastrol),引起少女阴道腺癌,涉及 300 余例。

(14)1970—1979 年,心律失常药心得宁(Practolol),造成耳—皮肤—黏膜综合征。

(15)1988 年以来,有关药物不良反应(ADR)的病例报告越来越多,涉及 400 多种药品。其中突出的有:a. 乙双吗啉及乙亚胺致白血病或癌症 200 多人,半数以上在报告时已死亡。b. 酮康唑致严重肝脏损害 30 多人,死亡 2 人。c. 左旋咪唑致间歇性脑炎 90 多人,死亡 2 人。d. 用于治疗乙型肝炎的氟碘阿糖尿苷(Fialuridine),在进行第二期临床试验中发生了严重的死亡事件,在 24 名受试乙型肝炎病人中,有 15 人出现肝衰竭,其中 7 人需要肝脏移植,7 人中有 5 人死亡。e. 2007 年 8 月 15 日,美国 FDA 发出警告,劝导父母不要将抗感冒与止咳的非处方药用于 2 岁或以下婴幼儿,除非有专业人员指导,并要求相关企业修改说明书。FDA 在追溯档案记录时发现,在 1969 年至 2006 年 9 月间,共有 54 例小儿因服用含有减鼻充血剂盐酸伪麻黄碱、盐酸去氧肾上腺素或盐酸麻黄碱的抗感冒药而死亡。另有 69 例因服用含有抗组胺药盐酸苯海拉明、马来酸溴苯那敏或马来酸氯苯那敏的抗感冒药而死亡,其中大多数为 2 岁或以下婴幼儿。

知识链接

反应停事件

1953 年,瑞士汽巴药厂(现药界巨头瑞士诺华的前身之一)首次合成一种名为"反应停"(沙利度胺)的药物。初步实验表明,药物无确定临床疗效。当时联邦德国 Chemie Gruenenthal 制药公司对反应停颇感兴趣,他们尝试用其治疗癫痫并用作抗过敏药物,结果令人失望。但研究人员在研究中发现,反应停具有一定的镇静安眠作用,对孕妇怀孕早期的妊娠呕吐疗效极佳。此后,在老鼠、兔子和狗身上的实验没有发现反应停有明显副作用。1957 年 10

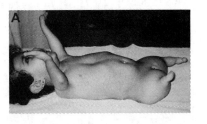

图 6-1 "反应停"所致畸形婴儿

月1日,反应停被正式推向市场。

此后,反应停在欧洲、亚洲、非洲、大洋洲和南美洲被大量用于治疗妊娠呕吐。到1959年,仅在联邦德国就有近100万人服用过反应停,每月销量达1吨。但在美国,因为有报道称猴子在怀孕第23～31天内服用反应停导致胎儿出生缺陷,FDA评审专家没有批准此药在美国使用,要求进行深入临床研究。

1961年,澳大利亚悉尼市皇冠大街妇产医院的麦克布雷德医生发现,3名患儿的海豹样肢体畸形与其母亲在怀孕期间服用过反应停有关。随后将自己的发现和疑虑发表在《柳叶刀》杂志上。1961年11月16日,联邦德国汉堡大学兰兹博士通过电话向Chemie Gruenenthal公司提出警告,提醒反应停可能具有致畸性。最后,因为出现越来越多类似的临床报告,Chemie Gruenenthal公司不得不于1961年11月底将反应停从联邦德国市场上召回。但为时已晚,截至1963年,在世界各地,如西德、荷兰和日本等国,由于服用该药物而诞生12000多名海豹样婴儿。

2. 中药制剂事件

(1)2003年1月1日至2005年6月30日,葛根素注射液新发不良反应病例1006例,其中11例死亡。

(2)1988年至2005年3月,莲必治注射液报告病例50例,其中急性肾功能损害17例,并有1例合并肝功能异常。

(3)1997年1月至2006年6月,鱼腥草注射液不良反应报告5488例,严重药品不良反应258例,死亡44人。

(4)2008年10月5日,6名患者使用刺五加注射液出现严重不良反应,其后3例患者死亡。

(5)2008年10月19日,茵栀黄注射液使4名新生儿发生不良反应,其中1名出生9天的新生儿死亡。

(6)2009年2月9日至10日,有3名患者静脉输注双黄连注射液后,发生疑似不良反应,其中1名女患者因抢救无效死亡。

➡️ **知识链接**

中药马兜铃酸肾病事件

1993年,比利时一家减肥诊所用龙胆泻肝丸减肥,结果导致肾损害病例达105例,其中43例进入终末期肾衰,需接受移植或透析治疗,有18例泌尿系统恶性肿瘤。这一事件引起世界各地对中草药引起肾损害问题的重视,定名为"中草药肾病"。

2000年,美国食品药品监督管理局(FDA)鉴于上述事件,提醒注意食品及药品中的植物成分具有肾毒性,并列出多种草药和中成药清单,包括木通、防己类、细辛类、马兜铃、青木香、朱砂莲、威灵仙、大风藤、大青木香及八正丸、纯阳正气丸、大黄清胃丸、十香返生丸等。

2001年,FDA根据进一步的报告和药品抽样分析结果,要求美国有关生产和销售商收回18种含马兜铃酸的植物药。FDA收回蓝光公司13种东方瑰宝牌含马兜铃酸的中成药,单味制剂包括关木通和马兜铃(蜜);复方制剂包括作正散、当归四逆汤、导赤散、复方地黄汤、甘露消毒丹、口咽宁、龙胆泻肝汤、排石汤、小蓟饮子、辛夷散和养阴消炎汤。

随后,英国、西班牙、加拿大、澳大利亚、马来西亚等国家也采取了措施。

2002年,国家药品监督管理局发布"药品不良反应信息通报(第2期)",指出"龙胆泻肝丸可能导致肾损害",建议在医师指导下严格按照适应证使用,避免大剂量、长疗程服用。肾功能不好者、老年人、儿童、孕妇等人群应谨慎使用,治疗期间应注意监测肾功能。

2003年,国家药品监督管理局决定自2003年3月1日起,对含关木通的"龙胆泻肝丸"严格按处方药管理。国家药品监督管理局要求限期将相关产品处方中的关木通替换为《中国药典》(2000年版)2002年增补本中收载的木通(木通科)。2004年,国家食品药品监督管理局规定《中国药典》(2005年版)不再收录关木通,而恢复木通科木通的正品地位。

2004年,国家食品药品监督管理局第379号公告指出:取消广防己(马兜铃科植物广防己 *Aristolochia fangchi* 的干燥根)药用标准,替换为防己(防己科植物粉防己 *Stephania tetrandra* S. Moore 的干燥根)。

四、发生原因和监测

1.发生原因

(1)药物方面的因素。

①药理作用。药品不良反应往往与药物作用于机体的器官或受体的选择性不强有关,如应用氯丙嗪治疗精神分裂症时出现帕金森综合征,是由于它在阻断边缘系统的多巴胺受体时,又阻断纹状体的多巴胺受体,产生以震颤为主的症状,

如刻板式的运动障碍。

②方法和剂量的影响。药物的给药方法和治疗剂量与不良反应密切相关。静滴或肌注庆大霉素治疗胃肠道感染,可出现对肾脏和第八对脑神经的损害,随着使用剂量的加大,不良反应会不断加重;口服庆大霉素也可治疗胃肠道感染,同时能避免对肾脏损害。

③药物相互作用。多种药物合用时,有的药物可影响另一药物的吸收、分布、代谢和排泄,使药效发生变化而产生毒性作用。据资料报道,两药并用,不良反应发生率占4.2%,6～10种药并用,则不良反应发生率增至7.4%。

④药品质量。药品在生产、运输、保存过程中混入杂质或受到污染,可引起严重的不良反应。如青霉素中聚合物青霉烯酸、青霉噻唑等是致敏物。

⑤药物的剂型和赋形剂。药物的剂型不同、生物利用度不同,使血浆药物浓度增加过快,可出现不良反应。此外,赋形剂的改变亦可引起不良反应的发生。

(2)机体方面的因素。

①种族的差异。人种不同,对药物的敏感程度也不同。如甲基多巴所致溶血性贫血,在不同种族中发生率不同,高加索人直接抗人球蛋白试验有15%阳性;中国人、非洲人均不发生阳性反应。

②性别。女性的氯霉素和保泰松致粒细胞缺乏症的发生率远远高于男性。

③年龄。老年人排泄药物较慢,药物的血浆半衰期延长。老年人的血浆蛋白含量较低,结合药物的能力也降低,血浆中有活性的游离药物增加,药效增加,易发生不良反应。据统计,60岁以下者,药物不良反应发生率为6.3%;60岁以上者,药物不良反应发生率为15%。此外,婴幼儿代谢和排泄药物功能不全,而对药物的敏感性较高,不良反应发生率较高。

④病理状态。肝、肾功能不全者,不利于药物的代谢和排泄,使药物血浓度增高,作用时间延长,药物不良反应的发生率亦增高,甚至发生严重后果。

2.监测

20世纪60年代的反应停事件发生后,不少国家建立药品不良反应自愿报告制度,收集药品不良反应。

自愿报告制度是目前被各国广泛采用的药物上市后的监测手段。其优点是不分新药老药,不管上市时间的长短,无论常见或罕见的药品不良反应,都能被监测。其最大的优点是费用低廉、覆盖面广,容易被管理部门接受。但其也有缺点,如报告率低、漏报率高、随意性大,不良反应报告中新药多、老药少,难以确定因果关系,无法计算不良反应的发生率等。

❋ 目标检测 ❋

一、填空题

1. 根据《药品不良反应报告和监测管理办法》（卫生部令第 81 号），严重药品不良反应是指_____、_____、_____、_____、_____、_____等。

2. 反应停事件中涉及的药物是_____，主要用于_____。

3. 中药马兜铃酸肾病事件涉及的药物是_____，主要导致_____。

4. 药品不良反应发生原因中药物方面的因素包括_____、_____、_____、_____、_____。

二、简答题

"是药三分毒"，查阅资料，说说近百年来药品不良反应事件带给我们的重要启示。

附录一 西方医药史索引

一、西方古代(按时间排序)

Hippocrates,希波克拉底(公元前 460—前 370 年),希腊人,生于可斯(Cos),历史上希波克拉底被西方医学尊为"医圣",被誉为"医学之父"。流传至今的《希波克拉底全集》是公元前 3 世纪末受托勒密(Ptolemy)王的命令,由亚历山德利亚地方的学者们编辑而成的。

Herophilus,赫罗菲勒斯(公元前约 335—前约 280 年),希腊人,亚历山大的医师。第一个公开进行人体解剖的人,常被称为"解剖学之父"。他信仰希波克拉底以体液学说为基础的理论,并强调药物、饮食及运动的治疗作用。他还是第一个用滴漏测量脉搏的人。

Pedanios Dioscorides,狄奥斯库莱底斯(约 40—90 年),希腊医生、药理学家。他的《药物论》一书为现代植物术语学提供了最经典的原始材料,在 16 世纪前一直是药理学的主要教材。他描述了各地植物 600 余种。薯蓣科薯蓣属(*Dioscorea*)的拉丁名即为纪念他而命名。

Claudius Galen,加伦(129—199 年),罗马人,生于小亚细亚的帕加马(今土耳其),17 岁开始学医,在希腊、埃及学习解剖,创制复方"格林制剂",著有《论解剖操作程序》和《论医学经验》,为药剂学鼻祖。

Oribacius,奥芮培锡阿斯(325—403 年),意大利人,编著《医学集成》70 卷。

Rhazes,雷泽斯,即阿尔·拉兹依(865—932 年),古代巴格达人,巴格达医院院长和宫廷医师。他的著作是欧洲医科大学的必修课教材,他初次使用了汞软膏。

Avicena,阿维森纳(980—1037 年),即伊本·辛纳(Ibn Sina),阿拉伯人,生于波斯博卡拉,12 岁开始写书,所著医典《医学原理》可谓医学上的圣经,西欧等地的大学也都采用。在 17 世纪末以前,他的《医典原理》是绝对的权威。他曾用汞治疗梅毒。

Simmon,西蒙(1270—1303 年),意大利人,著有《药物名集》。

Giacomo de Dondie，唐狄（1298—1359 年），意大利人，著有《药物性质》和《医药总览》。

Girolamo Fracastoro，弗拉卡斯托罗（1478—1553 年），意大利人，号称第一位流行病学家。1930 年，他出版 *Syphilis*，书中详述梅毒的传播与治疗。1546 年出版了《传染病论》。

Paracelsus，帕拉尔苏斯（1493—1541 年），德裔瑞士医师、炼金术士。他发现并使用多种新药，促进了药物化学的发展，对现代医学包括精神病治疗的兴起做出了贡献。帕拉尔苏斯相信体液说，认为疾病是因体液失衡而引起的，故应分析尿液并进行诊断。

Paré Ambroise，巴累（1501—1590 年，一说为 1509—1590 年），文艺复兴时期一位极为著名的法国外科医生，某些医史学家认为他是近代外科学之父。

Andreas Vesalius，维萨留斯（1514—1564 年），意大利人，人体解剖学的先驱，对现代医学的进步有很大的影响。

Valerius Cordus，科达斯（1515—1545 年），德国人，编写了著名的药方集 *Historia plontarum*，该书完成于 1540 年，描述了 446 种被子植物。

Santorio，圣托里奥（1561—1636 年），意大利医生。他首先在医学中使用精密仪器并在医学研究中引用定量实验方法（曾研究基础代谢）。他是物理医学派的早期倡导者，力求用纯力学观点来解释动物体功能。他还把伽利略的几个发明改用于医学，研制了一种临床温度计（1612 年）和一种脉时计（1602 年）。他所撰写的《论医学测量》（1614 年）是第一部系统研究基础代谢的著作。

William Harvey，哈维（1578—1657 年），英国人，发现血液循环，又从事胚胎学的研究，奠定了现代医学与生理学的基础，被誉为 17 世纪前半叶最杰出的医生。

Alfonso Giovanni Borelli，博雷利（1608—1679 年），意大利生理学家、物理学家。他首次用静力学及动力学的规律来解释肌肉运动及其他身体功能，其最著名的著作为《动物的运动》（1680—1681 年），他在书中试图以力学原理来解释动物身体的运动，因此被认为是物理医学派的奠基人。

Thomas Sydenham，西德纳姆（1624—1689 年），英国医学家，公认的临床医学及流行病学的奠基人，因重视临床医学观察而被誉为"英国的希波克拉底"，被视为经验主义在医学领域的代表。

Friedrich Hoffmann，霍夫曼（1660—1742 年），他认为生命机体是可以用经典力学定律解释的一种机械形式，曾用乙醇制作兴奋剂。

Albrecht von Haller，哈勒（1708—1777 年），瑞士医师，18 世纪最杰出的生理学家。他是布尔哈夫的得意门生，其研究领域遍及医学的每一分支。他的生理学实验主要集中于神经系统的研究，证明了"兴奋性"是肌肉纤维的特质，而"敏感性"是神经纤维的特质。他才华横溢,不仅是诗人、文学家,也是植物学家,可与伟大的林奈并驾齐驱。

Auenbrugger,奥恩布鲁格(1722—1809 年),奥地利医师,扣诊法的发明者,他观察到酒保只是敲酒桶听声音就能判断桶里剩多少酒,从而得到灵感发明了叩诊法。

Samuel hahnemann,哈内曼(1755—1843 年),德国医师,顺势治疗法的创始人。他观察到,治疗疟疾的药物奎宁在健康人身上却产生类似疟疾的症状。有感于此,他于 1796 年提出"类似定律",认为应当用小剂量的、能使健康人产生某种疾病症状的药物来治疗该病。

Lenex,雷奈克(1781—1826 年),法国医师,听诊器的发明者,公认的胸腔内科学之父。1819 年,雷奈克著《论间接听诊》,该书被奉为经典著作。

Magendie Francois,马让迪(1783—1855 年),在教科书《生理学纲要》中尽量用实验演示代替理论探讨,此书多次再版,并被译成英文和德文,对 19 世纪上半叶的医生和生物学家产生深远影响。马让迪的代表作还有《神经系统的机能与疾病》。

二、西方现代(按人名字母排序)

Abel,阿贝尔(J. J. Abel,1857—1938 年),美国人,被称为"美国药理学之父",在约翰·霍普金斯大学培养出两代药理学家。他的重大成就是于 1898 年从肾上腺中分离出肾上腺素。陈克恢任他的助教。

Abraham,亚伯拉罕(Edward Abraham,1913—1999 年),英国人,与 Gay Newton 一起研究了头孢菌素,使其进入实际应用阶段。最终由礼来公司于 1964 年开发出第一种应用于临床的头孢菌素——头孢噻吩。

Addison,阿狄森(Thomas Addison,1793—1860 年),英国医生,1855 年发现阿狄森病,即原发性肾上腺皮质功能减退症。

Alzheimer,阿尔茨海默(Alois Alzheimer,1864—1915 年),德国医师,首先描述阿尔茨海默病,故用其姓氏命名。

Aronson,艾伦森(Stuart Aronson),美国人,发现血小板衍生因子(PDGF),获 1989 年保尔·埃尔利希奖。

Asahina,朝比奈泰彦(Yasuhiko Asahina,1881—1975 年),日本人,著名的植物化学家,主要对樟脑类、地衣、吴茱萸等进行了开创性的研究。

Astrup,阿斯楚普(Tage Astrup),丹麦人,发现了链激酶的结构。

Baeyer,拜耳(Adolf von Baeyer,1835—1917 年),德国人,研制出巴比妥酸,并因有机染料药物的研究成果而获 1905 年诺贝尔化学奖。

Baltimore，巴尔的摩（David Baltimore，1938 年—），因发现逆转录酶而获 1975 年诺贝尔生理学或医学奖。

Bauer，鲍尔（Karl-Heinz Bauer），德国海德堡癌症研究中心主任，最早提出细胞基因的突变理论，为癌症的研究打下基础。

Baumann，包曼（E. Baumann），德国人，有机化学教授，1896 年发现甲状腺浸膏中含有少量碘元素。

Bayliss，贝利斯（W. M. Bayliss，1860—1924 年），1902 年发现向小肠和十二指肠灌注盐酸，可引起已切断神经联系的胰腺分泌胰液。他认为十二指肠酸化后能产生一种促胰液分泌的物质，后者被称为促胰液素，是第一个被认识的化学信息——激素。

Beaulieu，博利厄（Etienne-Emile Beaulieu），法国人，生化学家，1988 年研制出避孕药米非司酮。

Beaumont，博蒙特（William Beaumont，1785—1853 年），美国人，外科医生，消化生理学家，首次利用人体胃炎模型研究胃生理和病理学。他研究不同食物在胃内的消化情况，即神经、精神因素对消化的影响，咖啡、茶、酒精等对胃的影响等。

Behring，贝林（Emil Adolph von Behring，1854—1917 年），德国人，科赫实验室的科学家，和日本人北里一起发现白喉抗毒素与破伤风抗毒素。1901 年获诺贝尔奖。抗毒素（antitoxic）一词亦由此而开始使用，他所发现的白喉抗毒素是第一种抗疾病的药物。他悉心研究肺结核病，最后自己也因患肺结核病而死亡。

Benting，班廷（Frederick Grant Benting，1854—1941 年），加拿大人，医生。他发明提取胰岛素的方法，并证明胰岛素可以控制不正常的血糖值，从而减少糖尿病的危害。他与加拿大的麦克劳德（John Maclead）共享 1923 年诺贝尔奖。

Berg，伯格（Paul Berg，1926 年—），美国人，第一个建立重组 DNA 的人，开创了现代基因工程学。

Berger，贝格尔（Frank Berger，1913—2008 年），捷克人，研制出抗焦虑药眠尔通（安宁）。

Bernard，贝尔纳（Claude Bernard，1813—1878 年），法国人，生理学家。主要研究消化系统和神经系统的生理和药理过程，如通过测定血糖和尿糖含量而确认糖尿病的状态。贝尔纳对药物及毒物代谢也有研究，阐述了箭毒松弛肌肉的原理。

Berzelius，贝采里乌斯（Jons Jacob Berzelius，1779—1848 年），瑞典人，有机化学创始人之一，将可燃物质称为有机物。

Best，贝斯特（Charles Herbert Best，1899—1978 年），加拿大人，与班廷一起

最早提取胰岛素。他后来又发现胆碱和组胺酶，最早将抗凝药用于血栓治疗。

Bishop，毕晓普（John Michael Bishop，1936 年—），美国人，微生物学家，用劳斯病毒做实验，发现正常细胞中控制生长及分裂的基因可在外源病毒作用下转变成癌基因，获 1989 年诺贝尔奖。

Binz，宾兹（Karl Binz，1832—1913 年），德国人，药理学家，证明低浓度奎宁能杀死引起发热的微生物而不会产生危险。他对酒精等麻醉剂进行药理研究，还收集了 19 世纪的大部分药物知识，编成一部较有影响力的教科书。

Black，布拉克（James Black，1924—2010 年），英国人，合成了肾上腺素能受体拮抗剂普萘洛尔，发明了西咪替丁（泰胃美）。

Bleuler，布洛伊勒（Eugen Bleuler，1851—1939 年），瑞士人，创建分裂症学科。

Boerhaave，布尔哈维（Hermann Boerhaave，1668—1738 年），荷兰人，医学家、临床医学教育家、植物学家、化学家。1701 年后在莱顿大学工作，两次任大学副校长。他在植物分类方面给林奈提供很大帮助。他从尿中提取尿素并研究汞的理化性质，是物理化学的奠基人。

Bordet，博尔德特（Jules Bordet，1870—1961 年），比利时人，细菌学家、免疫学家。他研究溶血作用，建立"补体结合试验"，奠定了免疫学和血清学的基础。他发现百日咳杆菌并研制出百日咳疫苗，获 1919 年诺贝尔生理学或医学奖。

Bovet，博韦特（Daniel Bovet，1907—1992 年），瑞士人，合成了精神病药异丙嗪。他因抗组胺药物的发明和后来在化学疗法研究上的贡献而获得 1957 年诺贝尔奖。

Bovet，博维特（Ethenne Bovet），法国巴斯德研究所化疗部专家，因对箭毒生物碱的研究而获得诺贝尔奖。

Breitbart，布赖特巴特（Eckart Breitbart），德国人，汉堡皮肤科医院医生，研究了因阳光照射而产生的黑瘤病。

Bretonneau，布雷托诺（Pierre Bretonneau，1778—1862 年），法国人，奠定了传染病流行学研究的基础。

Brock，布洛克（Norbert Brock），德国人，研制了抗癌药安道生（环磷酰胺）。

Brunton，布伦顿（Thomas Brunton，1844—1916 年），英国人，药理学家。他研究了药物对循环系统的作用，该发现大大改进了强心剂。

Buchner，巴克纳（Edward Buchner，1860—1917 年），德国人，研究酵母菌，发现酵素，开创了发酵化学。

Buchheim，布克海姆（Rudolf Buchheim，1820—1879 年），爱沙尼亚人，促成药理学成为医学的重要分支，他在爱沙尼亚创立了世界上第一所典型的药理学实验室，被 19 世纪欧洲科学家效仿。

Butenandt，布特南特（Adolf Butenandt，1903—1995 年），德国人，1929 年他和多伊西（E. A. Doisy）一起分离得到雌酮。1931 年他又分离得到雄酮，因而获得 1939 年诺贝尔化学奖。

Cade，卡德（John Cade，1912—1980 年），澳大利亚人，发现锂盐有镇静作用，并能用于治疗躁狂症。

Calmette，卡尔梅特（Albert Calmette，1863—1933 年），法国人，巴斯德的学生，长期住在殖民地区研究蛇毒，首先制成蛇毒的血清。1923 年，他和他的研究员介兰（Guérin）一起发现预防结核的"卡介苗"（Bacillus Calmette-Guérin Vaccine），其英文名是以他们的名字命名的。

Cannon，坎农（Walter Bradford Cannon，1871—1945 年），美国人，他首先将 X 射线用于生理学研究，并设计了钡餐用于 X 射线透射。他研究人体交感神经系统，发现刺激神经末梢能释放化学物质，一种是兴奋性的，一种是抑制性的。

Caventon，卡文顿（J. B. Caventon），法国人，他和佩利蒂尔（P. J. Pelletier）的工作相同，一起发现多种生物碱，其中包括抗疟药奎宁。

Chain，钱恩（Ernst B. Chain，1906—1979 年），英国人，原籍德国，1933 年到英国，后来加入弗洛里的青霉素研究工作中，负责青霉素的提纯，采用色谱分离法并获成功。他与弗莱明、弗洛里一起获 1945 年诺贝尔奖。

Chikato，近藤平三郎（Chikato，1877—1963 年），日本人，研究植物药的专家，他所研究的项目包括苦参、石蒜、汉防己、马兜铃、衡州乌药等。

Clark，克拉克（Clark，1885—1941 年），英国人，药理学家，发现药物配伍后有时有对抗作用，有时有互相加强作用。

Cohen，科恩（S. N. Cohen，1935 年—），美国斯坦福大学教授，发现重组 DNA 技术。

Cook，库克（James Cook，1728—1779 年），英国人，探险家。库克船长在横渡太平洋时采用林德的方法，强制船员常吃泡菜，从而避免了坏血病的发生。后来英国政府采用了他们的主张，使坏血病从英国海军中消失。

Cori，卡尔·科里（Carl Ferdinand Cori，1896—1984 年），格蒂·科里（Gerty Theresa Cori，1896—1957 年），原籍捷克的美国人，两人是夫妻，因研究糖在体内的代谢而共享 1947 年诺贝尔生理学或医学奖。

Couper，库珀（Archibald Scott Couper，1831—1892 年），英国人，化学家。他和凯库勒一起描述了有机化合物碳键之间的结构形状，创立了结构式，奠定了有机化学基础。

Cushing，库兴（Harvey William Cushing，1869—1939 年），美国人，生理学

家,对人体的内分泌系统进行了系统的研究,并明确描述了由于肾上腺皮质激素分泌过多而引起的库兴综合征。

Cutts,卡茨(Harry Cutts),美国人,研制了抗癌药物长春碱和长春新碱。

Dagger,达格尔(Benjamin Minge Dagger,1872—1956 年),美国人,发现人类历史上第一个广谱抗生素——金霉素。

Dale,戴尔(Henry Hallett Dale,1875—1968 年),英国人,生物学家。他研究裸麦霉菌,分离出可降低血压的乙酰胆碱,为此,他和奥托·勒维(Otto Loewi,1873—1961 年)共获 1936 年诺贝尔奖。

Dam,达姆(Henrik Dam,1895—1976 年),丹麦人,生化学家,研究胆固醇对母鸡的作用,发现了维生素 K。他和美国人多伊西(Edward Adelbert Doisy)分享了 1943 年诺贝尔生理学或医学奖。

Davy,戴维(Humphry Davy,1778—1829 年),英国人,化学家,少年时代是医生的药剂助手,20 岁时发现氧化亚氮(笑气)并预言其可用于麻醉,以后又从事电解制备钾和钠的工作。他和继承者法拉第都是电化学的奠基者。

Dengel,登格尔(Ferdinand Dengel),德国人,1960 年合成了钙拮抗剂异搏定(维拉帕米)。

Dobos,杜博斯(René Jules Dobos,1901—1982 年),法裔美籍微生物学家。1939 年,他首先从土壤中分离出短杆菌素,并将其用作抗生素。2 年后又分离出短杆菌肽。该发现启发弗莱明分离出青霉素,瓦克斯曼分离出链霉素、四环素。

Doherty,多尔蒂(Peter Charles Doherty,1940 年—),澳大利亚人,发现 T 细胞对病毒感染细胞的识别和 MHC(主要组织相容性复合体)限制机制,获 1996 年诺贝尔奖。

Doisy,多伊西(Edward Adelbert Doisy,1893—1986 年),美国人,因发现维生素 K 而获得 1943 年诺贝尔奖。

Domagk,多马克(Gerhard Johannes Paul Domagk,1895—1964 年),德国人,生化学家。1935 年,他用百浪多息治好了患链球菌感染而濒死的女儿,开始了对磺胺药物的进一步研究。多马克获 1939 年诺贝尔生理学或医学奖,但因希特勒政府的阻挠而被迫拒绝受奖。

Dover,杜佛(Thomas Dover,1660—1742 年),英国人,著名的杜佛散的创造者,杜佛散是一种含鸦片的药剂。

Drukrey,德罗克里(Hermann Drukrey),证明亚硝胺能引起癌症。

Drummond,德拉蒙德(Jack Cocil Drummond),英国人,早期研究维生素的生物化学家。他最早将维生素定名为 vitamin,并确定了维生素 A、维生素 B 和维生素 C 的作用。

Durckheimer，迪尔克海姆（Walter Durckheimer），开创了喹诺酮类抗菌药的治疗历史。

Ehrlich，埃尔利希（Paul Ehrlich，1854—1930 年），德国人，他认为可以制造杀死特定微生物的化学药物，以治疗传染病。他制造了治疗昏睡症的台盼红和治疗梅毒的药物 606，从而开创了化学疗法的新纪元，获 1908 年诺贝尔奖。

Eijkman，艾伊克曼（Christian Eijkman，1858—1930 年），荷兰人，他用鸡做实验，发现食料米糠中有一种抗脚气病的食物因子。由于对维生素的早期研究有贡献，他和霍普金斯共享了 1929 年诺贝尔生理学或医学奖。在他的影响下，日本学者从米糠中提取出粗制的维生素 B_1。

Einhorn，埃因霍恩（A. Einhorn），德国人。他和威尔斯塔脱（R. Willstatter）一起全合成了可卡因，并和厄尔菲尔德（Uhlfelder）一起合成了普鲁卡因，并阐述了局部麻醉药的化学结构问题。

Elion，埃里昂（Gertrude Belle Elion，1918—1999 年），美国人，女科学家，和希汀斯（George H. Hitchings）一起研制了抗癌药物 6-巯基嘌呤，并成功研究出治疗疱疹感染和慢性肝炎的药物阿昔洛韦，获 1988 年诺贝尔奖。

Erhart，艾哈特（Gustav Erhart，1894—1971 年），德国人，他和博克米尔（Max Bockmuhl）一起研制出美沙酮。

Evans，埃文斯（Herbert Mclean Evans，1882—1971 年），美国人，1922 年，他和斯科特（Katharine J. Scott，1889—1976 年）首次宣布维生素 E 的存在。1926 年，埃文斯分离得到维生素 E。

Farber，法贝尔（Sidney Farber，1903—1973 年），美国人，研制出抗癌药甲氨蝶呤和 6-巯基嘌呤，被誉为"当代化疗之父"。

Fischel，菲舍尔（Margaret Fischel），美国人，女医学家，用齐多夫定治疗艾滋病。

Fisher，费希尔（Hans Fisher，1881—1945 年），德国人，因合成血红素和叶绿素而获 1930 年诺贝尔化学奖。

Fleckenstein，弗莱肯施泰因（Albrecht Fleckenstein，1917—1992 年），德国人，通过研究普尼拉明和维拉帕米，阐明钙拮抗剂的作用机制。

Fleming，弗莱明（Alexander Fleming，1881—1955 年），英国人，细菌学家。1928 年发现青霉素，这是最早的现代抗生素。

Florey，弗洛里（Howard Florey，1898—1968 年），美国人，发现青霉素的性质，获 1945 年诺贝尔生理学或医学奖。

Folkers，福克斯（K. A. Folkers），美国人，化学家，他是弄清楚维生素 B 和链霉素化学结构的专家之一，其最重要的成就是分离出维生素 B_{12}，此药可治疗恶性贫血。

Franklin,富兰克林(Rosalind Franklin),英国女科学家,获得了 DNA 结晶 X 射线衍射的决定性数据材料,为 DNA 分子模型的创立奠定了基础。

Fracastoro,弗拉卡斯托罗(Girolamo Fracastoro,1478—1553 年),意大利人,最早叙述长诗《西菲利斯》,讲述一位牧羊人患梅毒的症状和用汞剂治疗的方法。

Frank,弗兰克(Johann Peter Frank,1745—1821 年),德国人,现代公共卫生学奠基人。1800 年天花流行,他推广詹纳发现的牛痘接种法,引起政府重视。著有百科全书《医务监督的完整体系》和《人类疾病治疗概要》。

Freerksen,弗雷克森(Enno Freerksen),德国人,对麻风病的防治做出了突出贡献,研究出包含利福平、异烟肼、氨苯砜、丙硫异烟胺等四种药物的复方组合,创立"马耳他工程"和"巴拉圭工程",对麻风病人实施义诊。

Funk,冯克(Casimir Funk,1884—1967 年),英国化学家,他研究了脚气病产生的原因,开创了对营养缺乏疾病的研究。

Garner,加纳(R. L. Garner),与 William Smith Tillet 一起发现链激酶。

Gilman,吉尔曼(Alfred Gilman),美国人,1942 年与 Louis Sanford Goodman 使用第一种化学抗癌药氮芥治疗淋巴瘤。

Goldberger,戈德伯格(Joseph Goldberger,1874—1927 年),美国人,他发现酵母的提取物中含有治疗癞皮病的因子,后来由哈登和奥伊勒·切尔平证明为烟酸。

Golgi,戈尔季(Camillo Golgi,1843—1926 年),意大利人,研究中枢神经组织的多极细胞和其他分支细胞的作用,后者被称为戈尔季细胞;发现三大类疟原虫;获 1906 年诺贝尔生理学或医学奖。

Griffith,格里菲思(Frederick Griffith,1879—1941 年),英国人,著名肺炎球菌专家,发现加热杀死的 S 型细菌体内含有"转化因子",促使 R 型细菌转化为 S 型细菌,证明转化因子是 DNA,即 DNA 是遗传物质。

Gross,格罗斯(J. J. Gross),英国人,1952 年,他和皮特·里弗斯(Rosalind Pitt Rivers)从甲状腺素中分离出三碘甲状腺原氨酸(T_3)。

Guillemin,吉尔敏(Roger Guillemin,1924 年—),法国人,以 27 万只羊的下丘脑为原料,提取出三种极微量的激素(促甲状腺激素、促黄体生成素和促生长激素释放因子),并进行了合成和结构鉴定研究。他与 Andrew Schally 和 Rosalyn Sussman Yalow 共享 1977 年诺贝尔生理学或医学奖。

Haberlandt,哈伯兰特(Ludwig Haberlandt,1885—1932 年),奥地利人,研究黄体酮和雌激素的避孕作用,是避孕药物研究的先驱者。

Halsted,霍尔斯特德(William Steward Halsted,1852—1922 年),美国人。首先倡导外科手术者戴橡胶手套并进行消毒,将可卡因作为局部麻醉药,确立了神经干阻滞麻醉法的基本原则和方法。

Hansen，汉森（Armauer Hansen，1841—1912 年），挪威人，麻风杆菌的发现者，对麻风病的研究和防治做出特殊贡献。

Harden，哈登（Arthur Harden，1865—1940 年），瑞典人，发现了维生素与辅酶的关系，并和伊奥勒·切尔平一起证明烟酸是酵母辅酶分子的一部分，因而共享 1929 年诺贝尔化学奖。

Harrington，哈林顿（Charles Robert Harrington，1897—1972 年），英国人，1927 年和荷兰人巴尔格尔（E. Barger）合成了甲状腺素。

Hatasa，秦佐八郎（Hatasa，1873—1938 年），日本人，医生，和德国的埃尔利希一起发明了台盼红和 606，是早期化学治疗研究的先驱者。

Hausen，豪森（Harald zur Hausen，1936 年—），德国人，研究乳头瘤病毒和生殖器疣病毒，获 2008 年诺贝尔奖。

Haworth，霍沃思（Walter Normann Haworth，1883—1950 年），英国人，1929 年合成了山道年，1933 年，他和赖希施泰因（Reichstein）合成了维生素。因对碳水化合物的成功研究而获得 1937 年诺贝尔奖，同时获奖的还有卡勒（Karrer）。

Heidelberger，海德尔伯格（Charles Heidelberger，1920—1983 年），美国人，研制出氟尿嘧啶，用于胃癌、结肠癌、乳腺癌的治疗。

Hench，亨奇（Philip Showalter Hench，1896—1965 年），美国人，1949 年，在梅奥临床医院将可的松用于治疗类风湿关节炎并获得成功，与肯德尔和赖希施泰因共享 1950 年诺贝尔生理学或医学奖。

Henze，亨策（G. Henze），德国人，在治疗急性淋巴细胞瘤白血病时创造了被称为"ALL"的治疗方案。

Hideyo，野口英世（Noguchi Hideyo，1876—1928 年），日本人，美国洛氏研究所的科学家，研究蛇毒，完成梅毒螺旋体的人工培养。1918 年，在南非从黄热病患者的血液中分离得到螺旋状的黄热病病原虫，后来不幸染上黄热病而去世。

Hitchings，希汀斯（George Herbert Hitchings，1905—1998 年），美国人，研制出抗癌药物 6-巯基嘌呤。

Hodgkin，霍奇金（Dorothy Mary Hodgkin），美国人，采用 X 射线衍射法测定维生素 B_{12} 的结构，获 1964 年诺贝尔化学奖，并于 1969 年研究了胰岛素的三维结构。

Hofmann，霍夫曼（August Wihelm von Hofmann，1818—1892 年），德国人，他首先从煤焦油中提炼出纯净的苯和苯胺。1865 年合成了被称为"霍夫曼紫"的染料。他发现了许多有机反应过程，如"霍夫曼反应"。

Hohlweg，霍尔韦克（Walter Hohlweg），1938 年发现炔雌醇——第一个口服雌激素。

Holmes，霍尔姆斯(Oliver Wendell Homes，1809—1894 年)，美国人，社会活动家和医学家。他根据希腊文而创造了"麻醉法"(anaesthesia)一词。

Hopkins，霍普金斯(Frederick Gowland Hopkins，1861—1947 年)，英国人。1906 年，他在研究食品中氨基酸的重要性时发现，仅仅靠蛋白质、碳水化合物和脂肪不能维持生命，牛奶中有一种"辅助的食物因子"——维生素。他和艾伊克曼因研究维生素而共享 1929 年诺贝尔生理学或医学奖。

Houssay，荷塞(Bernardo Alberto Houssay，1887—1971 年)，阿根廷人，由于发现垂体前叶与糖类代谢作用而与美国的科里夫妇共同获得 1947 年诺贝尔奖。

Huggins，哈金斯(Charles Brenton Huggins)，美国人，因首创用合成激素己烯雌酚治疗癌症而获得 1966 年诺贝尔生理学或医学奖。

Hunter，亨特(John Hunter，1728—1793 年)，英国人，少年时喜爱动物和植物标本，21 岁才开始在伦敦的哥哥威廉·亨特处学习解剖和外科学，后来成为著名的医生和病理学家，他使外科成为专门的技术。

Inhoffen，英霍芬(Hans Herloff Inhoffen)，奥地利人，1938 年与霍尔韦克一起发现炔雌醇。

Isaacs，伊萨克斯(Alick Isaacs，1921—1967 年)，英国人，与瑞士病毒学家林德曼(Jean Lindenmann)共同发现了干扰素。

Jansen，贾逊(Rarend Coenraad Petrus Jansen，1884—1962 年)，和唐纳兹(W. F. Donath)一起从米糠中分离得到较纯的抗脚气病因子——维生素 B_1。

Jerne，耶纳(N. K. Jerne，1911—1994 年)，丹麦人，发现抗原和抗体，与 Georges J. F. Köhler 和 César Milstein 共享 1984 年诺贝尔奖。

Jenner，詹纳(Edward Jenner，1749—1823 年)，英国人，出生于英国罗切斯特郡的一个牧师家庭中，发明牛痘法预防和治疗天花，真正控制了天花的流行。詹纳曾经预言，靠牛痘苗能够最终消灭天花。

Karrer，卡勒(Karrer，1889—1971 年)，瑞士人，阐明了胡萝卜素和维生素 A 的结构式，独立合成了核黄素(维生素 B_2)，与霍沃思共享 1937 年诺贝尔化学奖。

Katsoyannls，凯特索安尼斯(Penayotis B. Katsoyannls)，合成了 777 个原子构成的人胰岛素，首次完成了蛋白质的合成。

Kekule，凯库勒(Friedrich August Kekule，1829—1896 年)，德国人，1865 年提出苯的环状结构，开创了有机化学理论。

Kendall，肯德尔(Edward Calvin Kendall，1886—1972 年)，美国人，1915 年从甲状腺中分离出甲状腺素，该分子含有四个碘原子。他后来致力于肾上腺皮质激素的研究。他和另外两位肾上腺皮质激素研究者亨奇和赖希斯泰因共享 1950 年诺贝尔生理学或医学奖。

Kennaway，肯纳韦(Ernest Kennaway，1881—1958 年)，英国人，从 40 吨煤焦油中分离出 0.003％ 3,4-苯并芘。他发现，大气中只要有几百万分之一克的 3,4-苯并芘，就可以使动物患皮肤癌。

Kielholz，基洛茨(Paul Kielholz)，德国人，分析了抑郁症产生的原因。

King，金(Charles Glen King，1896—1988 年)，美国人，1933 年确定了维生素 C 的结构。

Koch，科赫(Robert Koch，1843—1910 年)，德国人，1882 年发现结核杆菌，1883 年发现霍乱弧菌，1890 年报道用结核菌素治疗结核病的方法。他发明的细菌染色法和固体培养基为后世所采用，获 1905 年诺贝尔奖。

Köhler，克勒(Georges Jean Franz Köhler，1946—1995 年)，德国人，发现单克隆抗体，获 1984 年诺贝尔奖。

Kolbe，科尔贝(A. W. Kolbe，1818—1884 年)，德国人，使用无机物合成了醋酸，是有机化学奠基人之一。

Koller，柯勒(Carl Koller，1855—1944 年)，美国人，发现可卡因具有局部麻醉效用。

Kornberg，科恩伯格(Arthur Kornberg)，美国人，早期致力于 NAD 和 NADP 产生 ATP 机理的研究，1956 年分离出 DNA 聚合酶，获 1959 年诺贝尔奖。

Kossel，考塞尔(Albrecht Kossel，1853—1927 年)，德国人，阐明核苷酸的化学成分和生物细胞的遗传物质，获 1910 年诺贝尔奖。

Kraepelin，克雷佩林(Emil kraepelin，1856—1926 年)，德国人，建立了精神病学的分类系统，区分了早发性痴呆(精神分裂症)和躁狂抑郁性精神病。

Krebs，克雷勃斯(Hans Adolf Krebs, 1900—1981 年)，英国人，1932 年，提出尿素循环(即鸟氨酸循环)：肝脏中 2 分子氨和 1 分子 CO_2 生成 1 分子尿素。1937 年，提出三羧酸循环，几个中间产物均含柠檬酸，又称柠檬酸循环。1957 年，发现乙醛酸循环(植物体内生成琥珀酸、乙醛酸和苹果酸)。他与美国人利普曼(Fritz Lipmann)共享 1953 年诺贝尔奖。

Kuhn，库恩(Richard Kuhn，1900—1967 年)，德国人，分离得到维生素 B_2 和维生素 B_6，他因对胡萝卜素及维生素的成功研究而获得 1938 年诺贝尔化学奖。

Kuln，库恩(Roland Kuln，1912—2005 年)，瑞士人，发现抗精神病药物异丙嗪。

Kupchan，库普钱(S. M. Kupchan)，美国人，在美国国立癌症研究所专门从事天然药物的抗癌活性筛选。在他的领导下，从 1959 年开始，每年从世界各地收集几千种药用植物进行提取和药理筛选，取得很大成绩。

Kurth，库尔斯(Reinhard Kurth)，德国人，研究猴子艾滋病病毒 SIV。

Laborit，拉博利特(Henri Laborit)，法国人，负责异丙嗪的药理实验。

Landsteiner，兰德施泰纳(K. Landsteiner，1868—1943 年)，美籍奥地利人，免疫学家，发现人的 4 种血型和半抗原，获 1930 年诺贝尔奖。

Laveran，拉韦兰(Alphonse Laveran，1845—1922 年)，法国人，在疟疾患者的红细胞中发现了疟疾病原体，并发现昏睡病是由蚊虫传染导致的。

Lee，李卓浩(C. H. Lee)，华裔美籍人，专门研究垂体激素，分离出促肾上腺素皮质激素和生长素(STH)。1966 年，他首先确定生长激素的结构，并在 1970 年合成了链上有 188 个氨基酸的人类生长激素。

Leeuwenhock，列文虎克(Antonie von Leeuwenhock，1632—1723 年)，荷兰人，发明了显微镜。他第一次看到了细菌、精子、红细胞以及植物组织的结构等，对以后的医药发展产生很大影响。

Lehmann，雷曼(Jörgan Erik Lehmann，1898—1989 年)，瑞典人，1954 年开始研究抗结核病药物，最后合成了对氨基水杨酸，该物质对结核病的治疗有一定的效果。

Levine，莱文(P. A. Levine)，美国人，发现核酸有两种，一种是核糖核酸，另一种是脱氧核糖核酸。

Libreich，李卜赖希(Matthias Eugen Oscar Libreich，1839—1908 年)，德国人，1869 年发现水合氯醛的安眠作用。

Liebig，李比希(Justus von Liebig，1803—1873 年)，德国人，发现了有机化学的分析方法。

Lind，林德(James Lind，1716—1794 年)，英国人，海军医生，建议用新鲜水果和蔬菜来治疗海军中的坏血病，发现用柑橘和柠檬能使坏血病好得更快。

Lindenmann，林德曼(Jean Lindenmann，1924—2014 年)，瑞士人，发现了干扰素，后者广泛用于乙肝、与艾滋病相关的肉瘤和黑色素瘤的治疗。

Linnaeus，林奈(Carl Linnaeus，1707—1778 年)，瑞典人，著名的植物分类学家，他所创造的分类方法为后世所采用。

Lister，李斯特(Joseph Lister，1827—1912 年)，英国人，外科医生，格拉斯哥大学外科教授，支持巴斯德关于发酵和腐败的学说，首先发现并推广苯酚用于外科创伤和器械消毒，成为外科消毒法的创始人。

Loewi，勒维(Otto Loewi)，澳大利亚格拉兹大学教授，最早研究乙酰胆碱的药理作用与机制。1936 年，他和戴尔获得诺贝尔奖。

Loffler，勒夫勒(Friedrich August Johannes Loffler，1852—1915 年)，德国人，科赫的同事，1884 年从白喉患者的咽喉分泌物中发现白喉病原体是棒状杆菌。

Long，朗格（Crawford Williamson Long，1815—1878 年），美国人，乡村医生。1842 年，他用乙醚为一个小孩麻醉，为其割除颈部的肿瘤，后来继续用乙醚进行其他外科手术。

Magendie，马坚第（Francois Magendie，1783—1855 年），法国人，试验药理学的先驱者，生理学家，使用动物作为药理学的实验工具。首先针对药物对动物和人的作用进行系统的研究，促成番木鳖碱和吗啡等药物安全地应用于医学。他也研究传染病，如狂犬病、霍乱和黄热病的传染性。

Mahoney，马奥尼（John Mahoney），美国人，皮肤科医生，他最早使用青霉素治疗梅毒并获得成功。

Manson，孟逊（Patrik Manson，1844—1922 年），英国人，提出疟原虫是由蚊子传播的。

Marker，马克（Russell Earl Marker，1902—1995 年），美国人，发现薯蓣和菝葜皂苷元可用于合成可的松和孕酮等激素。

Martin，马丁（Archer Martin，1910—2002 年），英国人，用电泳法确定了抗体在血清中的位置。由于为分配色谱和气相、液相色谱的应用奠定了基础，他与辛格（Richard Synge）共享 1952 年诺贝尔奖。

McCollum，麦科勒姆（Elmer Verner McCollum，1879—1967 年），美国人，他和戴维斯（Marguerrile Davis）于 1913 年在黄油和蛋黄中发现第一个脂溶性的生命必需的微量因子，即维生素 A；发现抗脚气病因子，即维生素 B；他们还发现鱼肝油中的抗佝偻病因子（后来取名为"维生素 D"）。

Mein，曼因（G. Mein，1799—1864 年），1833 年，他和加格（Geiger）、汉斯（Hesse）一起从颠茄中得到阿托品（Atropine）。

Meissner，麦伊斯纳（Carl F. W. Meissner），德国人，1819 年将药用植物中碱性有效成分命名为"生物碱"（alkaloid）。

Merck，默克（George Merck，1825—1873 年），默克公司创始人 Emanuel Merck（1794—1855 年）的儿子，1848 年从鸦片中得到罂粟碱（Papaverine）。

Mering，梅灵（Joseph von Mering，1849—1908 年），德国人，化学家。1903 年，他和化学家埃米尔·费希尔合作制成第一种巴比妥酸盐。此后他又指出胰脏的一种分泌物（后确定为胰岛素）可治疗糖尿病。

Merrifield，梅里菲尔德（Robert Bruce Merrifield，1921—2006 年），美国人，研究多肽固相合成法，1965 年制成第一台自动化合成仪，用这台仪器高速合成由 124 个氨基酸组成的核糖核酸酶 A。1984 年，他因发明多肽固相合成法，对新药和遗传工程做出巨大贡献而获诺贝尔化学奖。

Metcalf，梅特卡夫（Donald Metcalf，1929—2014 年），澳大利亚人，发现菌落

刺激因子(CSF),包括巨噬细胞、粒细胞和集落刺激因子。

Metschnikoff,梅切尼科夫(Elie Metschnikoff,1845—1916 年),俄国人,他因发现白细胞的吞噬作用和对免疫的研究而获 1908 年诺贝尔奖。后来在俄国建立第一个国外的巴斯德研究所。

Miller,米勒(A. Miller),澳大利亚人,发现 T 淋巴细胞。

Milstein,米尔斯泰因(C. Milstein),阿根廷人,用细胞融合技术研究抗体现象,获 1984 年诺贝尔奖。

Minot,迈诺特(G. R. Minot),美国人,1926 年与墨菲(W. P. Murphy)共同发现治疗恶性贫血的肝精,两人共享 1934 年诺贝尔奖。

Molloy,摩洛伊(Bryan Molloy,1939—2004 年),美国人。1972 年,他与华裔美籍生化学家汪大卫(David Wong)和富乐(Ray Fuller)合作研发了治疗抑郁症药物百忧解(氟西汀)。

Moore,穆尔(T. Moore),英国人,1929 年在胡萝卜中发现胡萝卜素。

Morton,莫顿(Willian Morton,1819—1868 年),美国人,波士顿牙科医师,证明乙醚可用于外科麻醉。

Muller,米勒(Paul Hermann Muller,1899—1965 年),瑞士人,发现有机氯类杀虫剂双氯苯基三氯乙烷(DDT),获 1948 年诺贝尔奖。

Murrel,穆雷尔(William Murrel,1853—1912 年),英国人,发现硝酸甘油有扩张血管的作用,可以中止心绞痛的发作。

Nagai,长井长义(N. Nagai,1845—1929 年),日本人,早年跟随德国人霍尔曼研究脂肪族胺类。他致力于麻黄素的分离和合成研究,1887 年首次命名麻黄素为 ephedrine;提取出苯丙胺,最早将其用于治疗肥胖症,可保持清醒并抑制食欲。

Niemann,尼曼(Albert Niemann,1834—1861 年),德国人,1855 年从古柯叶中得到可卡因(cocaine),并首次命名。

Ochoa,奥乔亚(Severo Ochoa,1905—1993 年),西班牙人,人工合成了 DNA 和 RNA,与 Arthur Kornberg 共享 1959 年诺贝尔奖。

Old,奥尔德(Lloyd John Old,1933—2011 年),美国人,发现肿瘤坏死因子(TNF),发现人类疱疹病毒与鼻咽癌的关联性,定义了细胞表面分化抗原,发现 $p53$ 基因,确定热休克蛋白的肿瘤免疫性。他被誉为"肿瘤免疫学领域的创始人之一和旗手"。

Ondetti,翁代蒂(Miguel Angel Ondetti,1930—2004 年),美国人,合成第一种血管紧张素转化酶抑制剂——卡托普利。

Pasteu,巴斯德(Louis Pasteu,1822—1895 年),法国人,细菌学和免疫学奠

基人,著名的巴斯德研究院创始人。他早期研究化学的旋光异构,后致力于研究细菌、发酵、传染病、狂犬病的疫苗等。人们认为他拯救了法国的酿酒业和蚕丝业。

Pauling,鲍林(Linus Pauling,1901—1994 年),美国人,研究分子中化学键,引入杂化轨道概念,获 1954 年诺贝尔奖。

Pekelharing,帕克尔哈林(C. E. Pekelharing),荷兰人,食物中生命必需微量物质的发现者之一。

Pellertier,佩利蒂尔(Pierre Joseph Pellertier,1788—1842 年),法国人,药剂师,1818 年从番木鳖中发现番木鳖碱,1819 年发现马钱子碱,1820 年从金鸡纳树皮中发现奎宁和辛可宁,1821 年发现咖啡因。

Perkin,柏琴(William Henry Perkin,1838—1907 年),英国人,德国科学家霍夫曼的学生,首先研究合成燃料,发现了“苯胺紫”,后来又合成了香豆素,开创了香料合成工业。柏琴是现代有机合成的奠基者之一,发现了“柏琴反应”和其他一些有机反应的过程。

Pert,帕特(Candace Pert,1946—2013 年),美国人,1927 年发现阿片受体(大脑中内啡肽的结合位点)。

Pinkus,平库斯(Gregory Pinkus,1903—1967 年),美国人,生理学家,用孕酮和雌性激素成功地制成第一种女性口服避孕药,后来又从事类似的男性避孕药研究。

Pirquet,皮尔凯(Clements von Pirquet,1874—1929 年),澳大利亚人,首创“变态反应”一词,用来描述马血清和天花疫苗注射引起的过敏反应。

Pitt-Rivers,皮特·里弗斯(R. Pitt-Rivers,1907—1990 年),英国人,1952 年分离出三碘甲状腺原氨酸(T_3)。

Quick,奎克(A. J. Quick),美国人,观察到阿司匹林有阻止血小板凝固血液的作用。

Randall,兰达尔(Lewell Randall),美国人,从事利眠宁(即氯氮卓)的药理实验研究。

Rauwolf,拉沃夫(Leonhard Rauwolf,1535—1596 年),德国人,发现利血平的治疗功效。

Reed,李德(Walter Reed,1851—1902 年),美国人,是美国政府派往古巴调查研究黄热病的医官,发现黄热病是由蚊子传播的。

Reichstein,赖希施泰因(Tadeus Reichstein,1897—1996 年),波兰裔瑞士人,从事分离肾上腺皮质激素的工作,优选出可的松等药物,用于治疗类风湿关节炎,与 E. C. Kendal 和 P. S. Hench 共获 1950 年诺贝尔奖。

Ricketts，里歇特（Charles Richetts，1841—1912 年），法国人，发现过敏反应，获 1913 年诺贝尔奖。

Ricketts，立克次（Howard Taylor Ricketts，1870—1910 年），美国人，药理学家，发现了洛基山斑疹伤寒病原体。

Robinson，鲁滨逊（Robert Robinson，1886—1975 年），英国人，研究生物碱和花色素，合成了可卡因前体——托品酮，获 1947 年诺贝尔奖。

Roderick，罗狄利克（L. M. Roderick），加拿大人，1929 年发现奶牛和兔子吃了草木犀（含有香豆素）可引起缺乏凝血酶而出血不止，导致大批死亡。

Rose，罗斯（Ronald Rose，1857—1932 年），英国人，证实疟疾是由蚊子传播的，并详细地研究了疟蚊传染的生活史，获 1902 年诺贝尔奖。

Rosenberg，罗森伯格（B. Rosenberg），美国人，1969 年发现第一种具有抗癌活性的金属配合物——顺铂。

Rosenheim，罗森海姆，和韦伯斯特（T. A. Webster）均为英国人，他们发现阳光能将麦角甾醇转变为维生素 D，发现此现象的还有德国人温道斯。

Roth，罗斯（Bruce Roth，1954 年—），美国人，1986 年研制出降血脂药立普妥（阿托伐他汀）。

Rous，劳斯（Peyton Rous，1879—1970 年），发现能致癌的劳斯肉瘤病毒（Rous Sarcoma Virus，RSV），获 1966 年诺贝尔奖。

Runge，仑格（Friedrick Runge，1795—1867 年），德国人，1834 年从煤焦油中发现石碳酸。

Sabin，萨宾（Albert Bruce Sabin，1906—1993 年），波兰人，发明可以口服的脊髓灰质炎疫苗，用于预防小儿麻痹症。

Sanger，桑格（Frederick Sanger，1918—2013 年），英国人，从 1954 年起，经过 10 年研究，成功地阐明胰岛素分子结构，获 1958 年诺贝尔奖。后来由于研究核酸又获 1980 年诺贝尔奖（和伯格、吉尔伯特共享）。

Scheele，舍勒（Carl Wilhelm Scheele，1742—1786 年），瑞典人，药剂师，首先发现氧。从天然物中分离出许多纯的有机化合物，奠定了现代药剂学的基础，被称为"药剂师之父"。

Schmiedeberg，施米德尔贝（Oswald Schmiedeberg，1832—1921 年），德国人，在多巴脱和斯特拉斯堡教授药物学，他编著的药物学教科书非常有名。他发现毒蕈碱，并研究过毛地黄等药物的作用。

Schally，沙利（Andrew V. Schally，1926 年—），英国籍波兰生化学家，以猪的下丘脑为原料提取出促肾上腺皮质激素释放因子、生长激素、黄体生成素等激素。

Schou，肖（Mogens Schou，1918—2005 年），丹麦人，开展用锂盐治疗精神病的临床研究。

Semmelweis，塞麦尔韦斯（Ignaz Philipp Semmelweis，1818—1865 年），奥地利人，用漂白粉消毒双手进而降低了产褥热的死亡率；发表著名的论文《论产褥热之原因、意义及预防法》。

Serturner，塞提纳（Friedrich Wilhelm Serturner，1783—1841 年），德国人，著名药剂师，1806 年从鸦片中提取出吗啡，并指出可以从鸦片中衍生出其他药物。他将吗啡在自己身上试验，几乎使自己丧命。

Sharpey-Schafer，沙比—谢弗（Edward Albert Sharpey-Schafer，1850—1935 年），英国人，1916 年发现胰腺中的胰岛素。

Shibasaburo，北里柴三郎（Kifasato Shibasaburo，1852—1931 年），日本人，与贝林一起发现白喉抗毒素。1889 年，首次获得破伤风杆菌的纯培养菌株。1914 年，他创办北里研究所，培养出细菌学家志贺洁和秦佐八郎等。

Shope，肖普（Richard Shope，1901—1966 年），美国人，1936 年在野兔身上找到由乳头病毒引起的乳头瘤，这是第一种被发现的人类病毒。他的发现帮助其他研究人员将乳头病毒与宫颈癌联系起来。

Simpson，辛普森（James Simpson，1811—1870 年），英国人，产科医生，首倡用氯仿麻醉减少分娩时的痛苦，最初遭反对，直到 1853 年，他用此技术帮助维多利亚女王生下第八个孩子后才获得承认。

Snow，斯诺（John Snow，1813—1856 年），英国人，麻醉学家、流行病学家。1844 年获伦敦大学医学博士。他发明了乙醚吸入麻醉装置，成为英国最早的麻醉师，后来又研究氯仿的麻醉技术。

Spurr，斯布尔（Charles Spurr），芝加哥大学教授，提出用氮芥治疗霍奇金病的完整而系统的临床试验。

Starling，斯塔林（E. H. Starling，1866—1927 年），英国人，他和贝利斯于1902 年在小肠壁的分泌物中分离得到促胰液素，创造"激素"一词。

Stedman，斯坦德曼（E. Stedman），英国人，爱丁堡大学药物化学家，1925 年与伯格（G. Barger）一起阐明了毒扁豆碱的化学结构。

Sternbach，施特恩巴赫（Leo Sternbach，1908—2005 年），美国人，研制出抗焦虑药利眠宁（氯氮卓），发现了苯二氮卓类药物。

Stoll，斯托尔（Arthur Stoll，1887—1971 年），瑞士人，分离并鉴定了叶绿素；从麦角菌中分离得到麦角胺。1937 年，他和霍夫曼合成了麦角新碱。

Stolz，施托尔茨（Friedrich Stolz，1860—1936 年），德国人，研制了退热止痛药氨基比林，合成了肾上腺素。

Sydenham，西德纳姆（Thomas Sydenham，1642—1689 年），著名的英国职业医生，对特殊病的专论，如肺病、中风、佝偻、天花、赤痢、麻疹、梅毒等都有深入的研究。他用化学药物来治疗病人，与另一位英国医生威利斯（Thomas Willis）首次指出奎宁能医治疟疾。

Synge，辛格（Richard Laurence Millington Synge，1914—1994 年），英国人，因发明色谱分离法而与马丁（Archer Martin）共获 1952 年诺贝尔奖。

Szent-Gyorgyi，圣乔其（Albert von Szent-Gyorgyi），出生于匈牙利的英国籍化学家，1928 年从卷心菜中分离得到维生素 C，并发现维生素 P，获 1937 年诺贝尔生理学或医学奖。

Tahara，田原良纯（1855—1935 年），日本人，1909 年，他宣布从河豚鱼卵中分离纯化得到河豚毒素。

Temin，泰明（Howard Temin，1934—1994 年），美国人，发现逆转录酶，获 1975 年诺贝尔奖。

Theiler，蒂勒（Max Theiler，1899—1972 年），南非人，因研究毒素病、黄热病及治疗药物黄热病疫苗而获 1951 年诺贝尔奖。

Theorell，西奥雷尔（Hugo Theorell，1903—1982 年），瑞典人，对各种氧化酶的基本构造和作用进行研究，获得 1955 年诺贝尔生理学或医学奖。

Tilden，蒂尔登（William Augustus Tilden，1842—1926 年），英国人，对萜类的研究做出贡献。

Tillet，蒂耶（William Smith Tillet，1892—1974 年），美国人，1933 年发现β-溶血链球菌的培养基溶液能产生一种可以溶解人血凝块的物质，即凝血酶。

Tiselius，蒂塞勒斯（Arne Wilhelm Tiselius，1902—1971 年），瑞典人，因研究白浆蛋白的化学性质而获得 1948 年诺贝尔奖。

Todd，托德（Alexander Robertus Todd，1907—1997 年），英国人，因研究核苷酸的基本结构而获得 1957 年诺贝尔化学奖。

Tonegawa，利根川进（Susumu Tonegawa，1939 年—），日本人，发现抗体多样性的遗传学原理，并创建该理论，获 1987 年诺贝尔奖。

Umezawa，梅沢浜夫（Hamao Umezawa，1914—1986 年），日本人，20 世纪 60 年代研制了博来霉素。

Vagelos，瓦格洛斯（Roy Vagelos，1929 年—），美国人，美国默沙东（默克）前 CEO，1975 年研制了降血脂药物洛伐他汀。

Vane，维恩（John Vane，1927—2004 年），英国人，阐明了阿司匹林的止痛原理。他和瑞典人苏纳·萨穆埃尔松共享 1982 年诺贝尔奖。

Varmus，瓦尔默斯（Harold E. Varmus，1939 年—），美国人，微生物学家，用劳斯病毒研究癌症基因的起源，因与毕晓普成功阐明癌症起源而共获 1989 年诺贝尔奖。

Waksman，瓦克斯曼（Selman A. Waksman，1888—1973 年），俄裔美籍生物学家。他最初研究土壤中的放线菌，创造"抗生素"一词，因于 1952 年发现链霉素而获 1952 年诺贝尔生理学或医学奖。

Wald，沃尔德（George Wald，1906—1997 年），美国人，研究维生素 A 缺乏与夜盲症之间的关系，获 1967 年诺贝尔生理学或医学奖。

Wallach，沃拉克（Otto Wallach，1847—1931 年），研究萜类化合物，获 1910 年诺贝尔化学奖。

Walpole，沃波尔（Arthur L. Walpole），英国人，将他莫昔芬用于治疗乳腺癌。

Wassermann，瓦瑟曼（August Paul Wassermann，1866—1925 年），德国人，免疫学家、细菌学家。他发明梅毒血清试验，即瓦瑟曼反应，该试验至今仍为梅毒诊断方法之一。

Wells，韦尔斯（Horace Wells，1815—1848 年），美国人，康涅狄格州牙医，1845 年首次用笑气做麻醉实验。

Whipple，惠普尔（George Hoyt Whipple，1878—1976 年），迈诺特（George Richards Minot，1885—1950 年），和墨菲（William Parry Murphy）都是美国人。三人发现恶性贫血病人食用肝脏之后能得到治愈，因而共享 1934 年诺贝尔生理学或医学奖。

Wiedal，维达尔（Fernand Wiedal，1862—1929 年），法国人，1896 年发现伤寒菌纯培养所产生的抗体血清在高度稀释下能使伤寒菌呈凝集现象，可用此实验来诊断伤寒病人，该实验被称为"维达尔实验"。

Wieland，韦莱特（Heinrich Weiland，1877—1957 年），德国人，因成功研究胆汁的成分和结构而获得 1927 年诺贝尔化学奖。他用实验证明，机体中的胆汁酸经过一系列变化，可以转换成致癌的甲胆蒽。

Williams，威廉姆斯（Robert R. Williams，1886—1965 年），美国人。1933 年，他从稻壳中提取到维生素 B_1 结晶，因其含硫，故称为"硫胺"。1936 年，他和克莱因（Cline）合成了硫胺。

Willstätter，威尔斯泰特（Richard Willstätter，1872—1942 年），德国人，是拜耳的助手，和艾因霍恩一起合成可卡因，并因发现叶绿素而获得 1915 年诺贝尔化学奖。

Windaus，温道斯（Adolf Windaus，1876—1959 年），德国人。他发现阳光能将麦角甾醇转变为维生素 D，同时对甾体化学的发展有很大贡献，因而获得 1928 年诺贝尔化学奖。

Withering，威瑞林（William Withering，1741—1799 年），英国人，伯明翰市的医生，1775 年发现洋地黄叶的利尿强心作用。

Wohler，武勒(Friedrich Wohler，1800—1882 年)，德国人。他通过加热氰酸铵制成尿素，这是第一次用无机物制成有机物。此外，他还进行了植物成分和煤焦油的研究。

Woodword，伍德沃德(Robert Burns Woodword，1917—1979 年)，美国人，是著名的合成大师。他和杜令(Doering)首先合成了奎宁，以后他又陆续合成了马钱子碱、麦角新碱、利血平、皮质酮、头孢霉素 C、秋水仙素、叶绿素和维生素 B$_{12}$以及其他许多结构复杂的天然药用化合物。同时，他鉴定了许多分子的结构，如金霉素、土霉素、河豚霉素等，因对有机合成的贡献而获得 1965 年诺贝尔化学奖。在化学理论方面，他与量子学家霍夫曼合作创立了分子轨道对称守恒原理。

Yamanash，山梨(G. Yamanash)，日本人，1885 年最先分离得到麻黄素粗制品。

Zinkernage，泽克纳格(R. M. Zinkernage，1944 年—)，瑞士人，发现 T 细胞抗原受体的结构及免疫机制，获 1996 年诺贝尔生理学或医学奖。

Zinsser，秦瑟(Hans Zinsser，1878—1940 年)，美国人，细菌学家，确认了布里尔病，发现了立克次体的组织培养法和染色法，研制出斑疹伤寒疫苗。

附录二　中国医药史年表

一、中国医药学史(公元前)

年代	医药事件
约前 4000 年	在龙山文化晚期,古代中国人已会酿酒。
前 1700 年	相传伊尹创制汤液。陶器的发明,为汤液的创制提供了物质保证。
前 1600 年	甲骨文中记载人体解剖部位名称和各部疾病,尤以龋齿为较早的疾病记录。《尚书·说命》载:"若药弗瞑眩,厥疾弗瘳。"反映殷商时代已知药物对人体的作用。商都设有下水道。古代中国人民已知讲究住宅、身体、饮食卫生,并应用石器、骨器、青铜等制作卫生和医疗用具。
前 1121 年	古代中国人已知利用微生物和酶加工食品的技术。
前 1000 年	西周时已确立了一整套医政组织和医疗考核制度:置医师,掌医之政令;又分医学为疾医、疡医、食医、兽医等,为医学分科之始。当时政府机关已设官员掌管藏冰、变火,以救时疾。《周礼》载:"春时有痟首疾,夏时有痒疥疾,秋时有疟寒疾,冬时有嗽上气疾。"《礼记》载:"孟春行秋令,则民大疫","季春行夏令,则民多疾疫"。当时已认识四季多发病以及四时气候异常变化能引起疾病流行。
前 656 年	晋国骊姬以"堇"(乌头)作为毒药使用。
前 585 年	晋国韩献子谓:"居土薄水浅之地,有沉溺(湿疾)重腿(足肿)之疾。"
前 581 年	中国已广泛应用针灸疗法。
前 556 年	《左传》襄公十七年有"国人逐瘈狗(疯狗)"的记载。
前 541 年	秦国医和提出:阴、阳、风、雨、晦、明六淫致病学说。
前 522 年	此时有疥和痁(久疟)病的记载。
前 500 年	公元前 5 世纪,医学家秦越人(扁鹊)诊病已用望、问、闻、切的诊断法,尤长切脉诊断;曾用针灸、按摩、汤药等综合治疗,抢救尸厥(休克)获愈。有关于用毒酒进行外科手术麻醉的记载。1973 年,湖

南长沙马王堆出土的《五十二病方》《足臂十一脉灸经》《阴阳十一脉灸经》《导引图》《却谷食气》等十余种简帛医书，约成书于这一时期。已有汤、散、丸、药酒等剂型。《五十二病方》强调预防破伤风，对腹股沟疝的治疗已创用疝带和疝罩，并已有原始的手术修补。对肛门痔漏论述详实，手术和非手术方法丰富。已用水银制剂治疗皮肤病等。《足臂十一脉灸经》《阴阳十一脉灸经》是现存最早记载经脉学说的文献。

前 400 年	中国医学已形成了以五脏六腑、经络气血、阴阳五行和天人相应相结合的医学理论体系，为《黄帝内经》成书创造了条件。在《黄帝内经》一书中，对血循环概念已有认识，内脏解剖已相当正确。放腹水已用于临床。公然宣告与鬼神致病决裂。燕国已有陶制下水道设置。《山海经》记载药物百余种，并叙述数十种疾病的治疗及预防方法。《山海经》又载："高氏之山，其上多玉，其下多箴石。"晋国郭璞注："可以为砥针，治痈肿者。"《说文解字》注："砭，以石刺病也。"进入青铜时代后，则出现青铜砭针。
前 380 年	《行气玉佩铭》和《庄子·刻意》都有气功等医疗体育的记载，马王堆汉墓出土的帛画——导引图，是我国现存最早的医疗体育图。
前 277 年	秦始皇令方士献仙人不死之药，炼丹术兴起。秦阿房宫设浴池、冰库，并有十分坚固的直径约 60 cm 的管道组成的下水道。秦设厉人坊，以收容麻风病人。
前 215 年	淳于意所著《诊籍》记载 26 个病案，是中国最早的病历记录。1972 年发掘的马王堆汉墓女尸肌肤、内脏和脑均保存完整，说明当时已有相当先进的防腐技术。《淮南子·记论训》记有："目中有病无害于视不可灼也，喉中有病无害于息不可凿也。"
前 140 年	讲究个人卫生，收拾痰涎，已用唾壶。
前 117 年	开始描述消渴病（糖尿病）。
前 115 年	张骞出使西域，带回红蓝花、番红花、胡麻、蚕豆、葫（即蒜）、胡荽、苜蓿、胡瓜、安石榴、胡桃等。
前 100 年	张衡作《温泉赋》，记述矿泉治病。
前 71 年	出现女医、乳医。
前 32 年	饮茶之说约始于此时。
前 26 年	侍医李柱国校方技书，有医经 7 部，经方 11 部。
前 12 年	籍武发箧中有裹药二枚赫蹄书，这是迄今考古发掘到的包药用纸之始。

二、中国医药学史（1—499 年）

年代	医药事件
1 年	我国第一部药物书《神农本草经》约成书于此时。该书记载药物 865 种，其中记述了麻黄定喘、黄连治痢、常山止疟等。
2 年	民疾疫者，舍空邸第医药——为公立时疫医院之滥觞。
16 年	王莽使太医尚方与巧屠作人体解剖，量度脏腑以为医用。
26 年	置太医令，掌诸医。下设员医二百九十三人，员官十九人。另设药丞、主药、方丞、主方各一人。
27 年	《论衡·解除篇》提出蚤、虱有吸血之害。
44 年	马援在交趾，军吏经瘴疫死者十之四五，自此将疟疾传至中原。
127 年	以瓦罐置石胆、丹砂、雄黄、矾石、慈石其中，烧之（升华法），炼制外科用药。
148 年	安息王子安清（世高）来中国，为史籍中记载中国医药与阿拉伯医药出现联系之始。
150 年	梁冀卖牛黄牟利，说明当时医生已利用牛、马之胆结石为药。
162 年	陇右军中大疫，死者十之三四，皇甫规亲入庵庐巡视。庵庐乃野战病院之始。
186 年	毕岚创造翻车渴乌（洒水车）用于洒南北郊路。
190 年	《难经》约成于此时。该书对人体解剖等作了相当精确的描述。简牍《治百病方》成书（甘肃武威汉墓出土）。华佗在此时前后，应用酒服麻沸散进行全身麻醉，并在麻醉下进行腹部肿瘤摘除术、肠吻合术等。
196 年	已记述"眼角睑缘结膜炎"（《释名》）。
197—204 年	张仲景著《伤寒杂病论》，确立了辨证施治、理法方药的临床诊治体系；描述了肠痈（阑尾炎）、肺痈（肺脓疡）、阴吹（阴道直肠瘘）等，创用人工呼吸法急救自缢以及灌肠术等。中国切脉诊断疾病的专书——《脉经》成书。
255 年	医为司马师手术切除目瘤。
259 年	皇甫谧撰成《针灸甲乙经》。
265 年	《崔氏方》载有白降丹的制法。
284 年	葛洪出生。葛洪著《肘后救卒方》，该书首先描述天花在中国的流行情况，并论述了沙虱（恙虫）病及应用虫末外敷、内服预防恙虫病的方法。葛洪创用咬人狂犬脑外敷被咬伤口，以防治狂犬病发作。

他在炼丹中使用几十种药物,并记述了一些化学反应的可逆性及金属的取代作用,被尊为化学鼻祖。

304 年	《南方草木状》成书,记有生物防治技术。
356 年	实行传染病隔离措施:凡朝臣有时疾,染易三人以上者,身虽无病,百日不得进宫。
392 年	唇裂修补手术获得成功。
401 年	5 世纪上半期,临床治疗使用泥疗法和蜡疗法。
420 年	早期的金针拨白内障技术用于临床。胡洽居士著《百病方》,始用水银制剂利尿。
465 年	宋齐之间有释门深师、支法存描述诸脚弱(脚气病)症治。陈延之所撰《小品方》约成于此时。
420—479 年	雷敩编成药剂学专著《雷公炮炙论》。
491 年	私立慈善医院(廨)在吴兴水灾时建立。
499 年	《刘涓子鬼遗方》论述金创、痈疽、疮疖等化脓性感染的诊断和治疗原则,是现存较早的外科专著。

三、中国医药学史(500—999 年)

年代	医药事件
500 年	陶弘景著《本草经集注》《肘后百一方》等书。葛洪所著《肘后救卒方》传入日本。
512 年	姚法卫著《经验方》,所载人体寄生扁形动物所致病例,为世界医学史中姜片虫的最早记录。
514 年	中国针灸传至朝鲜。
550 年	中国针灸传至日本。
552 年	梁元帝萧绎时,以《针经》赠日本钦明天皇。
562 年	吴人知聪携《明堂图》等 160 余卷至日本。
600 年	记述蠼螋疮(肋间神经炎)。
601 年	记述治疗水肿病忌盐。
608 年	日本医师惠日、福因来中国学习医学。
610 年	巢元方等著《诸病源候论》,详述数以百计的疾病、病因和症候。该书记有肠吻合术、大网膜结扎切除术、血管结扎术等外科手术方法和步骤。
618 年	中国医学教育在前代基础上逐步发展完善。唐大医署分医学为四科,各设博士、助教以教授医学。其教材、学制、考核均较先进,是

中国历史上较早的医科大学,有师生 840 余人。

629 年	中国广泛设立地方医学校教授医学。

641 年　文成公主嫁藏王松赞干布,所带中医书由哈祥马哈德瓦和达马郭嘎译为藏文,开始了藏汉医学频繁交流。

650 年　医学家广泛应用海藻、昆布、海蛤等,制成丸散,治疗地方性甲状腺肿。

652 年　孙思邈《备急千金要方》成书,是中国较早的临床百科全书。该书记载用羊肝、猪肝煮汁治夜盲症,用龟甲治佝偻病,用谷皮、赤小豆等煎汤防治脚气病等。其中所述下颌脱臼手法复位、导尿术、食管异物剔除术等均较科学,并绘制彩色经络穴位挂图。李谏议论消渴病(糖尿病),小便至甜。

659 年　唐高宗李治接受苏敬等建议,命令各地将所产道地药材并绘图送京,由苏敬等 24 人据之对前代本草著作进行修订。书成后,名曰《新修本草》,由政府颁行全国,是中国第一部药典。此时已使用汞锡银合金,作为齿科的填充剂。

667 年　拂林国遣使献"底也迦"(为含阿片的制剂)。

682 年　孙思邈《千金翼方》成书,孙氏卒。

683 年　秦鸣鹤治唐高宗风眩疾,刺百会、脑户两穴而愈。

685 年　崔知悌卒。生前著有《骨蒸病灸方》《产图》等。曾提出骨蒸(肺结核)与瘰疬(颈淋巴结核)同源。

693 年　中国医学教育制度传入朝鲜,朝鲜教授中医。安金藏剖腹,医纳脏,以桑皮线缝合得愈。

701 年　水蛭疗法用于临床。日本颁布大宝律令,引进中国医学教材和教育制度,设医师、医博士、医生、针师、针博士等进行医学教育。

713—741 年　陈藏器著《本草拾遗》,创"十剂"(方剂)分类法,并载"罂粟"入药。

732—733 年　京城长安、洛阳以及其他各州设立病坊(医院)。

752 年　王焘撰《外台秘要》,集唐以前医学之大成,记有金针拔内障法,比较黄疸进退以观疗效的技术等。

753 年　藏医文献《四部医典》大约成于此时。

754 年　中国鉴真和尚抵达日本,传授中国科学文化及医学。

762 年　王冰重新编注释《黄帝内经·素问》。

820 年　装义眼获成功。

841 年　蔺道人《理伤续断方》科学地论述了肩关节和髋关节脱臼手法复位、四肢及脊柱骨折的手法、手术复位及夹板固定的方法和步骤。

刘禹锡著《传信方》，记载芒硝(硫酸钠晶体)重结晶的精制工艺。

852 年　　　咎殷著《经效产宝》。

879 年　　　外科手术使用乳香酒进行麻醉。

919 年　　　中国籍波斯人李珣所著《海药本草》行世。

936 年　　　和凝著《疑狱集》，为法医学之始。

937 年　　　瘿瘤(甲状腺肿)切除术获成功。

934—965 年　韩保昇删订《新修本草》等，编成《蜀本草》。

947 年　　　以冰罨贴胸腹四肢治愈契丹主热病，为中国冰罨疗法之始。

951 年　　　临床使用鼻饲给药。

958 年　　　占城国贡蔷薇露。

1119—1125 年　引进蒸制药露法。

959 年　　　出现植毛牙刷。

973 年　　　刘翰等人编成《开宝新详定本草》。次年重定为《开宝重定本草》。

978 年　　　翰林医官院(中国最早的医学科学院)组织编撰《圣惠方》等。

982 年　　　用芥子泥外敷法治疗风湿病。

982—992 年　王怀隐等修订《太平圣惠方》。颁诸州设医学博士掌之。

984 年　　　日本丹波康赖所著《医心方》成书。

998 年　　　传说峨眉山人为王旦之子接种人痘预防天花成功。于诸路设置病
　　　　　　囚院(罪犯医院)。

四、中国医药学史(1000—1300 年)

年代	医药事件
1026—1027 年	王惟一著《铜人腧穴针灸图经》，次年又主持铸造针灸铜人两具，这是最早的针灸教学模型。
1045 年	根据解剖刑犯内脏，绘制《五脏图》。
1057 年	宋代设校正医书局于编集院，全面校勘 10 世纪以前的医籍。
1060 年	宋代官办医科大学——太医局出现，学生定额 120 人。分大方脉、风、小方脉、产、眼、疮肿、口齿兼咽喉、金镞兼书禁、疮肿兼折伤九科。掌禹锡等编著《嘉祐补注神农本草》。
1061 年	朝廷令各地绘图呈送所产药物，并由苏颂编成《图经本草》。
1068 年	医官马世辰应邀前往高丽国治病。
1075 年	《苏沈良方》首载秋石制取法，此为最早的性激素制剂。
1076 年	改革医学教育，采用"三舍法"，重视临床实习考察，令生三百人分习各科。京师、开封道等设官营药铺医局熟药所。

1082 年　　　唐慎微著《经史证类备急本草》。

1086 年　　　记述银作镀金工人为水银所熏,引致头手俱颤及"贾谷山采石人,
　　　　　　　石末伤肺"等职业病。韩祗和著《伤寒微旨》。王安石新法失败,医
　　　　　　　学三舍法教育制度被废止。

1093 年　　　董汲著《小儿斑疹备急方论》,此为中国第一部小儿急性斑疹热
　　　　　　　专书。

1095 年　　　11 世纪前后,中国火葬之风盛行。11 世纪已掌握淡水养珠法。中
　　　　　　　国南昌于夏季有制售驱蚊药者。

1098 年　　　杨子建著《十产论》。

1100 年　　　庞安时著《伤寒总病论》。

1103 年　　　恢复医学三舍法教育制度。

1106 年　　　泗州刑人时,郡守遣医与画工往视,并绘制成图,医学家杨介校以
　　　　　　　古书,编成解剖图谱《存真图》。

1107 年　　　陈师文等校正《太平惠民和剂局方》。

1114 年　　　中国政府设医药和剂局、医药惠民局,实行药政管理。

1116 年　　　寇宗奭著《本草衍义》。

1117 年　　　中国政府公布次年运历,示民预防疾病。

1111—1117 年 宋医官合编《圣济总录》。

1118 年　　　中国派兰茁等赴朝鲜教授医学。

1119 年　　　阎孝忠集《钱乙小儿药证直诀》,此为我国现存最早的儿科专著。
　　　　　　　翰林医官院人员达 979 人,次年精减三分之二。

1127 年　　　中国首都(临安)设专人于每年新春清理下水道(地沟),建立每日
　　　　　　　扫除街道垃圾及清除住户粪便等公共卫生制度。窦材《扁鹊心书》
　　　　　　　首载山茄花(曼陀罗花)和大麻花作全身麻醉剂。

1131 年　　　政府设养济院收治无依及流离病患之人。

1182 年　　　许叔微著《普济本事方》。

1133 年　　　张锐著《鸡峰普济方》。

1137 年　　　中国始有镶牙术。临安府将近城寺院等设为安济坊,收治无依
　　　　　　　病患。

1144 年　　　成无己著《注解伤寒论》。

1149 年　　　陈旉所著《农书》记录农村对于垃圾、粪便的合理处理和利用。

1150 年　　　刘昉等编《幼幼新书》。

1156 年　　　《小儿卫生总微论方》刊行。

1165 年　　　东轩居士《卫济宝书》首先记述了"癌"。

1170 年	洪迈刊《洪氏集验方》,首次记述同种异体骨移植术。
1174 年	陈言著《三因极一病证方论》。
1176 年	预防呼吸道传染病,强调鼻闻臭秽,能致瘟疫传染。
1181 年	郭雍著《伤寒补亡论》。
1182 年	刘完素所著《素问玄机原病式》刊行。
1186 年	刘完素著《素问病机气宜保命集》。张元素著《珍珠囊》。
1189 年	张杲著《医说》。崔嘉彦著《崔氏脉诀》。
1195 年	中国诸路提举司,置广惠仓,修养胎令,保护孕妇婴孩。
1200 年	张杲已能明确鉴别天花和水痘。王执中所著《针灸资生经》刊行。
1217—1221 年	张从正著《儒门事亲》。
1227 年	艾原甫著《本草集议》,有"猪胆合为牛黄"之记载,为最早的人工牛黄。
1231 年	李杲著《内外伤辨惑论》。
1232 年	药肆中始有"饮片"之名。
1237 年	陈自明《妇人大全良方》成书,是中国现存最早的妇科专著。
1247 年	宋慈撰《洗冤录》,系现存第一部法医专著。其中人体解剖、法医检查、鉴别中毒、急救等达到先进水平。该书流传至国外,有多种外文译本。
1249 年	李杲著《脾胃论》。
1253 年	严用和著《济生方》。
1254 年	陈文中著《小儿痘疹方论》。
1265 年	请尼泊尔阿尼哥修补明堂针灸铜人像。
1268 年	中国颁布卫生法规,设官医提举司掌医户差役词讼。令各路荐举,考试儒吏(法医),执掌卫生法规。禁售乌头、附子、巴豆、砒霜等剧毒药品,禁卖堕胎药,禁止乱行针医。因医死人,必须酌情定罪。
1270 年	南宋末已成功栽培茯苓。元政府设"广惠司"。
1280 年	元制规定,向大汗献食者,皆用绢巾蒙口鼻,俾其气息,不触饮食之物,是为应用口罩的最早记载。
1285 年	各路医学教授学正,训诲医生每月朔望到指定处交流经验。
1292 年	元政府在大都(北京)、上都(多伦)各置回回药物院。
1294 年	曹世荣著《活幼心书》。
1297 年	杭州有冷水浴场。
1300 年	滑寿发现小儿麻疹的黏膜疹。

五、中国医药学史(1301—1699 年)

年代	医药事件
1301 年	外科已应用水疗法。
1316 年	政府规定医生必须精通十三科之一,始准行医。
1330 年	忽思慧《饮膳正要》成书,是第一部营养学专书。
1331 年	李仲南著《永类钤方》,首次提出"俯卧拽伸"复位法治疗脊柱骨折,指出膝关节"半伸半屈"最有利于髌骨骨折的整复。
1335 年	齐德之著《外科精义》。
1337 年	危亦林著《世医得效方》,首创"悬吊复位法"治疗脊柱骨折。
1341 年	杜本增订《敖氏伤寒金镜录》,列三十六舌苔,此为最早的舌诊专书。
1347 年	朱震亨著《格致余论》《局方发挥》。
1359 年	滑寿著《诊家枢要》。
1368 年	王履著《医经溯回集》。
1384 年	徐彦纯著《本草发挥》。
1403—1408 年	明政府编成大型类书《永乐大典》,其中收载明代以前的大量医书。
1406 年	朱橚等著《救荒本草》。《普济方》大约成书于此时。
1443 年	明太医院复刻《铜人腧穴针灸图经》,并重铸针灸铜人。
1476 年	兰茂《滇南本草》约成书于此时。
1492 年	王纶著《本草集要》。
1505 年	梅毒(广疮)经广州传入中国。
1513 年	李濂著《医史》。
1529 年	高武所著《针灸聚英发挥》刊行。薛己著《内科摘要》。
1535—1550 年	中国土茯苓输至印度、土耳其、波斯,被视为治花柳良药。沈之问著《解围元薮》,此为第一部麻风病专书。
1549 年	江瓘著《名医类案》。
1554 年	薛铠著《保婴撮要》,创用烧灼断脐法预防婴儿破伤风。
1556 年	徐春甫著《古今医统大全》。
1565 年	楼英著《医学纲目》。陈嘉谟著《本草蒙荃》。
1567 年	安徽太平县以接种人痘法预防天花,逐渐传至全国。
1568 年	徐春甫等在直隶顺天府(今北京)组织成立"一体堂宅仁医会"。
1575 年	李梴著《医学入门》。
1578 年	李时珍《本草纲目》成书,1593 年首次印行金陵刻本。

1586 年	马莳著《黄帝内经素问灵枢注证发微》。《医部全录·诸余龄》记诸氏与徐镗结"天医社"。
1591 年	高濂撰辑《遵生八笺》。
1601 年	杨继洲著《针灸大成》。
1602—1068 年	王宵堂著《证治准绳》。
1604 年	龚云林所著《小儿推拿秘旨》刊行。
1615 年	龚廷贤著《寿世保元》。
1616 年	蒙古族医学家精骨伤科,创用患者入新杀驼腹内急救战伤休克。
1617 年	陈实功著《外科正宗》,记述鼻息肉摘除术、气管缝合术等。
1620 年	武之望著《济阴纲目》。
1622 年	缨希雍著《炮炙大法》。
1624 年	张介宾著《类经》。
1632 年	陈司成著《霉疮秘录》,此为我国第一部梅毒学专著,论述了梅毒的接触、间接传染、遗传以及预防治疗等。
1636 年	胡慎柔著《慎柔五书》。
1637 年	宋应星《天工开物》强调采煤时排除毒气、防止冒顶等安全卫生措施。
1640 年	张介宾著《景岳全书》,记有鼓膜按摩术与自家耳咽管吹张术。
1641 年	胡正心著《万病验方》,提出蒸气灭菌法。吴又可撰《瘟疫论》,论述传染病传染途径、病源及特异性等。
1644 年	清政府设查痘章京,理旗人痘疹及内城民人痘疹迁移的政令。傅仁宇著《审视瑶函》。
1662 年	北京通沟浍(下水道),其沟皆以巨石筑之,其中管粗数尺,皆生铜所铸。黄履庄仿制显微镜。
1667 年	张璐著《伤寒缵论》《伤寒绪论》。
1669 年	柯琴著《伤寒来苏集》。
1670 年	张志聪著《黄帝内经素问灵枢集注》。
1675 年	中国渔阳天花流行,有人设坛厂,购求出痘夭亡儿尸火化以控制传染。
1681 年	清政府命令全国推广人痘接种以预防天花。
1682 年	汪昂著《医方集解》。
1683 年	荷兰东印度公司医生瑞尼(W. T. Rhyne)介绍中国针灸术到欧洲。
1689 年	赵献可著《医贯》。
1688 年	俄国遣人至中国学习预防天花的人痘接种术。

1694 年	德医甘佛氏介绍中国针灸术到德国。汪昂著《本草备要》。
1695 年	张璐著《张氏医通》。
1697 年	王宏翰卒。王氏为我国第一位接受西说的医家,生前曾撰《古今医史》。

六、中国医药学史(1700—1899 年)

年代	医药事件
1717	中国人痘接种术传入土耳其。英国公使夫人蒙塔古(Montagu M. W.)在土耳其学得人痘接种术,为其子女和皇家子女接种人痘以防天花,人痘接种术传入英国。
1721 年	波尔斯东(Boylston)在美国首先推广中国人痘接种术。
1723 年	清政府编成大型类书《古今图书集成》,内有《医部全录》520 卷。
1727 年	清朝刑律规定:凡庸医为人用药针刺,因而致死者,责令别医辨验药饵、穴道,如无故害之者,以过失杀人论,不许行医;若故违本方,诈疗疾病,而取财物者,计赃准窃盗论,因而致死,及因事故用药杀人者斩。
1727 年	程钟龄著《医学心悟》。巫山县潘毓祺设医馆,以药防治瘟疫。
1736 年	中国蒙古族医觉罗伊桑阿以袋装笔管模拟骨关节进行整骨教学。
1740 年	王洪绪著《外科证治全生集》。
1742 年	清政府令吴谦等编撰《医宗金鉴》。
1743 年	德国推行中国人痘接种术以预防天花。
1744 年	中国人李仁山在日本长崎专施中国人痘接种术以预防天花。
1740 年	叶天士著《温热论》《临证指南医案》。
1750 年	陈复正著《幼幼集成》。
1752 年	张宗良著《喉科指掌》。
1759 年	赵学敏著《串雅外编》《串雅内编》。
1761 年	吴仪洛著《成方切用》。
1765 年	赵学敏著《本草纲目拾遗》。
1768 年	中国桐城疫疹(猩红热)流行。余霖著《疫疹一得》论述之。
1770 年	魏之琇著《续名医类案》。
1772—1781 年	清政府编辑大型丛书《四库全书》,著录医书 97 部,存书目 94 部,附录 6 部。
1786 年	清政府命各省广劝栽植甘薯,以备荒疗痴。陆耀因有《甘薯录》之辑。

1792 年	唐大烈主编《吴医汇讲》，此为我国最早的医学杂志。
1794 年	中国始制狗皮膏，由是流传。
1797 年	王清任于滦州查视义冢及刑场，曾剖视人体脏腑等，于 1830 年撰成《医林改错》，纠正前人解剖中的许多错误。用金鸡勒治疟疾，自广东传入。
1798 年	吴鞠通著《温病条辨》。
1805 年	英国人皮尔逊(Pearson)所著《种痘奇法详悉》在广州刊行，牛痘传入中国。程文囿著《杏轩医案》，详论血崩（宫颈癌）、石淋（膀胱结石）等。高秉钧著《疡医心得集》。
1808 年	钱秀昌著《伤科补要》。
1820 年	真性霍乱（俗称"吊脚痧"）传入中国。
1821 年	汪期莲辑《瘟疫汇编》，记载苍蝇为瘟疫霍乱传染的媒介。天津发生疫病，寇兰皋以隔离与焚名香、嗅香药得免。
1822 年	清政府下令在太医院内废止针灸科。
1827 年	罗天鹏创造医疗幌床，用于正骨等患者以舒通血脉，帮助消化。
1828 年	北京设种痘公局。
1834 年	高文晋著《外科图说》，记述外科刀剪钳针等器械图式。
1836 年	中国第一次施行割除乳癌手术。
1837 年	林则徐查毁鸦片。
1838 年	郑梅涧著《重楼玉钥》。
1840 年	江考卿著《江氏伤科方书》，用骨移植术治疗复杂骨折。
1844 年	中国第一次施行膀胱结石手术。
1844—1848 年	英、美以教会名义相继在澳门、厦门、宁波、上海、福州等地设立医院和医学校等。
1847 年	第一本医学字典《中英文医学辞汇》出版。
1848 年	中国第一次试用氯仿麻醉法。吴其浚著《植物名实图考》及《植物名实图考长篇》。
1851—1864 年	太平天国兴办医院、疗养院，并明令禁止鸦片，废除娼妓。
1852 年	天津设保赤堂（后改名保赤牛痘局）施种牛痘。王孟英著《温热经纬》《王氏医案》等。
1856 年	关韬任军医，为中国军队任用西医之始。
1857 年	中国第一位在国外习医者黄宽，在英国爱丁堡大学毕业后回国。
1858 年	陆定圃著《冷庐医话》。
1860 年	中国第一次施行胚胎截开术。

1861 年	苏州雷如金创制六神丸,治咽喉诸病颇有效。陈国笃著《眼科六要》。
1863 年	赞伯雄著《医醇剩义》。屠道和编著《本草汇纂》。
1864 年	吴尚先著《理瀹骈文》。
1865 年	中国湖南设牛痘局。
1868 年	中国河南设牛痘局。费伯雄著《医方论》。
1871 年	中国福建一带发现丝虫病(阴囊象皮肿)患者。
1872 年	中国第一所中西医院成立,为香港东华医院,分中西医两部分诊治疾病。
1878 年	中国海关(上海、厦门)开始办理检疫。中国第一次施行卵巢肿瘤截除手术。
1880 年	《西医新报》在广州发行,为我国最早的西医杂志。
1881 年	天津开办医学馆。
1882 年	雷丰著《时病论》。李纪方著《白喉全生集》。
1884 年	唐宗海著《中西汇通医书五种》。"中西汇通"之名自此始。
1885 年	中国女子留学第一人金韵梅毕业于美国纽约女子医学校。佛山成立中国疯人院。
1887 年	第一种英文医学杂志《博医会报》在上海发行。《中国医学杂志》创刊。
1891 年	第一所女子医校苏州女子医学校成立。
1891—1911 年	周学海编著的《周氏医学丛书》刊行。
1892 年	中国博济医院施行第一例剖宫产术。朱沛文著《华洋脏象约纂》,亦试图中西医学之汇通。马培之著《外科传薪集》。
1894 年	余景和著《外利医案汇编》,并做气管切开术,抢救白喉患者。
1898 年	中国广州建立精神病院。
1899 年	广州女子医学校成立,后改名夏葛医学院。

七、中国医药学史(1900—1948 年)

年代	医药事件
1900 年	中国近代第一次进行甲状腺切除术。柳宝诒著《温热逢源》。
1901 年	郑肖岩著《鼠疫约编》。
1902 年	天津设立第一所军医学校北洋军医学堂,后改为陆军军医学校。
1908 年	京师大学堂设"医学实业馆",2 年后改称医学馆。北京医学院成立。
1904 年	广州华南医学院成立。《医学报》创刊。

1905 年	广东东莞设麻风疗养院。
1906 年	北京协和医学院成立。协和护士学校同时诞生。"中国医药学会"成立。上海圣约翰医学院成立。
1907 年	"中国国民卫生会"成立。
1908 年	南京举办中医考试。
1909 年	第一个中国女看护钟茂丰毕业于伦敦葛氏医院。"中华护士会"成立，为我国第一个护士组织。
1910 年	上海设立隔避医院。
1911 年	第一个卫生教育组织"中华卫生教育会"成立。伍连德主持扑灭东北鼠疫大流行获得成功，伍氏担任在沈阳召开的国际鼠疫会议主席。奉天"南满医学堂"成立。
1912 年	杭州医科特别学校开幕。上海复旦大学医学校开幕。
1913 年	湖南雅礼医学校在长沙筹备，并开始授预备课。北京中医学会成立。
1914 年	北洋政府鼓吹废止中医，遭到全国中医药界的强烈反对。湖南省育群学会与美国雅礼协会联合开办湘雅医学校。
1915 年	中华医学会成立。《中华医学杂志》创刊。天津医学校由海军部接管，改为海军医学堂。
1917 年	北京同仁医院牙科训练班开学。
1918 年	上海同德医学校成立。
1919 年	北京"中央防疫处"成立。上海焚烟并成立国际抗烟联合会。
1920 年	中国解剖及人类学会成立。
1921 年	北京协和医学院正式成立。谢观等编成《中国医学大辞典》。
1922 年	中国共产党召开第二次代表大会，在通过的纲领中第七项明确规定：工厂设立工人医院及其他卫生设备，保护女工、童工。恽铁樵著《群经见智录》。
1909—1914 年	张锡纯著《医学衷中参西录》。
1924 年	陈克恢肯定麻黄素的止喘功能，并小量提取。
1926 年	中国生理学会成立。伍连德发表肺鼠疫论文。国民党当局禁止把中医课程列入医学教育规程。
1927 年	广州第一中山大学医学院成立。中央大学医学院在上海成立。北平大学医学院成立。哈尔滨医学校奠基。裴文中等在周口店开始发掘中国猿人"北京人"。曹炳章著《增订伪药条辨》。
1928 年	毛泽东在《井冈山斗争》一文中强调："用中西两法治疗"疾病。设

立卫生部,建立中央医院,扩充中央防疫处与教育部合组医学教育委员会,颁布药典等。2年后,又撤销卫生部,于内政部设卫生司。

1929年	公布国民政府行政院卫生部组织法,同时公布全国卫生行政系统大纲、药师暂行条例及医院、药商、麻醉品等管理规则。上海中法大学及济南齐鲁大学医学校、药学校开学。国民政府第一次中央卫生委员会通过余岩等"废止旧医以扫除医事之障碍案",全国中医药业纷纷罢工停业抗议,该案被迫取消。国民党当局通令中医学校改称中医传习所。次年又改称中医学社。何廉臣编《全国名医验案类编》。12月2日在周口店发现第一个完整的头盖骨。
1930年	中国梅港检疫处建立。政府公布"中央防疫处"组织条例等。
1931年	"中央国医馆"成立。承淡安著《中国针灸治疗学》。中国工农红军卫生学校在江西苏区成立。1934年随部队长征。1940年留延安部分在延安柳树店新建校址,并改名为"中国医科大学"。1946年随军北上,1948年到沈阳后定址组建"中国医科大学"。
1932年	中华医学会与博医学会合并为中华医学会,有会员1200人。《中华医学会》杂志刊行。王吉民、伍连德合编的《中国医史》(英文版)出版。
1933年	中华苏维埃共和国临时中央政府颁布"卫生运动纲要"。
1934年	国家麻醉药品管理处建立。
1935年	南京中央大学医学院成立。上海成立生育控制病房。谢观著《中国医学源流论》。陈存仁等编《中国药学大辞典》。
1936年	中国火葬会成立。国民政府颁布"中医条例"。曹炳章辑《中国医学大成》。吴克潜编《古今医方集成》。
1937年	蔡陆仙等编《中国医药汇海》。
1939年	白求恩医生逝世于河北省完县。
1945年	日本帝国主义销毁在东北的细菌制造所,引起鼠疫再次发生。
1946年	延安总部卫生部成立。
1947年	东北鼠疫流行。

八、中国医药学史(1949—1984年)

年代	医药事件
1949年	10月1日,中华人民共和国成立。中央人民政府卫生部成立。
1950年	北京中医学会成立。编纂《中华人民共和国药典》。
1952年	卫生部发出指示,要求实行全民普及种痘。

1955 年	卫生部生物制品研究所试制土霉素成功。
1957 年	上海第二医学院心脏直视手术成功。"人工心脏"动物实验在浙江医学院获得成功。
1958 年	东北化学制药厂试制氯霉素成功。试制金霉素、土霉素、四环素、红霉素成功。武汉生物制品研究所冻干狂犬病疫苗试制成功。
1959 年	中国医科大学在北京成立。
1960 年	中国第一所神经外科研究所在北京成立。11 月最后一例天花被消灭。
1961 年	百余名医史工作者、中医、西医在雍和宫探讨藏族和蒙古族医学。
1962 年	中国第一批脊髓灰白质炎减毒活疫苗制成。
1964 年	中国研制成非锑剂口服新药,治疗急性血吸虫病获得疗效。
1966 年	协和医院妇产科治疗绒毛膜上皮癌和恶性葡萄胎获得成功。中国首先人工合成牛胰岛素。
1968 年	上海第六人民医院陈中伟医师断手再植成功。
1969 年	中国开始肾移植术。
1972 年	保定地区第一医院为一患者摘除巨大肩胛瘤并行断臂断肩合拢再植手术成功。湖南长沙马王堆一号汉墓女尸保存完好。
1973 年	湖南医学院等解剖马王堆一号汉墓女尸,其肌肤、内脏、组织细胞等在镜下清楚可见。
1974 年	上海第二医学院在针刺麻醉下进行体外循环心内直视手术成功。中药麻醉用于临床手术获得成功。
I975 年	内蒙古积极发掘整理提高蒙医蒙药学,编写蒙医蒙药书籍 32 部。驻藏某部卫生队在海拔 4700 米的高寒山区进行断指再植手术成功。
1977 年	我国第一台医用电子直线加速器签订合格。空军沈阳医院喉成型手术成功,上海第六人民医院进行带血管游离腓骨移植术成功。第一台鼻咽摄影仪研制成功。上海第二医学院肝移植成功。
1978 年	研制出的脊髓灰质炎糖丸疫苗效果显著。多探头超声仪和生物瓣膜制成。DH-I 型多功能呼吸机制成。抗疟新药青蒿素在中医研究院取得成果。陶瓷全髋关节在上海研制成功。
1979 年	北京市中医医院关幼波医师治疗肝病经验输入电子计算机成功。
1980 年	中国计划生育协会在京成立。中国查清 9 种常见恶性肿瘤的死亡情况和分布特征,并在肿瘤病因和预防研究方面取得进展。卫生部、农业部等制定条例控制和消灭狂犬病。世界卫生组织核定承认中国为天花彻底消灭国家之一。

1981 年   中国已做肾移植 800 余例,肝移植 64 例,甲状旁腺移植 26 例,心脏移植 3 例。

1982 年   国内首次发现血液嵌合体。中日血液免疫学研究中心在上海建立。《中医大辞典》分册陆续出版。我国湖沼地区 102 个血吸虫病流行县有 49 个消灭了血吸虫病。

1983 年   中国人工器官及生物材料学会在重庆成立。人工肾和人工关节已应用于临床。

1984 年   中国肾移植已逾千例,移植肾和病人一年存活率为 50％和 76％,三年存活率为 33.3％,上海一例已存活 8 年以上。

参考文献

[1] 高宣亮. 药物史话[M]. 北京:化学工业出版社,2009.

[2] 朱晟,何瑞生. 中药简史[M]. 桂林:广西师范大学出版社,2007.

[3] [英]罗伯特·玛格塔著. 李城译. 医学的历史[M]. 太原:希望出版社,2004.

[4] [德]恩斯特·博伊姆勒著. 张荣昌译. 药物简史——近代以来延续人类生命的伟大发现[M]. 桂林:广西师范大学出版社,2005.

[5] 丁福保. 西洋医学史[M]. 北京:东方出版社,2007.

[6] 郑金生. 药林外史[M]. 桂林:广西师范大学出版社,2007.

[7] 朱依谆,殷明. 药理学[M]. 北京:人民卫生出版社,2016.

[8] [美]默顿·迈耶斯著. 周子平译. 现代医学的偶然发现[M]. 北京:生活·读书·新知三联书店,2011.

[9] [美]李杰著. 邓卫平,游书力译. 药物考——发明之道[M]. 上海:华东理工大学出版社,2007.

[10] 史清文. 天然药物化学史话:紫杉醇[J]. 中草药,2011,42(10):1878-1881.

[11] 国家药品不良反应监测中心汇编. 药品不良反应知识100问[M]. 北京:化学工业出版社,2001.

[12] 牛德录. 方剂名称与医药文化[J]. 山西中医,2001,17(5):43-44.

[13] 国家中医药管理局. 中医医院中医药文化建设指南[Z]. 2009-08-04.

[14] 潘其英. 20世纪医学的重大成就[J]. 中国实用内科杂志,2001,21(8):455-456,498.

[15] 陈厚琦. 21世纪医学变革主旋律:西医创新与中医回归[J]. 中国民康医学,2013,(7):1-4.

[16] 子夜荷塘. 振奋人心的医学新奇迹[J]. 大众科学,2013,(4):46.

[17] 张丽丽,杨威. 阿尔茨海默病研究百年回顾[A]. 中华医学会医史分会第十三届二次学术年会论文集[C],2012.

[18] 何端生. 麻黄素百年史话[J]. 中国药学杂志,1986,21(8):488-491.

[19] 史志诚. 毒箭与箭毒[A]. 西北大学毒理学史研究文集(第七集)[C],2007.

[20] 王思明,王于方,李勇,等. 天然药物化学史话:来自海洋的药物[J]. 中草药,2016,47(10):1629－1642.

[21] 郭瑞霞,李力更,王磊,等. 天然药物化学史话:河豚毒素[J]. 中草药,2014,45(9):1330－1335.

[22] 郭瑞霞,李力更,王于方,等. 天然药物化学史话:甾体化合物[J]. 中草药,2016,47(8):1251－1264.

[23] 郭瑞霞,李力更,付炎,等. 天然药物化学史话:奎宁的发现、化学结构以及全合成[J]. 中草药,2014,45(19):2737－2741.

[24] 麦艳珍,吕立铭,林麟孙,等. 卫生类职业院校推进中药文化科普的举措[J]. 药学教育,2017,33(4):12－15.